D. Herbold

BASICS Medizinische Rehabilitation – Physikalische Therapie

BASICS

Désirée Herbold

BASICS
Medizinische Rehabilitation – Physikalische Therapie

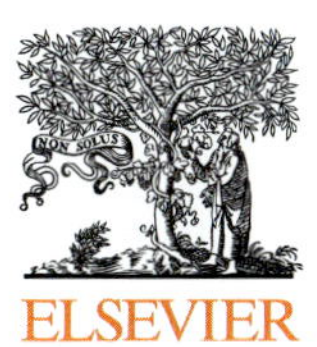

Elsevier GmbH, Bernhard-Wicki-Str. 5, 80636 München, Deutschland
Wir freuen uns über Ihr Feedback und Ihre Anregungen an kundendienst@elsevier.com

ISBN 978-3-437-42163-1
eISBN 978-3-437-05187-6

1. Auflage 2024

Wichtiger Hinweis
Die medizinischen Wissenschaften unterliegen einem sehr schnellen Wissenszuwachs. Der stetige Wandel von Methoden, Wirkstoffen und Erkenntnissen ist allen an diesem Werk Beteiligten bewusst. Sowohl der Verlag als auch die Autorinnen und Autoren und alle, die an der Entstehung dieses Werkes beteiligt waren, haben große Sorgfalt darauf verwandt, dass die Angaben zu Methoden, Anweisungen, Produkten, Anwendungen oder Konzepten dem aktuellen Wissensstand zum Zeitpunkt der Fertigstellung des Werkes entsprechen.
Der Verlag kann jedoch keine Gewähr für Angaben zu Dosierung und Applikationsformen übernehmen. Es sollte stets eine unabhängige und sorgfältige Überprüfung von Diagnosen und Arzneimitteldosierungen sowie möglicher Kontraindikationen erfolgen. Jede Dosierung oder Applikation liegt in der Verantwortung der Anwenderin oder des Anwenders. Die Elsevier GmbH, die Autorinnen und Autoren und alle, die an der Entstehung des Werkes mitgewirkt haben, können keinerlei Haftung in Bezug auf jegliche Verletzung und/oder Schäden an Personen oder Eigentum, im Rahmen von Produkthaftung, Fahrlässigkeit oder anderweitig übernehmen.
Obwohl alle Werbemittel mit ethischen (medizinischen) Standards übereinstimmen, stellt die Erwähnung in dieser Publikation keine Garantie oder Anerkennung der Qualität oder des Wertes dieses Produkts oder der Aussagen der Herstellerfirmen dar.

Für die Vollständigkeit und Auswahl der aufgeführten Medikamente übernimmt der Verlag keine Gewähr.
Geschützte Warennamen (Warenzeichen) werden in der Regel besonders kenntlich gemacht (®). Aus dem Fehlen eines solchen Hinweises kann jedoch nicht automatisch geschlossen werden, dass es sich um einen freien Warennamen handelt.

Bibliografische Information der Deutschen Nationalbibliothek
Die Deutsche Nationalbibliothek verzeichnet diese Publikation in der Deutschen Nationalbibliografie; detaillierte bibliografische Daten sind im Internet über https://www.dnb.de abrufbar.

24 25 26 27 28 5 4 3 2 1

In ihren Veröffentlichungen verfolgt die Elsevier GmbH das Ziel, genderneutrale Formulierungen für Personengruppen zu verwenden. Um jedoch den Textfluss nicht zu stören sowie die gestalterische Freiheit nicht einzuschränken, wurden bisweilen Kompromisse eingegangen. Selbstverständlich sind **immer alle Geschlechter** gemeint.

Planung: Dr. Konstanze Knies
Gestaltungskonzept: Waltraud Hofbauer, Andrea Mogwitz, Rainald Schwarz
Projektmanagement: Dr. Nikola Schmidt, Berlin; Sabine Hennhöfer, München
Redaktion: Dr. Nikola Schmidt, Berlin
Rechteklärung: Elisabeth Pilhofer
Herstellung: Sabine Hennhöfer, München; Waltraud Hofbauer, München
Satz: STRAIVE, Puducherry/Indien
Druck und Bindung: Drukarnia Dimograf Sp. z o. o., Bielsko-Biała/Polen
Umschlaggestaltung: SpieszDesign, Neu-Ulm
Titelfotografie: Stethoskop © ville – stock.adobe.com / Tabletten © colourbox.de / Skalpell © MVshop – stock.adobe.com

Aktuelle Informationen finden Sie im Internet unter **www.elsevier.de**

Vorwort

Meinem Ehemann Professor Dr. med. Dr. phil. Herbert Lippert (1930–2022) gewidmet, der als großartiger Hochschullehrer und Fachbuchautor mit seiner Menschlichkeit, seiner Kompetenz und seinem Humor immer mein Vorbild sein wird.

Rehabilitation ist laut der WHO die Gesundheitsstrategie des 21. Jahrhunderts. Mit einer Zunahme chronischer Krankheiten und einer höheren Lebenserwartung weltweit steigt die Zahl der Menschen, die mit gesundheitlichen Einschränkungen dauerhaft im Alltag umgehen müssen. Der gesellschaftlich relevante Zweck von Rehabilitation ist der Erhalt oder die Verbesserung von Funktionsfähigkeit, gesellschaftlicher Teilhabe und Förderung von Selbstbestimmung.

Rehabilitationsmedizin galt lange als Nischenfach und hatte in der Welt der Akutmedizin einen schlechten Ruf mit der Vorstellung von „Fango und Tango". Dabei existiert seit Jahren eine sehr aktive Forschergemeinschaft weltweit. Für manche Rehabilitationsmaßnahmen gibt es bessere Evidenzen als für einige etablierte Operationsmethoden. Das ist in der Akutmedizin aber kaum bekannt. Dazu kommt, dass die Reha-Medizin an den Universitäten unterrepräsentiert ist. Deutschland hat als eines der letzten Länder in Europa die Facharztbezeichnung Physikalische und Rehabilitative Medizin eingeführt. In vielen Gesundheitsfachberufen wird Rehabilitationsmedizin noch nicht im Studium bzw. in der Ausbildung vermittelt.

Im neuen Gegenstandskatalog bekommt die Reha-Medizin erstmals einen größeren Stellenwert und wird nun wirklich prüfungsrelevant. Es ist sehr erfreulich aus der Sicht einer begeisterten Rehabilitationsmedizinerin, dass der Verlag Elsevier/Urban & Fischer als einer der ersten Medizinverlage im deutschsprachigen Raum ein aktuelles Lehrbuch dazu herausbringt, das sich gezielt an die Studierenden der Medizin in der Examensvorbereitung wendet. Die Kombination mit der Darstellung der Methoden der physikalischen Therapie bietet sich an, weil es mit der Rehabilitationsmedizin viele Gemeinsamkeiten und Überschneidungen gibt. Ich freue mich sehr, dass ich meine langjährige Erfahrung aus diesem Fachgebiet dabei einbringen kann. Ich kenne die Reha-Medizin aus der Perspektive der Assistenzärztin, der Oberärztin und schließlich der Chefärztin. Dabei war es mir immer besonders wichtig, dem gesamten Reha-Team einschließlich der Verwaltung zu verdeutlichen, was Reha-Medizin ausmacht und welche Chancen für unsere Rehabilitand*innen damit verbunden sind. In keinem anderen Fachgebiet können wir so sehr dazu beitragen, dass Menschen ihre Lebensqualität und Teilhabe verbessern können, und zwar aus ihrer eigenen Kraft heraus.

In diesem Buch werden die komplexen Sachverhalte der Reha-Medizin so anschaulich wie möglich dargestellt. Alle Kapitel orientieren sich am neuen Gegenstandskatalog. Die „Beispiele aus der Praxis" und die Fallbeispiele sind authentisch aus meinem Berufsleben. Vor allem das Verständnis für die Anliegen unserer Rehabilitand*innen, ihr individueller Reha-Bedarf und die Kommunikation auf Augenhöhe zwischen dem interprofessionellen Reha-Team und den Rehabilitand*innen liegen mir am Herzen. Der Austausch mit den verschiedenen Professionen des Reha-Teams ist immer wieder bereichernd und erweitert den eigenen Horizont.

Ich würde mich freuen, damit das Wissen über dieses vielseitige und spannende Fachgebiet und das Interesse an dem Arbeitsbereich Reha-Medizin bei meinen Leser*innen zu wecken. Auch wenn Sie nicht selbst Ihre berufliche Zukunft in diesem Fachgebiet sehen, werden Ihnen und vor allem Ihren Patient*innen Ihre Kenntnisse durch Ihre Beratungen und Verordnungen bis hin zur Einleitung von passgerechten Reha-Maßnahmen zugutekommen. In jedem Fachgebiet gibt es Kontakte zur Rehabilitationsmedizin. Sie können Ihre Patient*innen im manchmal recht unübersichtlichen Sozialsystem begleiten und damit zu besseren Reha-Erfolgen verhelfen. Über Rückmeldungen und Hinweise aller Art freue ich mich sehr, denn wie in den Reha-Einrichtungen lebt die Reha-Medizin vom stetigen Austausch.

Dem Verlag und meiner Lektorin danke ich herzlich für die umsichtige und kundige Begleitung dieses Buches.

Neustadt am Rübenberge, im Sommer 2024
Désirée Herbold

Abkürzungsverzeichnis

AAL	Ambient assisted living
ABMR	Arbeitsplatzbezogene muskuloskelettale Rehabilitation
ABT	Arbeitsplatzbezogene Therapie
ACE	Angiotensin-Converting-Enzym
ACT	Akzeptanz- und Commitment-Therapie
ADL	Aktivitäten des täglichen Lebens
AP	Anus praeter naturalis
AVEM	Arbeitsbezogene Verhaltens- und Erlebensmuster
BAR	Bundesarbeitsgemeinschaft Rehabilitation
BDI	Beck-Depressionsinventar
BEM	Berufliches Eingliederungsmanagement
BGSW	Berufsgenossenschaftliche stationäre Weiterbehandlung
BIA	Bioimpedanzanalyse
BMI	Body-Mass-Index
CPM	Motorschiene
CPAP	Continous Passive Airway Pressure
CRPS	Chronisches reflektorisches Schmerzsyndrom, früher Algodystrophie oder Morbus Sudeck
DAS	Daily Activity Score
DRG	Diagnosis Related Groups, Fallpauschalen
DRV	Deutsche Rentenversicherung
EAP	Erweiterte ambulante Physiotherapie
EFL	Evaluation der funktionellen Leistungsfähigkeit
EKG	Elektrokardiogramm
EMDR	Eye Movement Desensitization and Reprocessing, Psychotherapiemethode in der Traumatherapie
FESV	Fragebogen zur Erfassung der Schmerzverarbeitung
FIM	Functional Independence Measure
GdB	Grad der Behinderung
HADS	Hospital Anxiety and Depression Scale
ICF	Internationale Klassifikation der Funktionsfähigkeit, Behinderung und Gesundheit
IDA	Integration von Menschen mit Behinderungen in die Arbeitswelt
IQMP	Integriertes Qualitätsmanagement-Programm Rehabilitation
IRES	Indikatoren des Reha-Status, dient der Diagnostik und Zieldefinition sowie der Bewertung von Reha-Effekten
ISG	Iliosakralgelenk, Kreuzdarmbeingelenk
KSR	Komplexe stationäre Rehabilitation
KTL	Klassifikation therapeutischer Leistungen in der medizinischen Rehabilitation der Deutschen Rentenversicherung
LTA	Leistungen zur Teilhabe am Arbeitsleben
MAT	Medizinisches Aufbautraining
MBOR	Medizinisch-berufsorientierte Rehabilitation
MELBA	Merkmalprofile zur Eingliederung Leistungsgewandelter und Behinderter in Arbeit
MMST	Multimodale Schmerztherapie
MTRA	Medizinisch-technische/r Radiologie-Assitent*in
MTT	Medizinische Trainingstherapie
NOAK	neue orale Antikoagulanzien
NRS	Numerische Rating-Skala von Schmerzen
NSAR	nichtsteroidale Antirheumatika
OPS	Operationen- und Prozeduren-Schlüssel
PACT	Patient's Activity Capacity Score
pAVK	periphere arterielle Verschlusskrankheit
PHQ-4	Patient's Health Questionaire 4
PNF	Propriozeptive neuronale Fazilitation
QM	Qualitätsmanagement
SIBAR	Screening-Instrument für Beruf und Arbeit in der Rehabilitation
SIMBO-C	Screening-Instrument zur Feststellung des Bedarfs an medizinisch-beruflich orientierten Maßnahmen bei Patient*innen mit chronischen Erkrankungen
SRA	Stationäre Reha-Abklärung
SWE	Stufenweise Wiedereingliederung, früher „Hamburger Modell"
TCM	Traditionelle Chinesische Medizin
TEP	Totalendoprothese
TOR	Tätigkeitsorientierte Rehabilitation
TÜV	Technischer Überwachungsverein
UKS	Ultra-Kurzscreening
VAS	Visuelle Analogskala von Schmerzen
VOR	Verhaltensmedizinisch orientierte Rehabilitation
WAI	Work Ability Index
WHO	Weltgesundheitsorganisation

Fehler gefunden?

An unsere Inhalte haben wir sehr hohe Ansprüche. Trotz aller Sorgfalt kann es jedoch passieren, dass sich ein Fehler einschleicht oder fachlich-inhaltliche Aktualisierungen notwendig geworden sind. Sobald ein relevanter Fehler entdeckt wird, stellen wir eine Korrektur zur Verfügung.

Mit diesem QR-Code gelingt der schnelle Zugriff.
https://else4.de/978-3-437-42163-1

Wir sind dankbar für jeden Hinweis, der uns hilft, dieses Werk zu verbessern. Bitte richten Sie Ihre Anregungen, Lob und Kritik an folgende E-Mail-Adresse: kundendienst@elsevier.com

Inhaltsverzeichnis

Allgemeiner Teil

GRUNDLAGEN DER MEDIZINISCHEN REHABILITATION

Spezieller Teil

PHYSIKALISCHE THERAPIE

WEITERE THERAPIEFORMEN

SPEZIELLE FORMEN DER MEDIZINISCHEN REHABILITATION

INDIKATIONSBEZOGENE MEDIZINISCHE REHABILITATION

AKTUELLE THEMEN DER REHABILITATION

Fallbeispiele

Anhang

Allgemeiner Teil

BASICS

Grundlagen der medizinischen Rehabilitation

Rehabilitation in Deutschland

Krankheit und Gesundheit

Krankheitstheorien haben sich im Laufe der Jahrhunderte verändert. In der Antike war die Lehre von den vier Säften gängig. Im 19. Jahrhundert setzte sich mit zunehmender naturwissenschaftlicher Sicht das biomedizinische Krankheitsmodell durch. Der somatische und der psychische Teil des Menschen wurden getrennt gesehen, soziale, psychische und verhaltensbezogene Anteile von Krankheit vernachlässigt. Erst in den 1970er-Jahren geschah ein Paradigmenwechsel zu einer biopsychosozialen Betrachtung. Drei Ebenen werden unterschieden:

1. **Illness:** subjektives Erleben von Krankheit
2. **Disease:** medizinischer Befund
3. **Sickness:** gesellschaftliche Zuschreibung, Normen

Das Beispiel der HIV-Infektion illustriert das: Die infizierte Person fühlt sich nicht krank, Befunde können bereits Veränderungen des Immunsystems zeigen, gesellschaftlich besteht möglicherweise bereits eine schwere Stigmatisierung.
Gesundheit ist mehr als die Abwesenheit von Krankheit – bei einem Zustand von körperlichem, seelischem und sozialem Wohlbefinden. Ob sich jemand gesund oder krank fühlt, stimmt nicht zwingend mit dem medizinischen Befund überein.

Definition von Rehabilitation

Das deutsche Rehabilitationssystem unterscheidet sich grundlegend von anderen weltweit. Man unterscheidet medizinische und berufliche Rehabilitation. Die medizinische Rehabilitation existiert als stationäre, ambulante oder mobile Form. Für die Sozialversicherung in Deutschland, gegründet Ende des 19. Jahrhunderts durch **Bismarck** als erste weltweit, sind die **Sozialgesetzbücher** (SGB I bis XIV) zuständig. Das deutsche System bezieht sich auf Versicherte. Leistungen wie Entgeldersatzleistungen hängen vom Einkommen ab. Das britische System (**Beveridge**, Großbritannien, 1940er-Jahre) ist steuerfinanziert und sorgt für standardisierte Gesundheitsmaßnahmen für einen Mindestbedarf der gesamten Bevölkerung.
Das SGB IX beschreibt, dass **Menschen mit vorhandenen oder drohenden Behinderungen** Leistungen erhalten, um ihre Selbstbestimmung und volle Teilhabe am Leben in der Gesellschaft zu fördern, die soziale Integration (WHO). Der Begriff der **Funktionsfähigkeit** (Functioning) des Individuums ist zentral. Sie bedeutet nicht das „Funktionieren einer Maschine", sondern die **tatsächlich erreichten Fähigkeiten** (Performance). Rehabilitation ist eine Zusammenstellung von Maßnahmen zur Unterstützung von Menschen, aktiv Funktionsfähigkeitsziele zu erreichen.
Ziele sind die Stärkung von körperlichen, geistigen, sozialen und beruflichen Fähigkeiten sowie Selbstbestimmung und Teilhabe in allen Lebensbereichen. Rehabilitation umfasst daher medizinische, therapeutische, pflegerische, soziale, pädagogische oder technische Angebote und die Anpassung des Umfelds der Person. Sie ist ein an individuellen Teilhabezielen orientierter, geplanter interdisziplinärer patientenzentrierter **Problemlöseprozess,** eine zentrale Gesundheitsstrategie (WHO). Im Vordergrund steht das **Recht auf Selbstbestimmung** der Person mit Nutzung von deren Ressourcen. Grundvoraussetzung ist ein interprofessionelles Reha-Team. Ansätze sind wiederholtes Training funktioneller Aktivitäten, Schulungen zum Selbstmanagement und psychosoziale Unterstützung.

> Rehabilitation bedeutet Lösungsorientierung, nicht Problemorientierung!

Behinderung ist ein Oberbegriff für Schädigungen (Funktionsschädigungen, Strukturschäden) und Beeinträchtigungen von Aktivität und Teilhabe. Heute steht Inklusion, ggf. mithilfe von Assistenz, im Vordergrund, früher dagegen Betreuung und Versorgung.
Als **Schwerbehinderte** werden Menschen bezeichnet, deren Körperfunktionen, geistige Fähigkeit oder seelische Gesundheit mindestens für 6 Monate von dem alterstypischen Zustand abweichen, sie daher in der Teilhabe am Leben in der Gesellschaft beeinträchtigt sind und einen Grad der Behinderung von mindestens 50 von 100 nach SGB IX haben. Die Feststellung erfolgt auf Antrag durch Landesbehörden. Die früher zuständigen **Integrationsämter** wurden ab 2008 in Landessozialbehörden integriert (SGB I).
Chronische Krankheiten dauern mindestens 6–12 Monate an, sind schwer behandelbar, eine vollständige Wiederherstellung der Gesundheit ist nicht erreichbar. Beispiele sind Diabetes mellitus, koronare Herzerkrankung, Krebserkrankungen und psychische Erkrankungen mit oft multifaktorieller Ätiologie. Die Verläufe sind langfristig, eine kausale Therapie ist meist nicht möglich.
Teilhabe (Partizipation) bezeichnet das Einbezogensein in eine Lebenssituation, z. B. im Erwerbsleben.
Selbstbestimmung bedeutet individuelle Autonomie.
Selbstständigkeit bedeutet Unabhängigkeit bei Aktivitäten.
Lebensqualität integriert die subjektive Sicht des Individuums in die Bewertung von Maßnahmen zu seinem Befinden (z. B. Stimmung, Schmerzen, Lebenszufriedenheit).
Salutogenese, Ressourcenorientierung und Empowerment: Gesundheit und Krankheit sind keine Gegensätze, sondern ein Kontinuum mit einem Perspektivwechsel weg von gesundheitlichen Defiziten zu gesunden Anteilen einer Person. Salutogenese heißt Stärkung von Gesundheit (→ Abb. 1.1), der Widerstandsressourcen (Kompetenzen einer Person), dem Wissen über die Erkrankung (Health Literacy) oder die notwendige Veränderung von Lebenszielen. Empowerment ist die Steigerung von Selbstwirksamkeitserwartungen für die eigene Situation.
Behandlung konzentriert sich auf Heilung und Besserung der Krankheit, **Rehabilitation** dagegen auf die Verbesserung der Teilhabe. In der Rehabilitation ist die vollständige Wiederherstellung der körperlichen, geistigen und seelischen Unversehrtheit (Restitutio ad integrum) eine absolute Ausnahme.
Strategien sind Funktionsverbesserung, Haltungs- und Verhaltensänderungen, Kompensation von irreversiblen Veränderungen, Nutzung von Förderfaktoren und Beseitigung von Barrieren.
Rehabilitation muss unterschieden werden von **Prävention** (Vorsorge: primär, sekundär, tertiär), **Kuration** (Behandlung) oder **Palliation** (Linderung).

Gesetzliche Grundlagen

Rehabilitation wird von Leistungserbringern (Reha-Einrichtungen) für Menschen mit chronischen Erkrankungen oder (drohenden) Behinderungen durchgeführt. Die Leistungsträger finanzieren die Leistungen. Das SGB IX enthält die Vorschriften zur Rehabilitation und Teilhabe von Menschen mit Behinderungen.
Die Säulen der **Sozialversicherung** sind:

- Gesetzliche Rentenversicherung (RV, SGB VI)
- Gesetzliche Krankenversicherung (GKV, SGB V)
- Gesetzliche Unfallversicherung (UV, SGB VII)

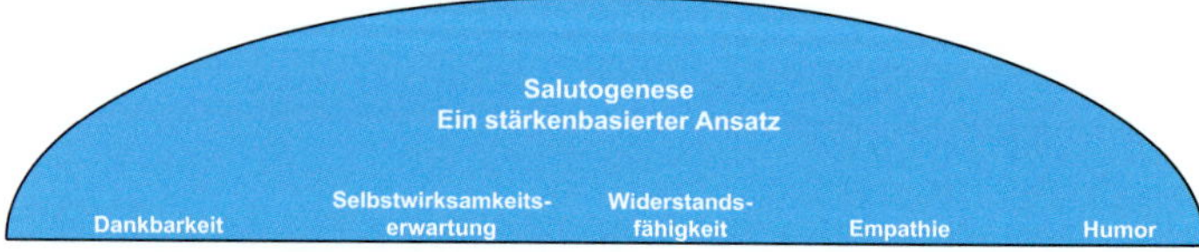

Abb. 1.1 Salutogenese-Modell: Stärken machen und halten Menschen gesund. [L143]

- Gesetzliche Pflegeversicherung (PV, SGB XI)
- Gesetzliche Arbeitslosenversicherung (AV, SGB II und III)
- Kinder- und Jugendhilfe (SGB VIII)
- Eingliederungshilfe (SGB IX)
- Soziales Entschädigungsrecht (SGB XIV)

Alle außer der Arbeitslosenversicherung sind auch Leistungsträger von medizinischen Reha-Leistungen.
Solange Versicherte im Erwerbsleben stehen, ist die RV für die Durchführung von medizinischen Reha-Maßnahmen zuständig. Ab einem bestimmten Mindesteinkommen (Beitragsbemessungsgrenze) können sich Menschen von der gesetzlichen Sozialversicherungspflicht befreien und privat kranken- und in den sog. freien Berufen in Versorgungswerken (z. B. Ärzte- und Tierärzteversorgung) rentenversichern lassen. Sie müssen sich für die Durchführung einer medizinischen Reha-Maßnahme extra versichern. Anschlussheilbehandlungen werden für Privatversicherte ohne zusätzliche Versicherung übernommen.

Leistungsformen

Medizinische Rehabilitation ist indiziert bei akuter oder chronischer Krankheit, die mit einer tatsächlichen oder drohenden Beeinträchtigung der Teilhabe am Leben in der Gesellschaft einhergeht (Rehabilitationsbedürftigkeit für ein multimodales Behandlungsprogramm). **Rehabilitationsfähigkeit** ist Voraussetzung (→ Kap. 6).

- Ausreichende psychische, kognitive und physische **Belastbarkeit** für die Teilnahme an einem strukturierten mehrstündigen Behandlungsprogramm mit Gruppenbehandlungen
- Positive **Reha-Prognose** mit der Einschätzung, ob die übergeordneten Ziele durch die Maßnahme erreicht werden können
- Übergeordnete **Ziele** sind durch den Leistungsträger definiert und nicht immer mit individuellen Reha-Zielen identisch.

Übergeordnete Ziele der Leistungsträger:
- Prävention und Reha vor Rente (Rentenversicherung, Unfallversicherung)
- Reha vor Pflege (Krankenversicherung)

Medizinische Reha-Maßnahmen werden von Versicherten beantragt und ärztlich begründet. Eine direkte ärztliche Einweisung wie im Krankenhaus ist nicht möglich. Die Bewilligung durch den Leistungsträger muss vorliegen.

Es gibt **Heilverfahren** (HV) bei chronischen Krankheiten ohne vorherigen Krankenhausaufenthalt. **Anschlussheilbehandlungen** oder Anschlussrehabilitationen (AHB) erfolgen nach einem Krankenhausaufenthalt innerhalb von 14 Tagen nach Entlassung, veranlasst durch das Krankenhaus. Ist keine Direktverlegung möglich, müssen die häusliche Versorgung und Therapie bis zum Antritt der AHB gesichert sein. Rentenversicherung und Krankenversicherung haben eigene Indikationskataloge für Rehabilitation.
Bei der **gesetzlichen Unfallversicherung** sind alle Maßnahmen von der Akutbehandlung bis zur medizinischen und beruflichen Rehabilitation in einer Hand für Arbeits- und Wegeunfälle sowie bei Berufskrankheiten.

Wirkprinzipien medizinischer Interventionen

1. Reiz-Reaktions-Prinzip der Physikalischen Medizin
2. Prinzip des körperlichen und mentalen Trainings nach der Trainingsphysiologie
3. Prinzip der Verhaltensänderung und Sinnfindung nach der Verhaltensmedizin und Psychotherapie

Physiologische Adaptationsmechanismen des Körpers

- Funktionelle Adaptation: Hydro-, Thermotherapie, Ausdauerleistungstraining
- Trophische Adaptation: Aerobes Herz-Kreislauf-Training
- Plastische Adaptation: Medizinische Trainingstherapie für die Knochenfestigkeit
- Kortikal-autonome Adaptation: Patientenschulung, Verhaltenstherapie

Adaptive Normalisierungseffekte

- Herz-Kreislauf: Blutdruck, Herzfrequenz
- Stoffwechsel: Körpergewicht, Blutglukose

Aus der Praxis: Besonderheiten

Die Abläufe der Rehabilitation unterscheiden sich von denen in akutmedizinischen Einrichtungen: Rehabilitand*innen haben meist Einzelzimmer. Sie gehen zu Untersuchungen, Therapien und zum Essen nach einem festen Terminplan. Visiten finden nicht täglich, eher wöchentlich und meist im Arztzimmer mit festen Terminen statt. Zusätzliche Termine, z. B. bei akuten Problemen, werden durch Notfallsprechstunden oder den Bereitschaftsdienst erbracht.

Zusammenfassung

- Die Ziele von Rehabilitation sind die Stärkung von körperlichen, geistigen, sozialen und beruflichen Fähigkeiten sowie Selbstbestimmung und Teilhabe.
- Dazu erfolgen multimodale Maßnahmen in einem interprofessionellen Team.
- Der Ansatz ist lösungs- und nicht problemorientiert.
- Die gesetzlichen Grundlagen sind in den Sozialgesetzbüchern (SGB) verankert. Die Träger von Reha-Maßnahmen haben daraus abgeleitete spezifische Ziele für die Durchführung.

Grundlagen der ICF

Die **internationale Klassifikation der Funktionsfähigkeit, Behinderung und Gesundheit (ICF)** wurde in den 1990er-Jahren von der WHO entwickelt aufgrund ihrer Verpflichtung, valide und vergleichbare Informationen über den Gesundheitszustand der Weltbevölkerung zu erfassen. Die schon lange existierenden Mortalitätsstatistiken und die Entwicklung der Lebenserwartung reichen nicht aus, um darzustellen, was für die Gesundheit der Menschen in ihrem Alltag bedeutsam ist. Das hat großen Einfluss auf das Gesundheits- und Sozialwesen der Staaten. Die Erkenntnisse wirken sich auf das Verständnis der Organisationsstruktur von Gesundheitssystemen aus. Es handelt sich um ein Modell für die Interaktion zwischen dem Menschen und seiner Umwelt.

Funktionsfähigkeit

Der zentrale Begriff ist die Funktionsfähigkeit. Hier steht die gelebte Erfahrung von Gesundheit im Vordergrund und wird gemessen.

> **Funktionsfähigkeit** bezeichnet alle Körperfunktionen und -strukturen sowie alle menschlichen Verhaltensweisen, Handlungen, Aufgaben und soziale Rollen.

Es handelt sich um einen rein beschreibenden Begriff, d. h., es wird nicht bewertet, wie sich Menschen dabei fühlen. Auf der individuellen Ebene stellt Funktionsfähigkeit eine absichtliche Handlung dar. Dabei werden der **Gesundheitszustand** und die **Kontextfaktoren** betrachtet. Bei Einschränkungen des Gesundheitszustands spricht man von **Schädigungen.** Kontextfaktoren beziehen sich auf die die Person umgebende physische und soziale Umwelt.
Personbezogene Faktoren, wie Alter und Geschlecht, betrachten aber auch Bewältigungsstrategien und persönliche Erfahrungen. Gesundheitszustand und Kontextfaktoren beeinflussen Körperfunktionen und -strukturen, Aktivitäten und Teilhabe der jeweiligen Person (→ Abb. 2.1).
Die ICF soll künftig gemeinsam mit der ICD-11 (Klassifikation von Diagnosen) und der ICHI (International Classification of Health Interventions) verwendet werden. Sie kann das zugrunde liegende interaktive Modell abbilden.
Es liegen zwei **Teile der ICF** vor:

1. **Funktionsfähigkeit** (nach Körpersystemen geordnet) mit den Subkomponenten:
   - Körperfunktionen und -strukturen
   - Aktivitäten und Teilhabe
2. **Kontextfaktoren** (einfache und komplexe Tätigkeiten):
   1. Umweltfaktoren
   2. Personbezogene Faktoren (nicht ausformuliert)

Aktivität ist die individuelle Handlung einer Person, **Teilhabe** das Einbezogensein in eine Lebenssituation (→ Abb. 2.2). **Behinderung** ist die Beeinträchtigung der Funktionsfähigkeit. Die Anwendungsmöglichkeiten erstrecken sich von der klinischen Praxis (z. B. Entwicklung von Assessments) über die Planung von Maßnahmen, die Identifikation von Reha-Zielen bis zur Weiterentwicklung des Gesundheitssystems und dessen Erforschung. Die Ergebnisse beeinflussen die Gesundheits- und Sozialpolitik. Die ICF ist universell auf jeden Menschen anwendbar, nicht nur auf Untergruppen (z. B. Menschen mit Behinderungen). Die Ergebnisse bilden kein Entweder-Oder ab, sondern Abstufungen. Darum gibt es keine Grenzwerte. Auch ist damit keine Einteilung von Personen in Gruppen möglich (z. B. solche mit oder ohne Behinderung). Es werden keine ätiologischen Zusammenhänge erfasst.
Leistung ist das, was eine Person in ihrer gegenwärtigen Umwelt konkret tut. **Leistungsfähigkeit** beschreibt die individuelle Fähigkeit einer Person, etwas in einer „standardisierten" Umwelt zu tun. Daraus kann abgeleitet werden, was getan werden kann, um die Leistung zu verbessern.
Beispiel: Eine Person ist stark kurzsichtig. Ohne Sehhilfe kann sie sehr viele Dinge des Alltags nicht tun, mit Sehhilfe ist sie dagegen in der Lage, zu lesen, einen Arbeitsplatz mit dem Auto zu erreichen, öffentliche Verkehrsmittel zu nutzen usw. und ist trotz der biologischen Veränderung praktisch nicht behindert. Lebt die Person in einem Umfeld, in dem Sehhilfen problemlos zur Verfügung stehen, ist die Person voll integriert. Das ist aber keineswegs überall gegeben. Dann ist die Person sehr eingeschränkt in ihren Möglichkeiten. Noch vor 100 Jahren war es in Deutschland für eine Frau stigmatisierend, Brillenträgerin zu sein. Darum trugen viele Frauen keine Brille, obwohl sie sie gebraucht hätten.

> Für einzelne Krankheitsbilder liegen sog. **ICF-Core Sets** vor: Diese ermöglichen unkompliziert die Einordnung von Organschäden und Funktionsstörungen im klinischen Alltag.

Biologische und gelebte Gesundheit

Behinderung ist nichts Theoretisches, sondern wirkt sich unmittelbar darauf aus, wie eine Person in ihrem Umfeld zurechtkommt: **Barrieren** schränken sie ein (s. Beispiel: Stigmatisierung, mangelnde Verfügbarkeit von Sehhilfen), **Förderfaktoren** lassen sie die Veränderung kompensieren. Damit zeigt die ICF, dass einer Behinderung ein Gesundheitsproblem zugrunde liegt mit Auswirkungen auf den Alltag, das Gesundheitsproblem aber nicht mit Behinderung identisch sein muss.

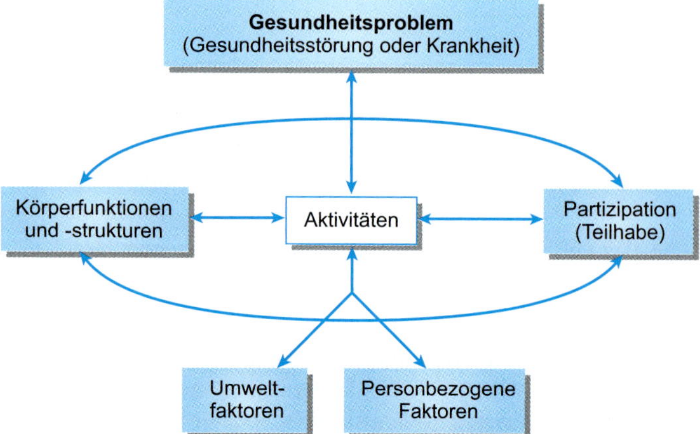

Abb. 2.1 Das Rahmenmodell der ICF: Es ermöglicht eine wesentlich umfassendere Sicht auf die Lebenssituation eines Menschen als die Diagnosen. [L157/W798]

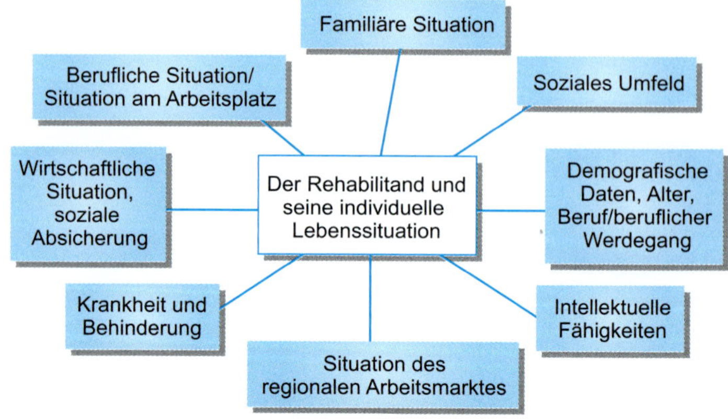

Abb. 2.2 Das biopsychosoziale Modell der ICF: Hier werden die verschiedenen Lebensbereiche erfasst, die einen Menschen fordern und prägen. Menschen mit Einschränkungen stoßen dabei auf viele Barrieren. [L157/E344]

Ein weiteres Beispiel ist das Altern: Das Wohlbefinden beim gesunden Altern hängt davon ab, ob die Leistung bei abnehmender Leistungsfähigkeit optimiert werden kann. Das ist eine wesentliche gesellschaftliche Aufgabe.

Indikator von Gesundheit

Mortalität und Morbidität standen früher im Zentrum der Aufmerksamkeit der Epidemiologie. Diese Indikatoren ergeben aber nur ein unzuverlässiges Bild, wie es den Menschen gesundheitlich wirklich geht. Die **Funktionsfähigkeit** ergänzt das Bild zur Erfahrung von Gesundheit wesentlich. Damit können **Gesundheitsstrategien** klarer definiert und begründet werden, z. B. in Gesundheitssystemen.
Die WHO benennt fünf Gesundheitsstrategien:

- Gesundheitsförderung (Verbesserung der intrinsischen gesundheitlichen Leistungsfähigkeit im Zusammenhang mit chronischen Krankheiten)
- Prävention (Verhinderung von Gesundheitsproblemen durch gezielte Beeinflussung von Risikofaktoren)
- Kuration oder Behandlung (Wiederherstellung der Gesundheit oder Remission und Krankheitskontrolle)
- Rehabilitation (Funktionsfähigkeit als Schlüsselindikator)
- Palliation (Wohlbefinden im Kontext des Sterbens)

Rehabilitation als zentrale Gesundheitsstrategie

Rehabilitation zielt auf die Verbesserung der biologischen und gelebten Gesundheit mit Förderung der psychischen Ressourcen, Schaffung eines fördernden Umfelds und Umsetzung dieses Potenzials in einer besseren gelebten Gesundheit. Bei allen Patientengruppen steht die Verbesserung der Funktionsfähigkeit mit einem nachhaltig gesteigerten Niveau der Leistung für ein selbstbestimmtes unabhängiges Leben im Vordergrund.

Aufgrund der aktuellen demografischen und epidemiologischen Trends (wie Alterung der Weltbevölkerung, Zunahme chronischer Krankheiten) erklärte die WHO 2017 die Rehabilitation zur wichtigsten Gesundheitsstrategie des 21. Jahrhunderts. Da viele bisher besonders bedeutsame, oft zum Tode führende Erkrankungen, wie z. B. behandelbare Infektionskrankheiten, durch verbesserte Behandlungs- und Hygienestandards in den Hintergrund traten, wurden mit steigender Lebenserwartung in vielen Bevölkerungsgruppen und zunehmendem Wohlstand chronische Krankheiten wie Adipositas, Stoffwechsel- und Herz-Kreislauf-Krankheiten häufiger. Auch führten veränderte Lebensverhältnisse zu zunehmender Fehlernährung, z. B. bei steigendem Konsum von Zucker und Fleisch, sowie zu Bewegungsmangel. Mit verbesserter medizinischer Versorgung werden Unfälle häufiger überlebt. Entsprechend steigt die Zahl chronisch kranker und behinderter Menschen.

Zusammenfassung

- Die ICF ermöglich als erstes interaktives Klassifikationssystem die Erhebung und internationale Vergleichbarkeit des tatsächlichen Gesundheitszustands der Menschen.
- Entscheidendes Kriterium ist die Funktionsfähigkeit, die unmittelbar mit der Leistungsfähigkeit und Leistung von Personen interagiert. In diesem Zusammenhang wird der Begriff der Behinderung konkretisiert.
- Rehabilitation ist die zentrale Gesundheitsstrategie des 21. Jahrhunderts (WHO 2017).

Das interprofessionelle Reha-Team

Basis der Rehabilitation

Das **Kernstück** der medizinischen Rehabilitation ist das Reha-Team. Die verschiedenen Berufsgruppen, die mit den Rehabilitand*innen befasst sind, wirken zusammen, um sie bei der Erreichung ihrer individuellen Reha-Ziele zu unterstützen. Es erstreckt sich von der Einbestellung, dem Übergabemanagement mit Vorbehandler*innen und dem Aufnahmeverfahren, von der Anreise, Diagnostik, Einleitung und Planung der Therapien über den Verlauf bis zum Entlassungsmanagement (Reha-Prozess).
Die Begriffe multidisziplinär, interdisziplinär, multi- und interprofessionell werden oft synonym verwendet, unterscheiden sich aber in ihrer Bedeutung. **Disziplin** ist die medizinische Fachrichtung, wie Innere Medizin, Orthopädie. **Profession** ist die Berufsgruppe: ärztlicher Dienst, Pflegekräfte, Physiotherapeut*innen, Psycholog*innen etc. **„Multi"** bedeutet die Mitwirkung verschiedener Bereiche parallel bei Diagnostik und Therapie. **„Inter"** heißt Austausch zwischen Professionen oder Fachrichtungen mit Überschneidung der Kompetenzen. **„Trans"** ist die gemeinsame Arbeit ohne Rangfolge unter Aufhebung der Berufs- und Fachgrenzen am selben Ziel. Der derzeitige Standard ist die **interprofessionelle Zusammenarbeit.**
Teamarbeit beruht auf dem Verständnis der biopsychosozialen Zusammenhänge von Gesundheit und Behinderung im Rahmen der **Internationalen Klassifikation für Funktionsfähigkeit, Behinderung und Gesundheit (ICF)** (→ Kap. 2). Die ICF dient als Grundlage für den kontinuierlichen Austausch der Professionen und Therapiebereiche im Reha-Verlauf sowie der kontinuierlichen Evaluation der Erreichung der Therapieziele. Kennzeichen ist die Arbeit in flachen Hierarchien. Je besser die Abstimmung des Teams funktioniert, desto zielgerichteter können Rehabilitand*innen in ihren Behandlungen und Beratungen unterstützt werden. Die Forschung zeigt: Damit steigen Qualität und Effekte der Rehabilitation, aber auch die Zufriedenheit der Rehabilitand*innen und der Teammitglieder. Fehler können schneller bemerkt oder vermieden werden.

Mitglieder des interprofessionellen Teams

Zum interprofessionellen Reha-Team gehören u. a. Mitarbeitende aus den Bereichen:

- Ärztlicher Dienst
- Pflegedienst
- Sport-, Physio- und Bewegungstherapie
- Ergotherapie
- Logopädie
- Psychologischer Dienst
- Sozialdienst
- Ernährungsberatung

Ärztliche Rolle

Die ärztliche Rolle unterscheidet sich in der medizinischen Rehabilitation von anderen Bereichen: Im ärztlichen Dienst fließen ärztlich-medizinische Tätigkeiten und die Koordination des Reha-Prozesses zusammen. Erkenntnisse anderer Teammitglieder werden integriert. Für die sozialmedizinische Epikrise besteht eine fachärztliche Verantwortung, wobei alle Teammitglieder über sozialmedizinische Kenntnisse verfügen sollten, um Rehabilitand*innen korrekt beraten zu können.

Teambesprechungen

Zur Teamarbeit gehören regelmäßige, meist wöchentliche Teambesprechungen, bei denen die Berufsgruppen Informationen zu einzelnen Rehabilitand*innen austauschen, Ziele abstimmen, Fragen und Probleme besprechen. Medizinische Sachverhalte und Entwicklungen sind wichtig, oft auch Verhaltensbeobachtungen und Äußerungen der Rehabilitand*innen, z. B. wenn körperliche Beschwerden im Sozialdienst geschildert werden oder psychische Belastungen in der Ernährungsberatung. Rehabilitand*innen erwarten zunehmend, dass diese Informationen innerhalb des Reha-Teams weitergegeben werden. Alle Teammitglieder unterstehen der Schweigepflicht, die auch unter Teammitgliedern einzuhalten ist, wenn Rehabilitand*innen dies wünschen. In Teambesprechungen sind Rehabilitand*innen selten anwesend.

Teamentwicklung

Ein funktionierendes Team muss sich erst bilden. Dabei wirken sich Führungsstrukturen, die Haltung der Führungskräfte und die Sichtweise und Erfahrungen der Teammitglieder aus. Diese haben ein bestimmtes Bild von der eigenen Rolle im Umgang mit Rehabilitand*innen und anderen Teammitgliedern. Wenn sich ein gut funktionierendes Team bilden soll, das effektiv zusammenarbeitet, offen kommuniziert, gemeinsame Ziele mit den Rehabilitand*innen verfolgt und dessen Mitglieder sich bei ihrer Arbeit wohl fühlen, sollte eine **gute Kenntnis der Arbeit der anderen Professionen** vermittelt werden, z. B. durch Hospitationen in anderen Abteilungen. Dieser Aufwand muss organisiert und von Führungskräften gefördert werden. Zeitressourcen müssen bereitgestellt werden, wie Teambildung ohne Förderung seitens der Verwaltung nicht denkbar ist. Zeiten für **Teamschulungen** müssen ermöglicht werden und die Teilnahme für die Beteiligten muss verpflichtend sein **(Teamregeln).**

Kommunikation

Die Kommunikation bei Teamsitzungen soll durch gegenseitige Wertschätzung, Zuhören, sachliche Äußerungen, Zeitmanagement und eine motivierende Moderation geprägt sein (→ Abb. 3.1). Kenntnisse der motivierenden Gesprächsführung (**Motivational Interviewing** nach Miller und Rollnick) sind sehr nützlich. Die Moderation muss nicht ärztlicherseits oder durch eine Führungskraft erfolgen, sondern kann z. B. rotieren. **Flache Hierarchien** sind bedeutsam, weil sich sonst die Teammitglieder nicht offen äußern und keine sinnvolle Teamarbeit zustande kommt. Vielen Teammitgliedern sind solche Strukturen neu, weil sie konventionelle Rollenbilder kennengelernt haben. Darum sind Teamschulungen mit erfahrenen Trainer*innen hilfreich.
Interprofessionelle Teamsitzungen werden in der Regel wöchentlich durchgeführt, wie es die Deutsche Rentenversicherung in Strukturanforderungen und im Rahmenkonzept für Reha-Einrichtungen verlangt. Alle Reha-Einrichtungen haben ein berufsgruppenübergreifendes Team vorzuhalten. Im Einrichtungskonzept müssen Häufigkeit und Inhalte der Sitzungen sowie ihre regelhaften Fallbesprechungen dargestellt werden. Die enge Zusammenarbeit gewährleistet einen guten Informationsfluss. Die Rehabilitand*innen erhalten eine gut abgestimmte, auf sie bezogene Rehabilitation. In **abteilungsbezogenen Teamsitzungen** werden organisatorische Themen wie Urlaubs- und Krankheitsvertretungen besprochen. Im ärztlichen Dienst und im Pflegedienst sind Übergabebesprechungen erforderlich.

Effektive Teamarbeit

Interprofessionelle Teamsitzungen arbeiten effektiv in angenehmer Atmosphäre, wenn die Rahmenbedingungen zuverlässig organisiert sind. Dazu gehören:

- Der Raum steht definitiv zur festen Zeit zur Verfügung.
- Andere nicht mit der Sitzung befasste Mitarbeiter, Führungskräfte und Verwaltung kennen und respektieren den Termin.
- Anrufe bei den Mitwirkenden werden auf Notfälle beschränkt.
- Die Teammitglieder sind für die Dauer der Sitzung terminiert und müssen nicht parallel anderen Tätigkeiten nachkommen.

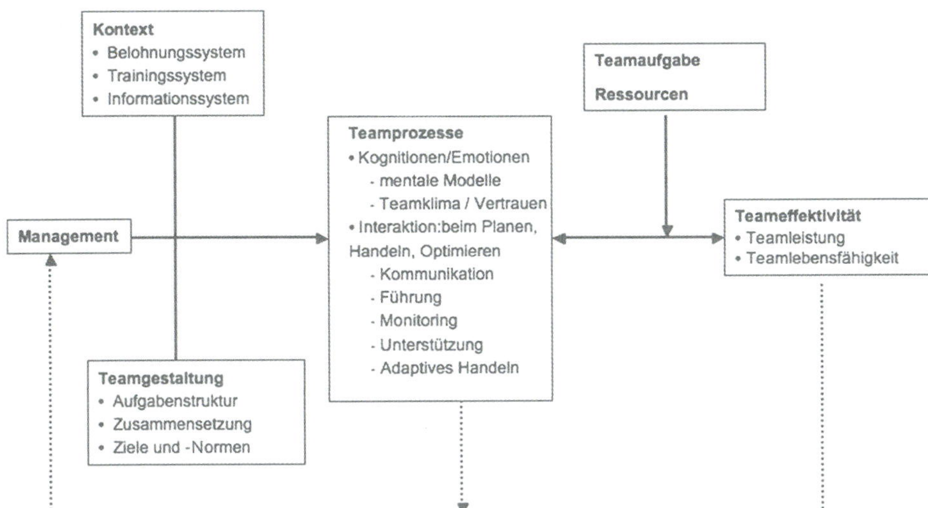

Abb. 3.1 Rahmenmodell effektive Teamarbeit: Teamarbeit hat vielfältige Aspekte. Es lohnt sich, sie zu durchdenken, um sie gut in der Praxis einzusetzen. Das führt zur erhöhten Zufriedenheit aller Beteiligten. [H336-003]

Von besonderem Nutzen sind Teambesprechungen bei komplexen Krankheitsbildern wie z. B. bei Rehabilitand*innen mit Folgen von Polytraumen oder onkologischen Erkrankungen, die zahlreiche körperliche und psychosoziale Folgen ihrer Krankheit und Veränderungen ihrer Lebenssituation bewältigen müssen. Davon profitieren die Rehabilitand*innen und die Teammitglieder. Unterstützend wirken **Team-Supervisionen.**

Schwerpunktteams

Das Thema der jeweiligen Besprechung soll klar definiert sein.
Im Aufnahmeteam werden die Neuaufnahmen interprofessionell besprochen mit Besonderheiten, Anforderungen, individuellen Reha-Zielen, verordneten Therapien und Fragen, z. B. zur Medikation, dem Zustand der OP-Narbe, zur Übungsstabilität von Frakturen oder zur kardialen Belastbarkeit. Davon hängen Therapiemöglichkeiten ab, wie Belastungssteigerung oder Teilnahme am Bewegungsbad. Pflegerische oder psychosoziale Aspekte werden besprochen: Besteht Selbstständigkeit bei der Körperpflege? Ist Unterstützung beim Weg zu den Therapien erforderlich, bei Sehbehinderung oder kognitiven Störungen? Besteht eine besondere psychische Belastungssituation?
Entsprechend werden Verlaufsteams abgehalten. Die Therapie wird ggf. modifiziert, Fragen aus den Visiten werden besprochen oder Auffälligkeiten und Fortschritte aus den Therapien. Die Entlassungsform wird rechtzeitig abgestimmt, um sie mit den Rehabilitand*innen besprechen und das Entlassungsmanagement organisieren zu können. Soll eine stufenweise Wiedereingliederung in der letzten Tätigkeit eingeleitet werden? Wann soll die Vorstellung bei Weiterbehandler*innen erfolgen? Welche Nachsorge ist erforderlich? Muss Rücksprache mit der Familie gehalten werden? Ist der/die Rehabilitand*in damit einverstanden? Beim Abschlussteam werden die Ergebnisse der Reha-Maßnahme besprochen und die sozialmedizinische Entlassungsform festgelegt.

Organisationsteams

Organisatorische Fragen werden in speziellen Teamsitzungen besprochen. Die Abläufe in einer Reha-Einrichtung sind komplex und bedürfen kontinuierlich der Abstimmung, um die Qualität und konsequente Umsetzung der Reha-Konzepte zu garantieren. Die Zufriedenheit der Rehabilitand*innen mit der Rehabilitation und die Arbeitszufriedenheit der Teammitglieder hängen wesentlich davon ab. Zu berücksichtigen sind auch die Anforderungen der Kostenträger, der Vor- und Nachbehandler*innen und wirtschaftliche Aspekte.

Fortbildung

Die Teamstrukturen werden für die Verbesserung der Leistungserbringung, der Abläufe und zur Fortbildung genutzt. Bei Neuerungen und Konzepteinführungen erfolgen berufsspezifische und interprofessionelle Schulungen und Fortbildungen. Zur Förderung der Zusammenarbeit bei der sozialmedizinischen Leistungsbeurteilung dient eine gemeinsame curriculare Fortbildung für alle therapeutischen, pflegenden und ärztlichen Berufsgruppen.
Ein weiteres Beispiel ist die interdisziplinäre Schmerzkonferenz, z. B. in der verhaltensmedizinischen orthopädischen Rehabilitation (VOR, → Kap. 28) oder in der Psychosomatik (→ Kap. 40). Die verschiedenen Berufsgruppen kommen mit dem oder der Rehabilitand*in zusammen, besprechen gemeinsam deren Krankheits- und Reha-Verlauf und erarbeiten Lösungswege für eine Verbesserung der Lebensqualität.

Zusammenfassung

- Das interdisziplinäre Reha-Team ist das Kernstück der medizinischen Rehabilitation.
- Die Qualität und Sicherheit der Kommunikation und flache Hierarchien sind wesentlich für die Effektivität des Reha-Prozesses und die Arbeitszufriedenheit der Teammitglieder.
- Teamentwicklung und interprofessionelle Fortbildungen sind zentrale kontinuierliche Prozesse.

Was sind Rehabilitationsziele?

Reha-Ziele sind wesentlich für Planung, Durchführung, Verlaufs- und Ergebnisbeurteilung in der Rehabilitation. Es geht nicht allein um medizinische Ziele, die Fachleute, z. B. Ärzt*innen, einschätzen und festlegen. Wesentlich sind die individuellen Ziele der Rehabilitand*innen. Das hat großen Einfluss darauf, mit welcher Motivation sie die Maßnahme für sich nutzen können. Die Ziele sollten sich thematisch nach der ICF orientieren.

Eigenschaften von Reha-Zielen:

- **SMART:** **s**pezifisch, **m**essbar, **a**ttraktiv, **r**ealistisch, **t**erminiert
- **RUMBA** (aus dem Qualitätsmanagement): **r**elevant, **u**nderstandable (verständlich), **m**essbar, **b**ehaviourable (auf Verhaltensänderung ausgelegt), **a**ttainable (erreichbar)

Kommunikationsformen

Partizipative Entscheidungsfindung (shared decision making): In der Medizin werden die gleichberechtigte Kommunikation und Verantwortung zwischen Behandler*in und Rehabilitand*in aktiv mit geteilter Information zu den eingesetzten Therapiemaßnahmen angestrebt.

Sie unterscheidet sich wesentlich von der **paternalistischen Kommunikation,** in der hierarchisch ärztlicherseits entschieden und Rehabilitand*innen die Autonomie vorenthalten wird, in der Meinung, das Beste für die Rehabilitand*innen zu kennen. Das birgt neben wohlwollender Fürsorge das Risiko der Bevormundung.

Beim **Informationsmodell** werden Rehabilitand*innen neutral beraten und müssen mit dem Risiko der Überforderung allein entscheiden. Dieses Modell stammt aus der Wirtschaft und sieht Ärzt*innen als Dienstleister *innen, Rehabilitand*innen als Kund*innen.

Übergeordnete Themen der Rehabilitation der Rentenversicherung für chronisch Kranke:

- **Wiederherstellung,** Erhalt bzw. Besserung der Gesundheit, der Leistungs- und Erwerbsfähigkeit
- **Vermeidung** sozialer und arbeitsbezogener Funktionseinschränkung und Krankheitschronifizierung
- **Befähigung** zum adäquaten, aktiven, selbstbestimmten Umgang mit der Erkrankung
- Erhalt der **Teilhabe** am gesellschaftlichen Leben und erfolgreiche Wiedereingliederung im Berufsleben

Barrieren

Es gibt bei Beteiligten auch Ablehnung:

- Frustrierte Teammitglieder unterstellen manchmal erwerbstätigen Rehabilitand*innen Versorgungswünsche („Rentenjäger"), wenn die Reha-Maßnahme von der Krankenversicherung z. B. bei langer Arbeitsunfähigkeit mit dem Ansatz „Reha vor Rente" veranlasst wurde und nicht durch freiwilligen Antrag des/der Versicherten. Die gesetzliche Krankenversicherung kann Versicherte im Rahmen der Mitwirkungspflicht auffordern, einen Reha-Antrag zu stellen, sonst droht Kürzung des Krankengeldes. Die Maßnahme wird nach Kostenübernahme durch den Rentenversicherungsträger durchgeführt.
- Rehabilitand*innen fühlen sich in die Reha-Maßnahme „geschickt". Manchmal wurde der Reha-Antrag nach Aufforderung von der Krankenkasse zunächst von der Rentenversicherung abgelehnt, z. B. wegen fehlender Indikation. Das ist oft für Betroffene unverständlich.

Häufig sind Rehabilitand*innen überfordert, Ziele für ihre Rehabilitation zu formulieren. Das sind sie aus dem medizinischen Akutbereich meist nicht gewohnt. Sie sehen sich in der Patientenrolle („Patient*in = der/die Leidende, Hilfesuchende"). Dabei geht es in der Rehabilitation um **Empowerment.**

Das Reha-Team kann nur gezielt auf die individuellen Belange des/der Rehabilitand*in eingehen, wenn es konkrete Zielvereinbarungen gibt.

Zitat einer Rehabilitandin zum Thema Reha-Ziele: „Ich muss doch wissen, ob ich eine Sahnetorte oder einen Sandkuchen backen will. Davon hängen Zutaten, Zubereitung und das Ergebnis ab!" Kommentar eines Mitrehabilitanden: „Ich bin Konditor. Das stimmt!"

Reha-Ziele erarbeiten

Folgende Liste hat sich für das Gespräch mit den Rehabiltand*innen bewährt:

1. **Begründung** des Zielgesprächs, Perspektive („nach der Reha")
2. **Anliegen** der Person klären
3. Ziele aus **Teilhabe**-Themen ableiten („Was möchten Sie wieder tun können?"), **Zielezahl** begrenzen
4. **Zielgrößen** konkretisieren („Ihre jetzige Schmerzstärke auf der 10er-Skala? Wie soll das bei Entlassung sein?")
5. **Realismus-Check:** kurz-, mittel-, langfristige Ziele unterscheiden (Schmerzfreiheit bei chronischen Schmerzen nach drei Wochen? Das klappt nicht!), **Enttäuschung vorbeugen**
6. **Verordnungen** begründen
7. Vereinbarte Ziele und **Verlauf dokumentieren**

Ziele sollten **eindeutig** definiert sein, relevant, motivierend formuliert und nicht überfordern. Das **Reha-Team** muss Kenntnis der individuellen Ziele erhalten und die Therapie daran orientieren. Rehabilitand*innen müssen an der **Zielüberprüfung** im Verlauf beteiligt werden.

Bögen mit Zielangeboten zum Ankreuzen können als Gesprächsgrundlage genutzt werden. Das Ergebnis eines erfolgreichen Zielegesprächs ist ein übergeordnetes Motto für die Durchführung der Rehabilitation.

Beispiel aus der Praxis

Menschen mit chronischen Schmerzen können oft Veränderungen der Schmerzstärke erst sehr verzögert wahrnehmen. Sie sind erstaunt, ihre eigenen Angaben auf der 10er-Skala im Verlauf, z. B. auf die Hälfte des Ausgangswerts, und die Besserung zu sehen.

Vereinbarte Ziele ermöglichen:

- Motivationssteigerung
- Verbindlichkeit
- Positive Orientierung (Lösungs- statt Problemorientierung)
- Aktives Handeln: von Wünschen zu Handlungszielen kommen

Im praktischen Vorgehen (→ Abb. 4.1) sollte man

- den angestrebten Zustand beschreiben,
- Lebenswelt, Umfeld und Vorerfahrungen berücksichtigen,
- den eigenen Beitrag der Person zur Zielerreichung reflektieren.

Funktionsziele (z. B. Wundheilung) sind kurzfristig, Aktivitätsziele (z. B. Überkopfarbeiten) mittelfristig und Teilhabeziele (z. B. ein Hobby ausüben) langfristig zu erreichen.

Rehabilitand*innen-orientierte Kommunikation

Einige **Grundregeln** erleichtern die Reha-Zielarbeit:

- Rehabilitand*innen aktiv beteiligen
- Bei Kommunikationsstörungen: aktiv zuhören
- Unterschiedliche Bedarfe berücksichtigen

VOM REHABILITANDEN AUSZUFÜLLEN	VOM ARZT/PSYCHOLOGEN AUSZUFÜLLEN			
Ihre Ziele zu Reha-Beginn	Ziel zu Reha-Beginn	Zielerreichung am Reha-Ende		
Ja – Ziele im biologischen Bereich	Ja	Ja	Teils	Nein
❍ Schmerzen lindern	❍	❍	❍	❍
❍ Bewegungsfähigkeit verbessern, sicher gehen lernen	❍	❍	❍	❍
❍ Kraft aufbauen, das Allgemeinbefinden verbessern	❍	❍	❍	❍
❍ einen gesünderen Lebensstil entwickeln, z. B. Übungen für Zuhause erlernen, wieder Freude an Bewegung finden	❍	❍	❍	❍
❍ wieder mehr Antrieb und Energie bekommen	❍	❍	❍	❍
❍ Gewicht abnehmen	❍	❍	❍	❍

Abb. 4.1 Muster-Zielebogen für die Absprache mit Rehabilitand*innen (Ausschnitt): Er dient als Gesprächsgrundlage und ergibt ein konkretes Motto für die individuelle Maßnahme. Damit steigen Reha-Effekte und -Zufriedenheit. [T672]

Qualitätsmerkmale einer patientenorientierten Kommunikation:
- **Affektiv:** Wertschätzung, Empathie, Verfügbarkeit, Aufmerksamkeit
- **Instrumentell:** Gespräch moderieren, klare Informationen geben, verständliche Sprache nutzen, Lösungswege abstimmen
- **Partizipativ:** flexible Abstimmung, Präferenzen klären, eigenständige Entscheidungen unterstützen, Selbstmanagement stärken

Kommunikationsstörungen können sich äußern durch:
- Passivität, Forderungen, Aggression
- Zweifel
- Erst nach Klärung Lösungen anbieten!

Bestehen Rentenwünsche, sollte man ein klärendes Gespräch mit ausreichend Zeit einplanen. Man sollte nie versuchen, jemandem einen solchen Wunsch „auszureden", aber über die sozialmedizinischen Grundlagen verständlich aufklären (→ Kap. 7).

Motivierende Gesprächsführung

„Jeder Mensch ist motiviert – es ist nur die Frage, wozu!" In der medizinischen Rehabilitation besteht ein wesentliches Anliegen darin, Menschen zu ermutigen, ihren persönlichen Weg zu erkennen und zu gehen, um Gesundheit und Lebensqualität aus eigener Kraft zu verbessern. Eine gute Motivationslage ist eine Grundvoraussetzung, um positive Selbstwirksamkeit zu erreichen. Wie kann diese gefördert werden? Was kann Menschen unterstützen, Verhaltensweisen zu ändern und Änderungen im Alltag beizubehalten? Ein Beispiel ist die Umstellung der Ernährung und des Bewegungsverhaltens bei Übergewicht. Die Schwierigkeiten, einen dauerhaften Erfolg zu erreichen, sind allgemein bekannt. Gut gemeinte Ratschläge bewirken eine Abwehr des/der Beratenen und damit das Gegenteil. Hilfreich ist dagegen, erst die **Motive** hinter einem zu ändernden Verhalten aufzudecken. Änderungsmotivation ist nicht festgeschrieben, sondern ein Prozess.

Die motivierende Gesprächsführung nach Miller und Rollnick hat sich als **Gesprächstechnik** auch in der medizinischen Rehabilitation bewährt:
- Zuhören
- Belehrungen vermeiden, auf Augenhöhe kommunizieren,
- Motive und Situation des/der Rehabilitand*in verstehen
- Selbstwirksamkeit stärken (Empowerment)

Rehabilitand*innen sollten sich Ziele setzen, die ihnen emotional bedeutsam sind, keine angepassten Vernunftziele. „Ich sollte abnehmen, weil Dicksein ungesund ist" funktioniert selten. „Ich möchte in sechs Monaten das Kleid in Größe xy tragen, wenn meine Tochter heiratet" wird ein nachhaltiges Motiv sein, weil es der Person viel bedeutet.
Ziele sollen motivieren und die Rehabilitand*innen im Reha-Prozess unterstützen. Menschen sind eher zu Verhaltensänderungen bereit und fähig, wenn sie spürbar rasch (Teil-)Erfolge erzielen. Dazu gehört **Lob.** Lob ist in unserer Kultur mit einem schlechten Ruf behaftet: „Will man was von mir? Das ist mir peinlich." Viele Menschen sind es nicht gewohnt, sich selbst und andere zu loben. Sie erwarten aber Anerkennung, z. B. im beruflichen Kontext – oft vergeblich. Daher sollte mit den Rehabilitand*innen trainiert werden, Lob zu spenden – und zu akzeptieren. Natürlich sollte es realistisch und angemessen sein, sonst ist es unglaubwürdig.
Reha-Ziele sollten realistisch sein, um Rehabilitand*innen Enttäuschungen zu ersparen. Bei Menschen mit chronischen Schmerzen oder psychischen Belastungen besteht oft ein Gefühl der Hilflosigkeit. Wichtig ist dabei, Rehabilitand*innen erfahren zu lassen, dass sie selbst, auch mit therapeutischer Begleitung, die Verbesserungen erzielt haben.

Zielarbeit: Prozess im interprofessionellen Reha-Team

1. **Organisation** von Reha-Ziel-Arbeit: Ziele sollten zu Reha-Beginn gemeinsam vereinbart, dokumentiert und im Reha-Verlauf besprochen und ggf. modifiziert werden. Die Zielerreichung wird am Reha-Ende besprochen und dokumentiert.
2. Zielarbeit im **Reha-Verlauf:**
   - Bezieht sich auf die Zeit nach der Reha und den Alltagstransfer
   - Transfer der Ziele in Therapien
   - Strukturierte Informationsvermittlung im Team, klare Wege, den Teammitgliedern zugängliche Dokumentation

Die Kommunikation von Reha-Zielen im Team und der Umgang damit müssen bei der Teambildung festgelegt werden.

Zusammenfassung

- Reha-Ziele unterstützen Rehabilitand*innen darin, ihren persönlichen Weg einer erfolgreichen Rehabilitation einzuschlagen.
- Sie sollten in partizipativer Entscheidungsfindung zwischen Rehabilitand*in und Reha-Team erarbeitet, kommuniziert und im Verlauf besprochen werden.
- Eine motivierende Kommunikation zwischen Rehabilitand*in und Reha-Team ist eine wesentliche Grundlage für effektive Verhaltensänderungen und den Alltagstransfer nach der Reha-Maßnahme.

Aufgaben und Grenzen von Reha-Diagnostik

Untersuchungen in der medizinischen Rehabilitation dienen der Klärung des Gesundheitszustands der Rehabilitand*innen bezüglich der Reha-Ziele. Sie können nicht nachholen, was in Voruntersuchungen und -behandlungen versäumt wurde. Insbesondere zur Feststellung von Einschränkungen bei der Teilhabe und zum Abgleich von Fähigkeiten und Anforderungen der Lebensführung, zur psychosozialen Situation, vor allem des Leistungsvermögens im Erwerbsleben (für die Rentenversicherung), sind geeignete Assessments (standardisierte Tests und Untersuchungen) erforderlich.
Neben der gründlichen Anamnese und der allgemeinmedizinischen und fachbezogenen klinischen Untersuchung haben sich Fragebogeninstrumente bewährt, die rasch von Rehabilitand*innen oder Ärzt*innen, seltener auch anderen Behandelnden ausgefüllt und unkompliziert ausgewertet werden können. Besonders muss darauf geachtet werden, dass die Rehabilitand*innen in der Lage sind, Fragebögen zu lesen, zu verstehen und auszufüllen. Dabei können Kultur- und Sprachbarrieren eine Rolle spielen, aber auch Sehbehinderungen, kognitive Störungen oder neurologische Erkrankungen.
Teile der Anamnese und Dokumentation können von Rehabilitationsassistent*innen oder Pflegekräften übernommen werden. Bestimmte Assessments, wie der unten aufgeführte EFL-Test und der meist dabei auch eingesetzte PACT-Test, werden von speziell geschulten Therapeut*innen angeleitet, begleitet und vorausgewertet. Die Verantwortung für die korrekte Durchführung und Interpretation von Diagnostik in der medizinischen Rehabilitation ist ärztliche Aufgabe.
Medizinische Diagnostik wie Röntgenuntersuchungen, EKG-Ableitungen etc. werden meist von medizinischen Fachangestellten, z. B. MTRA oder Pflegekräften, durchgeführt.
Im Folgenden werden häufig genutzte gut eingeführte Assessments vorgestellt, ohne Anspruch auf Vollständigkeit. Anamnese, Befund, Diagnostik, Reha-Ziele und Verlauf (Reha-Prozess) sind im Reha-Entlassungsbericht zu dokumentieren. Sie sind neben der sozialmedizinischen Epikrise (→ Kap. 7) Grundlage und Bestandteil der sozialmedizinischen Leistungsbegutachtung.
Bereits in einem frühen Stadium der Reha-Maßnahme sollte ärztlicherseits gegenüber den jeweiligen Rehabilitand*innen eine Aufklärung und Information darüber erfolgen, welche Erfolge mit der aktuellen Reha-Maßnahme voraussichtlich erzielt werden können. Die angesetzten Therapiemaßnahmen sollten daraus abgeleitet, aber auch ggf. die Grenzen aufgezeigt werden, warum bestimmte Therapien gerade nicht eingesetzt, z. B. wegen damit verbundener Risiken, oder auch Alternativen erläutert werden.

Kommunikation

Die Anamnese ist der zentrale Einstieg in den Kontakt mit dem/der Rehabilitand*in. Hier wird der **Grundstein** für eine angenehme Behandlungsebene auf „Augenhöhe“ gelegt, in der sich Rehabilitand*innen wohl, gesehen und verstanden fühlen. Jeder Mensch möchte, wie überall, ernst genommen werden. Das ist nicht immer so selbstverständlich umzusetzen, vor allem, wenn Rehabilitand*innen nicht durch eigene Initiative in die Reha kamen, sondern aufgrund ihrer Mitwirkungspflicht vom Versicherungsträger „geschickt“ wurden: z. B. im Sinne von „Reha vor Rente“ bei langer Arbeitsunfähigkeit. Außerdem sind Reha-Ärzt*innen in der schwierigen Doppelrolle von Behandler*innen und Gutachter*innen für die sozialmedizinische Begutachtung. Das kann bei Rehabilitand*innen zu demonstrativem Verhalten und Aggravation der Beschwerden führen – vor allem „darf“ dann die Reha-Maßnahme nicht zu einer Verbesserung führen. Damit nehmen sich Rehabilitand*innen die Chancen, die in der Reha-Maßnahme für sie bestehen. Eigentliche Simulation (bewusstes Vorspielen von Beschwerden und Einschränkungen) ist aber sehr selten. Umso wichtiger ist es, gleich zu Beginn der Reha seitens aller Reha-Teammitglieder gegenüber den Rehabilitand*innen mit **Rentenwunsch** deutlich zu machen: „Es gibt auch noch ein Leben im Ruhestand“, der für die meisten Menschen irgendwann kommt. Dieses Leben sollte so eigenständig, gelungen, erfüllt und gesundheitlich gut sein wie möglich. Wird dies zusammen mit ernsthaftem Interesse an den Rehabilitand*innen als Personen vermittelt, kann ein tragfähiges **Behandlungsbündnis** für die Zeit der Reha-Maßnahme entstehen. Das heißt nicht, dass die professionelle Distanz zu den Rehabilitand*innen aufgegeben wird.
Prinzipien gelingender **Kommunikation** sind dabei (→ Kap. 4):

- Aktiv zuhören
- Freundlich moderieren
- Verständnisvoll nachfragen: Wie war das für Sie? Wie gehen Sie damit um?
- „Gute Ratschläge“ und Bewertungen vermeiden

Placebo/Nocebo

Als Placebo wird im Allgemeinen in der Medizin ein Medikament ohne Wirkstoff darin bezeichnet. Es bedeutet wörtlich „Ich werde gefallen.“ Aus der Forschung weiß man, dass bereits eine positive Erwartungshaltung bei Menschen zu erheblichen somatischen und psychischen Effekten führen kann, auch wenn eigentlich noch gar nichts passiert ist.

Beispiel aus der Praxis
Placebo

- In Notsituationen hat man mangels vorhandener **Analgetika** schon oft den Verletzten mitgeteilt, sie bekämen nun hochdosiert Morphium, gab ihnen aber nur Placebo (Kochsalzlösung oder Ähnliches). Die Wirkung ist meist eindrucksvoll stark und anhaltend. Man erklärt dies mit der Ausschüttung von Endorphinen im Zentralnervensystem in Erwartung einer Besserung.
- **Hypnose** in der Schmerztherapie kann Beschwerden durch Suggestion oder Autosuggestion mindern. Bei Zahnextraktion sollte man zuvor sehr deutlich zu Patient*innen oder zu sich selbst als Patient*in sagen: „Die Heilung hat schon begonnen.“ Das senkt den Analgetikabedarf erheblich und mindert nachweislich die lokale Schwellneigung.

Zunehmend gibt es Erkenntnisse, dass dies in unterschiedlichem Prozentsatz für fast alle Medikamente gilt – und auch für andere medizinische Maßnahmen. Das betrifft auch die Behandler*innen, deren Anwesenheit und Verhalten die Wirkung medizinischer Maßnahmen positiv beeinflussen und steigern können.
Leider gilt auch das Gegenteil: Beim **Nocebo** („ich werde schaden“) kann aus einer wirksamen Intervention eine unwirksame oder gar schädliche werden, wenn sie mit entsprechenden suggestiven Aussagen („das wird ja eh nicht helfen, das wird schaden.“) verknüpft wird. Das sollte sich jede*r in der Medizin Tätige bewusst machen und eigene Aussagen dahingehend reflektieren (sog. „Droge Arzt/Ärztin“).

Beispiel aus der Praxis
Nocebo
- Zuweilen kommen Rehabilitand*innen in die Reha-Einrichtung, denen Vorbehandler*innen oder andere Personen gesagt haben, sie könnten ja noch die Reha durchführen, aber das könne ihnen eh nicht helfen. Diese Rehabilitand*innen können mit großer Wahrscheinlichkeit nicht von der Maßnahme profitieren.
- Gleiches gilt auch z. B. für Medikamente, Impfungen oder Operationen, die dann erheblich häufigere und stärkere Nebenwirkungen haben. Werden Ängste geschürt, kann aus jeder sinnvollen indizierten Behandlung eine schädliche werden. Das kann auch durch ungeschickte Aufklärung oder sehr ausführliche „ungewichtete" Beipackzettel ausgelöst werden, die Laien schnell überfordern und Ängste und negative Erwartungen auslösen.

Es funktioniert sogar, wenn Rehabilitand*innen darüber aufgeklärt werden. Menschen sollten nie zu einer Behandlung überredet, sondern so aufgeklärt werden, dass sie sich bewusst und mit einer gewissen positiven Erwartung der Behandlung unterziehen können. Diese Kommunikation wird in den Visiten, Diagnostik- und Beratungsgesprächen bis zum Abschlussgespräch fortgeführt. Besonders personeller Wechsel von ärztlichen Ansprechpartner*innen bedarf sorgfältiger Übergabe. Wer möchte als Rehabilitand*in jedes Mal wieder von Neuem einer anderen Person seine/ihre Lebensgeschichte und aktuelle Situation schildern?

Anamnese

Zur Anamnese gehören:
- Krankheitsvorgeschichte, mit Verlauf, geordnet nach Jahren und Bereichen
- Bisherige Behandlungen und deren Effekte, allgemeinmedizinisch und im Fachgebiet, Operationen, Unfallfolgen
- Jetzige Beschwerden
- Krankheitsverständnis: Was denkt die Person über ihren Gesundheitszustand?
- Schmerzverlauf, Schmerzstärke bei Belastung und in Ruhe, Wirksamkeit und Art von bisherigen Behandlungen
- Art des Umgangs und Zufriedenheit mit dem Gesundheitszustand
- Psychosoziale Situation, Familie, Umfeld, Pflegefälle, Hobbys, Freundeskreis, Eingebundensein, Ehrenämter, Vereine und andere Ressourcen
- Einschränkungen und Möglichkeiten in der Alltagsgestaltung (Aktivitäten des täglichen Lebens, ADL), Mobilität und Selbstversorgung (z. B. mit Gehstrecke, Möglichkeiten des Treppensteigens, Händigkeit), Einkaufen und Haushaltsführung, ggf. Garten, Freizeitgestaltung und in der beruflichen Tätigkeit (→ Kap. 2), subjektive Erwerbsprognose (Was erwartet die Person für ihr weiteres Erwerbsleben?), Lebensqualität, Lebensstil, soziale Unterstützung
- Sozialmedizinische Anamnese mit dem beruflichen Werdegang, Arbeitsfähigkeit, Arbeitsunfähigkeit seit wann, weshalb, Planung einer Rentenantragsstellung
- Medikation mit Dosierung, Präparate, Eigenmedikation, Compliance
- Vegetative Anamnese, Gewichtsverlauf, Allergien, Unverträglichkeiten und Umgang mit Suchtmitteln
- Nutzung von Früherkennungsangeboten
- Bisherige Reha-Maßnahmen, Effekte
- Anlass für die aktuelle Reha-Maßnahme und Motivationslage

Praktisch ist die Nutzung eines **Anamnesebogens,** den die Rehabilitand*innen zur Aufnahmeuntersuchung ausgefüllt mitbringen. Bei sprachlichen Barrieren, kognitiven oder Lese- und Schreibstörungen ist Unterstützung erforderlich. Ein systematischer Ablauf des Aufnahmegesprächs erleichtert die Dokumentation. Wesentlich ist die Besprechung der **Reha-Ziele** (→ Kap. 4) zur Therapieplanung und Verlaufsevaluation.

Klinische Untersuchung

Die orientierende allgemeinmedizinische klinische Untersuchung ist immer erforderlich:
- Inspektion des ganzen Körpers (in der Regel ist die zu untersuchende Person dabei in Unterwäsche)
- Mundhöhle
- Palpation Hals, Abdomen und große Gefäße
- Auskultation und Perkussion Lunge, Herz, Abdomen und große Gefäße
- Orientierende neurologische Untersuchung (Sensibilität, Motorik, Muskeleigenreflexe an Armen und Beinen)
- Inspektion:
  - Haut, Nägel
  - Haltung
  - Muskulatur
  - Beinachsen, Gelenkstellung, Kontrakturen
  - Wirbelsäulenform, Lot
  - Beckenstand, Beinlängendifferenzen
  - Thoraxform, ggf. Thoraxexkursion (angelegtes Maßband unter der Brust, Messung beim Ein- und Ausatmen, → Abb. 5.1)
  - Flèche cervicale (Abstand des Nackens auf Höhe von C7 bis zur Wand bei angelehntem Rücken, ein Maß für die Ausprägung der Thorakalkyphose)
  - Stauungen, Ödeme
  - Atmung
  - Varikosis
  - Beurteilung des Gangbildes
- Palpation: Muskeltonus, segmentale Verquellungen der Haut, Kibler-Falte, Narben, Temperaturunterschiede
- Bewegungsprüfung: aktiv, passiv

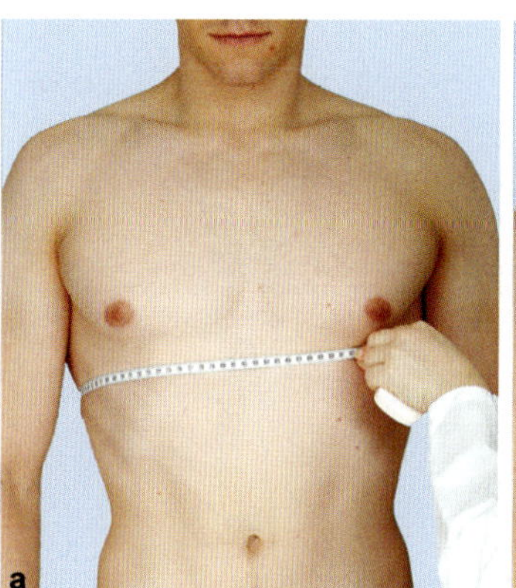

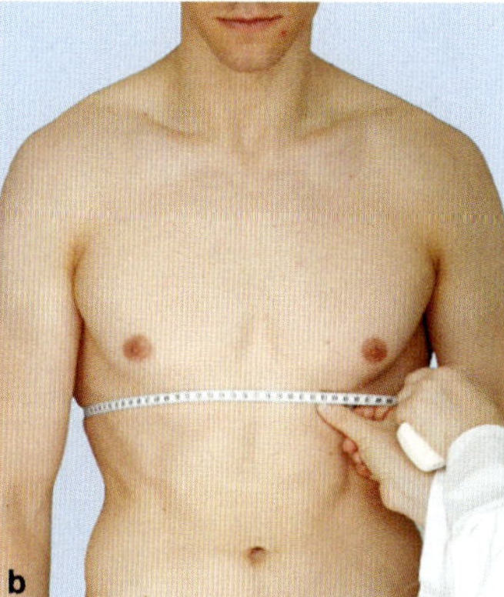

Abb. 5.1 Thoraxexkursion: Die Untersucherin legt das Maßband um den Probanden und misst die Umfänge des Brustkorbs unterhalb der Brust in maximaler Einatmung (a) und maximaler Ausatmung (b). Normalerweise ist die Differenz alters- und größenabhängig 3–5 cm. Beim Morbus Bechterew mit Thoraxstarre ist sie fast aufgehoben. [P1417]

Bei Personen nach Operationen oder aus Pflegeeinrichtungen ist ein Blick auf die Haut an typischen Dekubitus-Risikobereichen sinnvoll (z. B. Sakrum, Fersen, Hinterkopf).
Dazu kommt stets die fachspezifische klinische Untersuchung (siehe auch betreffende Indikationskapitel).
Zur Untersuchung des Bewegungsapparats gehören u. a.:

- Untersuchung der Wirbelsäule und aller großen und kleinen Gelenke (aktiv und passiv) nach der Neutral-Null-Methode (→ Abb. 5.2), Finger-Boden-Abstand, Ott- und Schober-Zeichen (→ Kap. 36), Nacken- und Schürzengriff (→ Abb. 5.3), Beckenstand, orientierende manualmedizinische Untersuchung (→ Abb. 5.4)
- Erfassung der Muskelkraft nach Janda (Kraftgrad 1–5, → Tab. 5.1)
- Umfänge der Extremitäten im Seitenvergleich

Weitere Diagnostik

Dazu gehören:

- Labordiagnostik
- EKG, ggf. Ergometrie
- Spirometrie
- Röntgen, z. B. zur Klärung der Übungs- und Belastungsstabilität und vor Belastungssteigerung einer Osteosynthese, der Lungen bei internistischer Abklärung
- Sonografie, z. B. des Abdomens (internistische Fragestellungen) oder der Gelenke (rheumatologische Fragestellungen), Dopplersonografie der Gefäße und ggf. weitere fachspezifische Diagnostik.

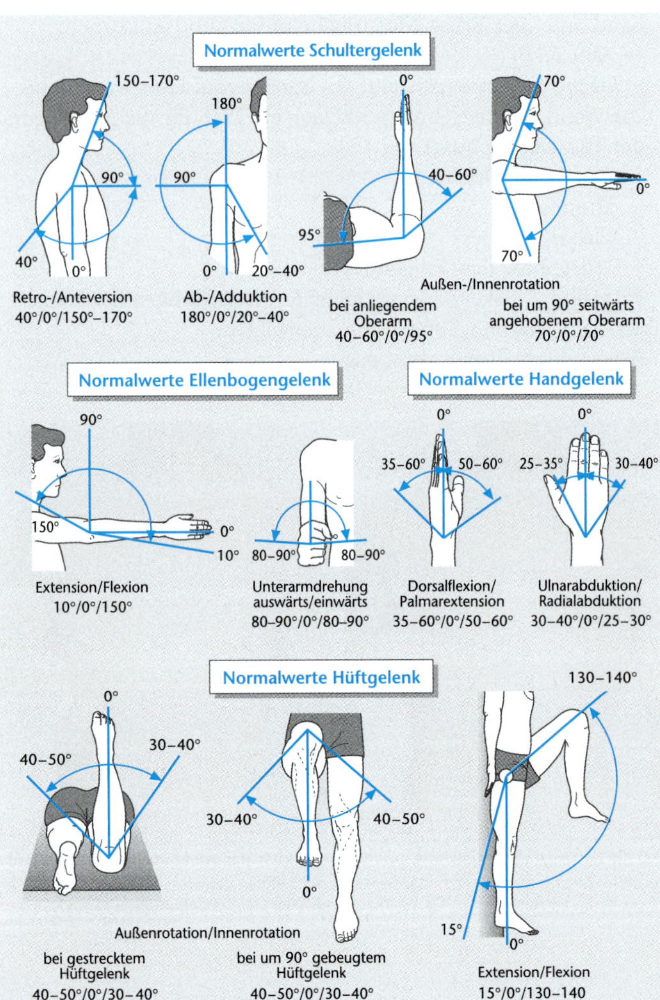

Abb. 5.2 Übersicht Messblatt Neutral-Null-Methode: Diese Messmethode ermöglicht die Dokumentation recht gut vergleichbarer Bewegungsumfänge. Sie kann aktiv oder passiv erhoben werden. [L106]

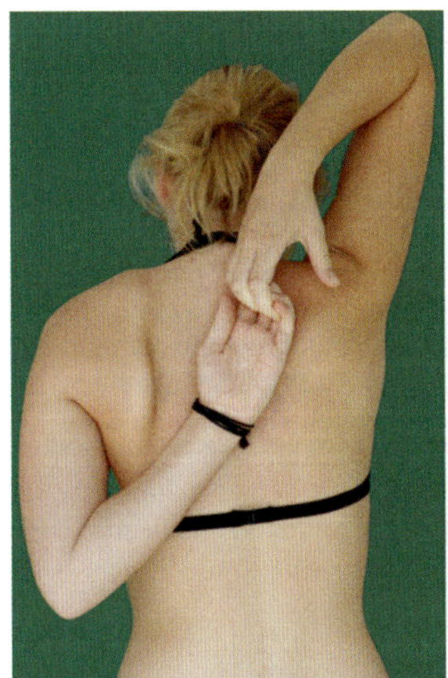
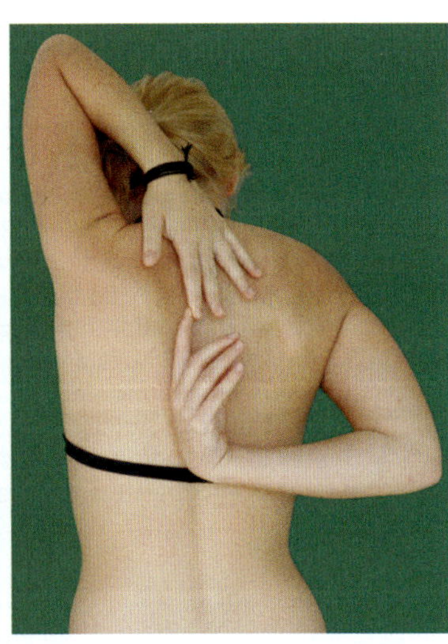

Abb. 5.3 Nacken- und Schürzengriff: Schulter und Schultergürtel sind bei vielen Menschen nicht seitengleich beweglich. Diese Untersuchung ist einfach und zügig durchführbar. Sie ergibt einen guten Überblick über die Funktion. [P1417]

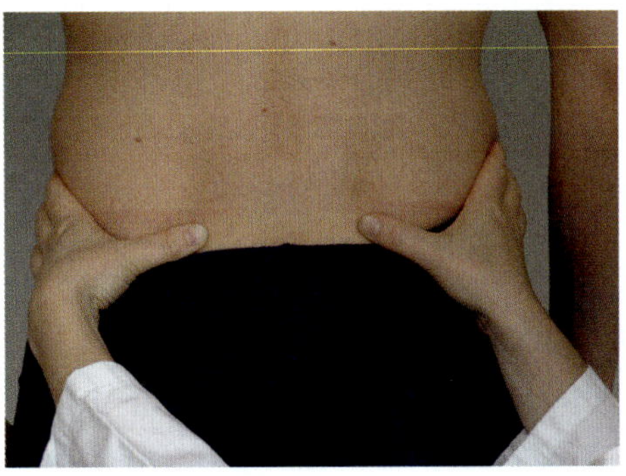

Abb. 5.4 Untersuchung der Iliosakralgelenke: Der/die Untersuchende legt die Daumen auf die Spina iliaca posterior superior. Der/die Untersuchte beugt sich vor. Bei einer Bewegungsstörung bewegt sich der getastete Punkt auf der gestörten Seite nach kranial (positives Vorlaufphänomen). [P1417]

Tab. 5.1 Beurteilung der Muskelkraft nach Janda

Kraftgrad	Bewertung	Bedeutung
5	Normal	Volles Bewegungsausmaß gegen starken Widerstand
4	Gut	Volles Bewegungsausmaß gegen leichten Widerstand
3	Schwach	Volles Bewegungsausmaß gegen die Schwerkraft
2	Sehr schwach	Volles Bewegungsausmaß ohne Einwirkung der Schwerkraft
1	Spur	Sicht-/tastbare Aktivität, Bewegungsausmaß nicht vollständig
0	Null	Komplette Lähmung, keine Kontraktion

Beispiele für gängige Fragebögen

In allen Fachgebieten sind allgemeine und indikationsspezifische Fragebögen zur Erfassung von psychosozialer Situation, Schmerz, Funktionsstörungen, Krankheitsverarbeitung, individuellen Reha-Zielen, Motivation und subjektiver Erwerbsprognose im Einsatz. Damit werden verschiedene Aspekte der Funktionsfähigkeit erfasst. Meist handelt es sich um Selbstauskunftsbögen.
Fehlerquellen bei Selbstauskunftsbögen:

- Selbsttäuschung
- Gedächtnislücken
- Absichtliche Verfälschung (Simulation ist sehr selten, Aggravation häufig)
- Soziale Erwünschtheit
- Tendenz zur Mitte oder zu Extremen

Fragebögen nach Themen

- Psychosoziale Fragebögen:
  – Beck-Depressionsinventar (BDI)
  – Hospital Anxiety and Depression Scale (HADS)
  – Patient Health Questionaire (PHQ-4) zum Screening psychischer Belastungen
  – Diagnostisches Interview Mini-DIPS
  – Ultra-Kurzscreening (UKS) zur orientierenden Erhebung von psychosozialen Problemlagen in der orthopädischen Rehabilitation (→ Abb. 5.5)
- Fragebögen zur somatischen Funktion:
  – Barthel-Index zur Fremdbewertung der Selbsthilfefähigkeit bei Alltagsfunktionen: wird z. B. zur Abschätzung der Rehabilitationsfähigkeit für eine Reha-Einrichtung genutzt, meist erfasst durch Pflegekräfte (→ Tab. 5.2).

Selbsteinschätzung zu psychosozialen Problemlagen von Rehabilitanden in der Orthopädie

	Wie oft fühlten Sie sich im Verlauf der letzten 2 Wochen durch die folgenden Beschwerden beeinträchtigt?	Überhaupt nicht	An einzelnen Tagen	An mehr als der Hälfte der Tage	Beinahe jeden Tag
Depressivität	1. wenig Interesse oder Freude an Ihren Tätigkeiten	☐ 0	☐ 1	☐ 2	☐ 3
	2. Niedergeschlagenheit, Schwermut oder Hoffnungslosigkeit	☐ 0	☐ 1	☐ 2	☐ 3
Ängste	3. Nervosität, Ängstlichkeit, Gereiztheit	☐ 0	☐ 1	☐ 2	☐ 3
	4. nicht in der Lage, Ihr Grübeln zu unterbrechen oder zu kontrollieren?	☐ 0	☐ 1	☐ 2	☐ 3
Schmerz	5. starke oder sehr starke körperliche Schmerzen	☐ 0	☐ 1	☐ 2	☐ 3
	6. körperliche Schmerzen hinderten mich, ein normales Leben zu führen (Haushalt, Freizeit, Beruf u.a.)	☐ 0	☐ 1	☐ 2	☐ 3
Familie	**Familiäre oder private Belastungen**	Überhaupt nicht	etwas	eher mehr	stark oder sehr stark
	7. Leiden Sie gegenwärtig unter besonderen familiären bzw. privaten Belastungen oder Konflikten?	☐ 0	☐ 1	☐ 2	☐ 3
Beruf	**Berufliche Belastungen**	Überhaupt nicht	eher weniger	eher mehr	stark oder sehr stark
	8. Leiden Sie gegenwärtig unter besonderem beruflichen Stress (Zeitdruck, Überforderung, Konflikte, Angst um Arbeitsplatz, Unzufriedenheit mit Arbeit, anderes)?	☐ 0	☐ 1	☐ 2	☐ 3
Motivation	**Psychologische Betreuung in der Reha**	nicht wichtig	wenig wichtig	eher wichtig	besonders wichtig
	9. Wie wichtig sind Ihnen psychologische Therapieangebote in Ihrer Rehabilitation?	☐ 0	☐ 1	☐ 2	☐ 3

Abb. 5.5 Ultra-Kurzscreening (UKS): Der Fragebogen gibt einen schnellen Eindruck, ob besondere psychische Belastungen u. a. durch Schmerzen, Familie oder Beruf bestehen (Ausschnitt). [T1363]

Tab. 5.2 Barthel-Index [W798]

Fähigkeit (Item)	Punktzahl
Essen und Trinken	0/0/10
Baden/Duschen	0/5
Körperpflege	0/5
An- und Ausziehen	0/5/10
Stuhlkontrolle	0/5/10
Harnkontrolle	0/5/10
Benutzung der Toilette	0/5/10
Bett-/Stuhltransfer	0/5/10/15
Mobilität (selbstständiges Gehen/ Fahren mit Rollstuhl)	0/5/10/15
Treppen steigen	0/5/10
Maximale Summe	**100**

  – Staffelstein-Score zur Fremdbewertung der Funktion nach Hüft- oder Knie-Totalendoprothese (→ Kap. 50)
  – Functional Independence Measure (FIM): ähnlich wie Barthel-Index
  – Indikatoren des Reha-Status, Version 3 (IRES-3)
  – Short Form 36 Health Survey (SF-36)
  – Disease Activity Score (DAS) zu Funktionsstörungen bei entzündlich-rheumatischen Erkrankungen
  – ICF-Core Sets (Indikationsspezifische Auszüge der ICF) (→ Kap. 2)
- Erfassung von Schmerz und Schmerzverarbeitung:
  – Numerische Ratingskala (NRS) und Visuelle Analogskala (VAS) zur Erhebung der subjektiven Schmerzstärke, für Kinder mit Smilies (→ Abb. 5.6)
  – Mainzer Fragebogen zur Erfassung des Stadiums chronischer Schmerzen (MPSS) nach Gerbershagen: Die drei möglichen Stadien geben Auskunft über die Schwere der Chronifizierung von Schmerzen mit Auswirkungen auf die Therapieoptionen und die Prognose – auch zur Vermeidung von iatrogener Verschlimmerung (→ Abb. 5.7).

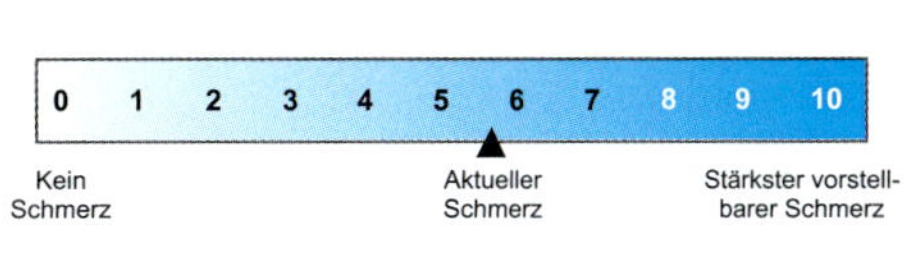

Abb. 5.6 Visuelle Analogskala: sprachfreie Erfassung der subjektiven Schmerzstärke, besonders im Verlauf wichtig zur Beurteilung des Behandlungserfolgs [A300-157]

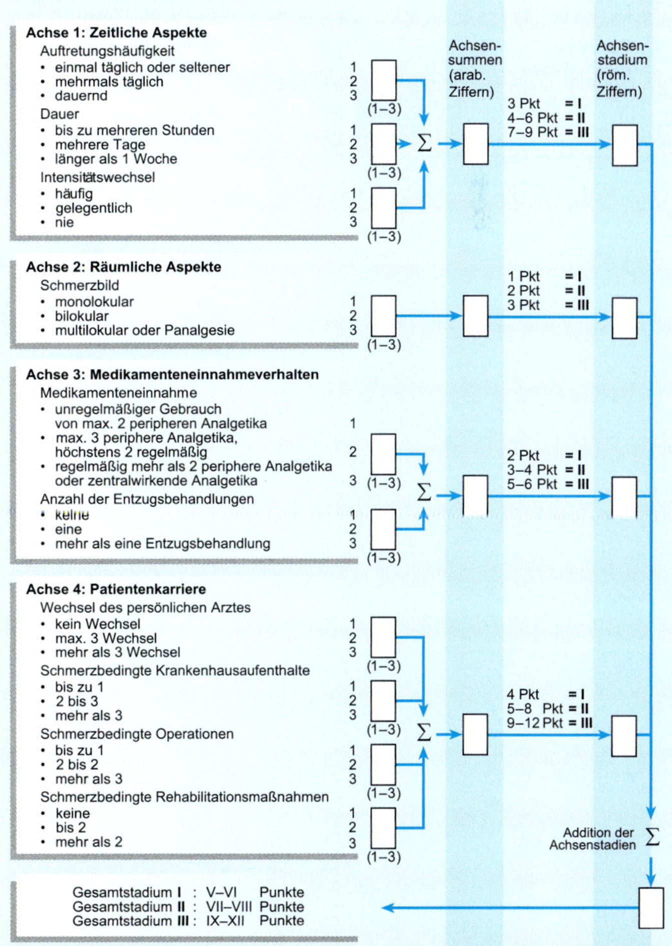

Abb. 5.7 MPSS nach Gerbershagen: einfache Erfassung des Stadiums der Schmerzchronifizierung. Diese hat erhebliche Konsequenzen für den Therapiebedarf und die Prognose. [W1296]

- Pain Disability Index (PDI) zur schmerzbedingten Beeinträchtigung
- Funktionsfragebogen Hannover (FFbH) für die subjektive Funktionsbeeinträchtigung bei Rückenschmerzen
- Fragebogen zur Erfassung der Schmerzverarbeitung (FESV)

• Erfassung beruflicher Problemlagen:
  - SIMBO-C zur Identifikation besonderer beruflicher Problemlagen mit spezifischem Bedarf an berufsorientierten Reha-Leistungen
  - Würzburger Screening
  - Arbeitsbezogenes Verhaltens- und Erlebensmuster (AVEM): Aussagen zu arbeitsförderlichen und -gefährdenden Arbeits- und Erlebensweisen. Man unterscheidet Typ G (gesundheitsfördernd), Typ S (Schontyp), Typ A (Risiko im Sinne von Selbstüberforderung, bis zum Burn-Out), Typ B (Risiko im Sinne von chronischem Erschöpfungserleben und Resignation)
  - Patients Activity Capacity Test (PACT): Abfrage, auch mit Abbildungen, nach Möglichkeiten, bei Alltagstätigkeiten bestimmte Körperhaltungen einzunehmen und die Tätigkeiten zu verrichten (→ Abb. 5.8)
  - Zum Abgleich von Anforderungen und Fähigkeiten: Integration von Menschen mit Behinderungen in die Arbeitswelt (IMBA)
  - Merkmalprofile zur Eingliederung Leistungsgewandelter und Behinderter in Arbeit (MELBA)

Eine 10 kg schwere Kiste vom Boden aufheben und auf eine Werkbank stellen.

☐ völlig problemlos
☐ mit leichten Schwierigkeiten
☐ nur mit Mühe
☐ gar nicht

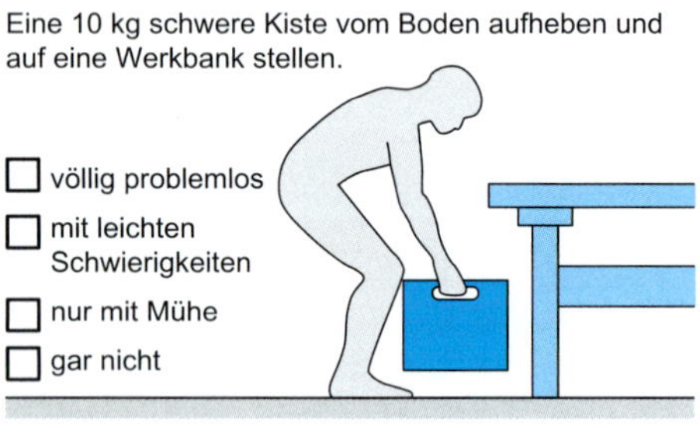

Abb. 5.8 Auszug aus dem PACT-Test: Rehabilitand*innen schätzen ihre Alltagsfähigkeiten selbst ein. Daraus sind Rückschlüsse auf Selbstwahrnehmung und Motivation möglich. Man sollte das Ergebnis unbedingt mit der Person besprechen! [L127]

Systeme zur Leistungsdiagnostik

Hierbei werden körperliche Fähigkeiten evaluiert, aber stets spielen auch die Kooperationsbereitschaft und -fähigkeit, die Motivationslage und psychische Faktoren eine wesentliche Rolle. Das muss bei der Interpretation berücksichtigt werden.

Evaluation der funktionellen Leistungsfähigkeit (EFL) nach Isernhagen

EFL ist eine international angewendete Standard-Assessmentmethode zur realitätsnahen Erfassung von arbeitsbezogenen körperlichen Leistungen. Bei 29 standardisierten Leistungstests wird die Belastungsfähigkeit für die häufigsten physischen Belastungen in der Arbeitswelt untersucht. Voraussetzung ist eine entsprechende medizinische Stabilität, z. B. kardiopulmonale Belastbarkeit oder fest verheilte Knochenbrüche. Die motorischen Fähigkeiten und Defizite werden detailliert erfasst, um eine Wiedereingliederung im bisherigen Beruf oder eine gezielte berufsbezogene Rehabilitation zu veranlassen. Die komplette Testung mit 29 Tests erstreckt sich über 2 Tage. Untersuchte Körperhaltungen sind u. a. Heben, Tragen aus verschiedenen Rumpfhaltungen, Schieben, Ziehen, auf Leitern Steigen, Überkopftätigkeiten, Handkoordination, Feinmotorik. Geschulte therapeutische Testleiter*innen leiten die Testperson an, begleiten sie während des gesamten Tests und dokumentieren die Leistung und die Körperhaltung, z. B. auf Ausgleichsbewegungen (→ Abb. 5.9). Schmerzen sind kein Abbruchkriterium. Auf Sicherheit für die Testperson wird großer Wert gelegt. In Tabellenform werden Körperhaltung, Gewichtsbelastung und deren zumutbare Häufigkeit dokumentiert. Die Testung wird ärztlich supervidiert. Testleiter*innen und Ärzt*innen werden in speziellen Kursen ausgebildet, um das System anwenden zu können.
Ein weiteres vergleichbares Testsystem heißt Sapphire.

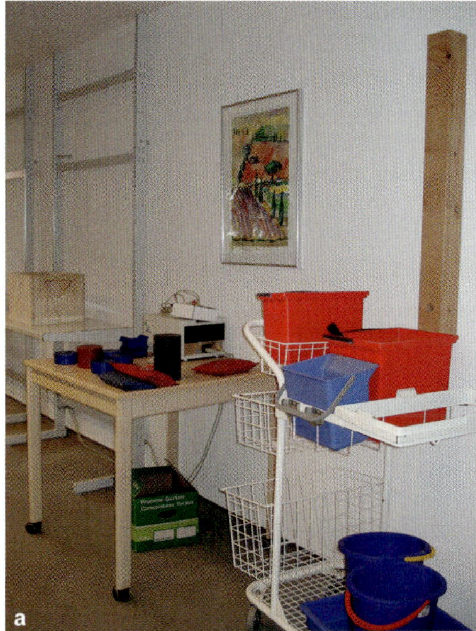
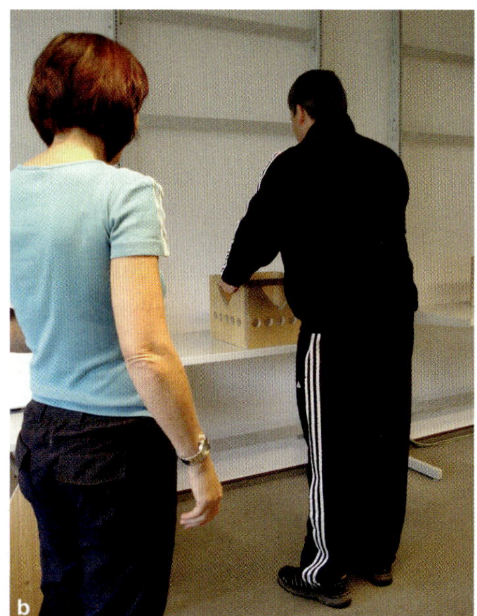
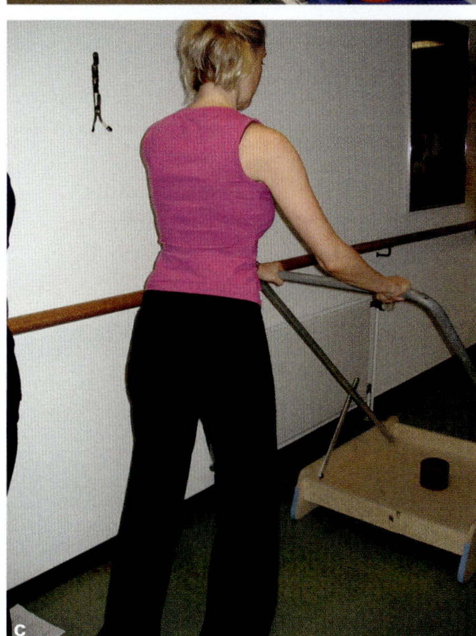
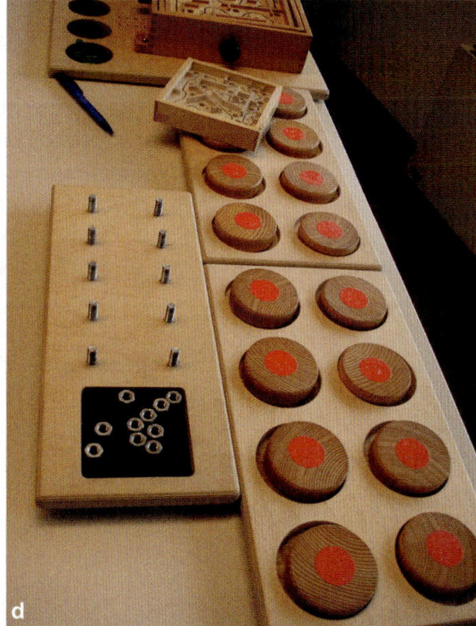

Abb. 5.9 Stationen aus dem EFL-Test: a) Links das höhenverstellbare Regal für das Heben über Kopf, auf Brust- und Taillenhöhe, auf dem Tisch und auf dem Wagen genormte Gewichte, unter dem Tisch ein leerer Karton, den manche Personen noch als zu schwer empfinden. b) Beispiel 1: Heben auf Taillenhöhe vom Boden. Die Therapeutin links leitet den Rehabilitanden an und achtet auf eventuelle Ausweichbewegungen. In die genormte Kiste werden verschiedene Gewichte gegeben. c) Beispiel 2: Schieben in der Ebene. Die Rehabilitandin schiebt einen genormten Schlitten mit Gewichten über den Klinikflur. d) Testgeräte für die Feinmotorik der Hände. [T672]

Zusammenfassung

- Reha-Diagnostik dient der Erfassung des aktuellen Funktionszustands und der Fähigkeiten. Sie kann zuvor versäumte Diagnostik des Krankheitsbildes aber nicht ersetzen.
- Die sorgfältige Anamnese der körperlichen und psychosozialen Situation, klinische Untersuchung und spezielle Tests (Assessments) ermöglichen den Abgleich von Anforderungen an Fähigkeiten des/der Rehabilitand*in. Sie definieren den Reha-Bedarf, aus dem die individuellen Reha-Ziele und -therapien abgeleitet werden.
- Aussagekraft und Grenzen der Befunde sollten bekannt sein.
- Das Vorgehen und die Ergebnisse sollten mit den Rehabilitand*innen verständlich besprochen werden. Dabei sollten Aussagen auf ihre mögliche Placebo- oder Nocebo-Wirkung hin reflektiert werden.

→6 Formen der medizinischen Rehabilitation

In Deutschland gibt es folgende medizinische Reha-Formen:

- Stationäre Rehabilitation
- Ambulante Rehabilitation
- Mobile Rehabilitation

Sie haben unterschiedliche Indikationen. **Ärztliche Aufgabe** ist es, für Rehabilitand*innen die richtige Reha-Form und Indikation anzustoßen, als Reha-Maßnahme, für die gesetzliche Rentenversicherung **Heilverfahren** genannt, oder als **Anschlussrehabilitation** oder Anschlussheilbehandlung (AHB). Mobile Rehabilitation findet selten statt.
Bereits im Akutbereich erfolgen Maßnahmen der (Früh-)Rehabilitation (→ Kap. 29).

Heilverfahren

Allgemeine Reha-Maßnahmen oder Heilverfahren werden nach Antrag bei chronischen Krankheitsverläufen bei Gefährdung der Erwerbsfähigkeit (für die gesetzliche Rentenversicherung) oder der Selbsthilfefähigkeit (für Menschen im Ruhestand für die gesetzliche Krankenversicherung) ohne vorherigen Krankenhausaufenthalt durchgeführt. Sie können alle 4 Jahre bewilligt werden. Der Versicherungsträger prüft und entscheidet darüber. Bei Bewilligung wird die Indikation der Einrichtung festgelegt. Bei der Auswahl von Reha-Ort und -Einrichtung sind Wunsch- und Wahlrecht der Versicherten wichtig. Für privat Krankenversicherte: → Kap. 1.
Rehabilitand*innen fragen oft nach speziellen Angeboten u. a. zur Mitbehandlung chronischer Schmerzen, psychischer Komorbiditäten oder zur Bewältigung beruflicher Probleme. Haus- oder Facharzt/-ärzt*innen sollten spezielle Reha-Konzepte kennen und dazu beraten können. Die **speziellen Reha-Programme** sind u. a. die VOR-Rehabilitation (→ Kap. 28) oder die MBOR-Rehabilitation (→ Kap. 27). Häufig sprechen Versicherte ihren persönlichen Reha-Bedarf an. Dieser ist oft nicht aus den ärztlichen Befundberichten ablesbar. Sind sich Versicherte über ihre Situation im Klaren, besteht eine große positive Reha-Motivation. Das wirkt sich auf den Erfolg der Reha-Maßnahme günstig aus und sogar auf den Reha-Verlauf von Mitrehabilitand*innen in denselben Gruppen, deren Motivation positiv beeinflusst wird.

Anschlussheilbehandlung

Anschlussheilbehandlungen oder Anschlussrehabilitationen (AHB) erfolgen im Anschluss an einen stationären Krankenhausaufenthalt und müssen innerhalb von 14 Tagen nach Entlassung angetreten werden. Der Zugang zur Rehabilitation erfolgt durch das Entlassmanagement des Krankenhauses. Ist keine Direktverlegung möglich, müssen die häusliche Versorgung und Therapie bis zum Antritt der AHB gesichert sein. AHBs können so oft wie medizinisch notwendig durchgeführt werden. Rentenversicherung und Krankenversicherung haben eigene Indikationskataloge erstellt.

Reha-Maßnahmen der gesetzlichen Unfallversicherung

Bei **Folgen von Arbeits-, Wegeunfällen oder Berufskrankheiten** ist die **gesetzliche Unfallversicherung** (Berufsgenossenschaft, BG) zuständig. Alle Maßnahmen von der Akutbehandlung bis zur medizinischen und beruflichen Rehabilitation sind in einer Hand ohne weitere Schnittstellen. Als medizinische Reha-Maßnahmen gibt es (Auswahl):

- Berufsgenossenschaftliche stationäre Weiterbehandlung (BGSW)
- Arbeitsplatzbezogene muskuloskelettale Rehabilitation (ABMR)
- Erweiterte ambulante Physiotherapie (EAP)

Phasenmodell der Traumarehabilitation:

- Phase A: Akutbehandlung Polytrauma
- Phase B: Frührehabilitation (akutmedizinisch)
- Phase C: Postakute Rehabilitation
- Phase D: Anschlussrehabilitation
- Phase E: Weiterführende Rehabilitation
- Phase F: Nachsorge

Frühförderstellen

Die Frühförderung von behinderten und chronisch kranken Kindern und Jugendlichen stellt eine Herausforderung für die Angehörigen und Behandler*innen dar.
Sozialpädiatrische Zentren bieten mit multiprofessionellen Teams die Möglichkeit, Kinder und Jugendliche mit angeborener Fehlbildung, infantiler Zerebralparese oder schweren Stoffwechselstörungen, wie Diabetes mellitus, gezielt zu fördern, sodass ein möglichst hoher Grad von Teilhabe erzielt werden kann. Außerdem stehen die Entlastung und Unterstützung der Angehörigen (Eltern, Geschwister) im Fokus.

Indikation

Medizinische Rehabilitation ist indiziert bei Personen

- mit akuter oder chronischer Krankheit mit einer tatsächlichen oder drohenden **Beeinträchtigung** ihrer **Teilhabe am Leben** in der Gesellschaft (Reha-Bedarf).
- **mit Bedarf** eines multimodalen Behandlungsprogramms.
- mit **Rehabilitationsfähigkeit:** ausreichende psychische, kognitive und physische Belastbarkeit, um an einem mehrstündigen Programm mit Gruppentherapien teilzunehmen.
- mit **positiver Reha-Prognose** für die übergeordneten Ziele.

Die **übergeordneten Ziele** sind durch den jeweiligen Leistungsträger definiert und nicht immer mit den individuellen Reha-Zielen der betreffenden Personen identisch.

> Es gilt:
> - Prävention und Reha vor Rente (Rentenversicherung, Unfallversicherung)
> - Reha vor Pflege (Krankenversicherung)

Nur bei positiver Reha-Prognose darf ein Träger die Kosten übernehmen. Der Reha-Antrag erfordert Angaben dazu.
Die Kostenträger verfügen über Indikationskataloge, die ärztlichen Behandler*innen und Sozialdiensten in Krankenhäusern zur Verfügung stehen. Darin stehen verschiedene Reha-Diagnosen nach ICD und Hinweise, wann nach Möglichkeit ambulante Rehabilitation erfolgen soll.
Die **ambulante Rehabilitation** setzt voraus, dass die Person täglich den Weg zur Reha-Einrichtung und zurück zu ihrer Wohnung bewältigt (mit Fahrdienst) und zu Hause pflegerisch versorgt ist. Ansonsten wird die Indikation zur **stationären Rehabilitation** geprüft. Zuweilen können Personen, die später in ihr bisheriges Umfeld nach erfolgreicher Rehabilitation zurückkehren können, zeitweilig noch nicht zu Hause versorgt werden.

> **Beispiel aus der Praxis**
> In den folgenden Fällen ist die ambulante Rehabilitation beispielsweise nicht möglich:
> - Nach gleichzeitiger Verletzung der oberen und unteren Extremitäten sind Treppen nicht zu bewältigen, auch nicht mit Unterstützung von Angehörigen.
> - Sind Wohn- und Schlafbereich sowie das Bad nicht auf einer Ebene?

- Können Medikamente und Hilfsmittel nicht wie gewohnt angewendet werden, wie z. B. Stützstrümpfe, Insulin-Injektionen, subkutane Thromboembolieprophylaxe?
- Besteht eventuell zeitweise Desorientierung mit einem Durchgangssyndrom?

Die **mobile Rehabilitation** wird für stark eingeschränkte Rehabilitand*innen in deren Wohnung angeboten. Es handelt sich um Menschen mit hohem Pflegebedarf, die bereits pflegerisch und mit Hilfsmitteln versorgt werden. Das gilt z. B. für demente Menschen, die sich in einem ungewohnten Umfeld nicht zurechtfinden, im gewohnten Umfeld aber zurechtkommen. Angehörige werden besonders mit einbezogen. Während früher die Versorgung schwer chronisch kranker und behinderter Menschen im Vordergrund stand, geht es nun hauptsächlich um die Begleitung bei der Bewältigung des Alltags mit größtmöglicher Teilhabe. Die Vorstellungen und Wünsche der Rehabilitand*innen sind zu berücksichtigen.
Kuren, wie auch die **Mutter-/Vater-Kind-Kur**, sind Erholungsmaßnahmen mit Gesundheitsaspekt, z. B. für die Eltern von Kleinkindern. Sie zählen nicht zu den medizinischen Reha-Maßnahmen.

Antragsverfahren

Medizinische Reha-Maßnahmen werden **von den Versicherten beantragt** und mit ärztlichen Berichten begründet (→ Abb. 6.1). Eine direkte ärztliche Einweisung wie im Krankenhaus ist nicht möglich. In der Regel muss die **Bewilligung** durch den Kostenträger bis zum Beginn der Maßnahme abgewartet werden.

Das Ausfüllen des ärztlichen Befundberichts ist im Praxisalltag aufwendig. Er wird daher oft unvollständig ausgefüllt. Dazu werden Diagnosen aus der elektronischen Patientenakte eingetragen. Weil aber danach die Bewilligung oder Ablehnung und auch die Zuweisung zu einer Reha-Einrichtung mit einer bestimmten Indikation erfolgen, hat der Befundbericht große Konsequenzen für die Bewilligung, den Verlauf und den Erfolg der Reha-Maßnahme. Beispielsweise können frühere Diagnosen ohne Relevanz für den aktuellen Gesundheitszustand und Reha-Bedarf des/der Reha-Antragssteller*in sein. Wichtige Angaben zur Dauer und Grund der Arbeitsunfähigkeit geben Hinweise auf das Vorliegen einer besonderen beruflichen Problemlage, die in einer spezifischen MBOR-Rehabilitation (→ Kap. 27) effektiv behandelt werden kann.

Versicherungsnummer der Person, aus deren Versicherung die Leistung beantragt wird | Kennzeichen (soweit bekannt) | MSAT / MSNR

Zusätzlich zu den Diagnosen sind unbedingt die Diagnoseschlüssel nach ICD-10 anzugeben.

2 Antragsbegründende Diagnosen nach Relevanz	ICD-10
1.	
2.	
3.	
4.	

3 Antragsrelevante Anamnese, einschließlich Krankenhausaufenthalte und Berichte von anderen Fachärzten (bitte in Kopie beifügen)
4 Daraus resultierende Funktionseinschränkungen in Beruf und im Alltag, was ist krankheitsbedingt nicht mehr möglich?

Abb. 6.1 Ärztlicher Befundbericht zum Reha-Antrag der Deutschen Rentenversicherung (Ausschnitt der Seite 2) [W983]

Rehabilitationsfähigkeit bedeutet, dass sich die betreffende Person eigenständig auf Stationsebene zu den Therapien begeben kann und in ihrer Körperpflege und Nahrungsaufnahme selbstständig ist. Ausnahmen gibt es u. a. in der neurologischen Frührehabilitation und in der geriatrischen Rehabilitation.

Funktionsdiagnosen

Funktionsdiagnosen nach ICD sind für die Durchführung einer Reha-Maßnahme von großer Bedeutung. Sie sollten so gestellt sein, dass ein Bild des aktuellen Gesundheitszustands und möglicher Barrieren im Alltag und der Möglichkeiten für die Trainings- und Belastungsfähigkeit entsteht.

Beispiel aus der Praxis

- „Zustand nach Bandscheibenvorfall" macht nicht deutlich, wie es der Person wirklich geht. Bandscheibenvorfälle sind altersabhängig meist symptomlos und häufig. Sie sagen nichts über den realen Gesundheitszustand der Person aus. Alle Grade zwischen Beschwerdefreiheit bei allen Alltagstätigkeiten bis zu völliger Immobilität mit stärksten Schmerzen und Paresen sind möglich.
- Ebenso bedeutet die „Lumbalgie" ein Symptom und keine orthopädische Diagnose. Die Person hat lumbale Rückenschmerzen – warum, wie schwer beeinträchtigend – welche Therapie benötigt sie?
- Beispiel Funktionsdiagnose: „rezidivierende belastungsabhängige pseudoradikuläre Lumboischialgien links nach Bandscheibenvorfall L4/5, Nukleotomie 2021, bei degenerativen Veränderungen und muskulärer Dysbalance"

Zusammenfassung

- Heilverfahren bei chronischen Krankheiten und deren Folgen werden von den Versicherten beantragt. Ärztliche Befundberichte werden mit eingereicht. Die Reha-Maßnahme muss vor Antritt bewilligt werden.
- Anschlussheilbehandlungen (AHB) müssen innerhalb von 14 Tagen nach Krankenhausaufenthalt angetreten werden. Sie werden vom Krankenhaus veranlasst.
- Für Menschen im erwerbsfähigen Alter ist die gesetzliche Rentenversicherung für Reha-Leistungen zuständig, für Altersrentner*innen die gesetzliche Krankenversicherung, bei Folgen von Arbeitsunfällen oder Berufskrankheiten die gesetzliche Unfallversicherung.
- Es gibt stationäre, ambulante und mobile medizinische Rehabilitation.

→ 7 Grundlagen der Sozialmedizin

Sozialmedizin beschreibt die vielfältigen **Wechselwirkungen** zwischen Gesundheit und Krankheit und deren Risiken und protektiven Faktoren mit der gesellschaftlichen Situation. Sie ist nicht therapeutisch.
Sie betrachtet diese Perspektiven:
- Ätiologie
- Prävention
- Rehabilitation
- Begutachtung
- Versorgungsrecht
- Wirtschaft

Bereiche sind: Gesundheit der Bevölkerung, Organisation des Gesundheitswesens, soziale Sicherung, Gesundheitspolitik mit Überschneidungen zu Public Health und Gesundheitswissenschaften.

Sozialmedizinische Begutachtung

Sie ist Voraussetzung für die Gewährung von Leistungen der sozialen Sicherung wegen Krankheit oder Behinderung.
- Gutachter*innen sind Fachärzt*innen mit der Zusatzbezeichnung Sozialmedizin. Dafür sind fundiertes medizinisches Wissen zur Beurteilung des Beeinträchtigungsausmaßes durch Krankheit bzw. Behinderung und Kenntnisse der Gesetzeslage (Sozialgesetzbücher) erforderlich.
- Sie entscheiden nicht über Gewährung von Leistungen, sondern erstellen als neutrale Personen fachliche Einschätzungen. Entscheidungen über Leistungsgewährung liegen bei den Versicherungen selbst und sind juristische Vorgänge.

> In der medizinischen Rehabilitation sind **(Fach-)Ärzt*innen** in der manchmal problematischen, sich widersprechenden Rolle von **Behandler*innen** und gleichzeitig **Gutachter*innen.** Rehabilitand*innen sollten zur Vermeidung von Konflikten in verständlicher Form über wichtige sozialmedizinische Grundlagen aufgeklärt werden. Anschauliches Beispiel: Sachverständige bei Kfz-Schäden. Rehabilitand*innen wissen meist, dass diese nicht selbst über Versicherungsleistungen entscheiden.

Zu begutachtende **Fragestellungen** beziehen sich u. a. auf:
- Arbeitsunfähigkeit (für die gesetzliche Krankenversicherung)
- Leistungsfähigkeit im Erwerbsleben (für die gesetzliche Rentenversicherung)
- Pflegebedürftigkeit (für die gesetzliche Pflegeversicherung)
- Schwerbehinderung (für die Integrationsämter bzw. deren Folgeeinrichtungen)
- Unfallfolgen (für private Unfallversicherungen oder für die gesetzliche Unfallversicherung)

Folgen von Arbeits- oder Wegeunfällen werden von Durchgangsärzt*innen der gesetzlichen Unfallversicherung und Berufskrankheiten von Arbeitsmediziner*innen begutachtet.

Begriffe der Sozialmedizin

Arbeitsunfähigkeit wird ärztlich festgestellt und bezieht sich auf die aktuelle Erkrankung und die aktuell ausgeführte berufliche Tätigkeit. Bei Arbeitslosen gilt: Könnte irgendeine Tätigkeit mit dieser Erkrankung ausgeführt werden? Betroffene erhalten in der Regel bis zu 6 Wochen Lohn- oder Gehaltsfortzahlung vom Arbeitgeber, bei Arbeitslosigkeit von der Arbeitsagentur. Ab der siebten Woche erhalten Personen Krankengeld von der Krankenversicherung, bis zu maximal 18 Monate. Bei weiterer Arbeitsunfähigkeit erfolgt die sog. **Aussteuerung** in die Zuständigkeit der Arbeitsagentur, auch wenn die Person dem Arbeitsmarkt gar nicht zu Verfügung steht.
Übergangsgeld von der Rentenversicherung erhalten Rehabilitand*innen während der Reha, der stufenweisen Wiedereingliederung danach oder Leistungen zur Teilhabe (LTA), wenn kein Anspruch mehr auf Lohnfortzahlung besteht.
Leistungsfähigkeit (Begriff der Rentenversicherung) ist unabhängig von der Arbeitsunfähigkeit zu sehen. Abhängig vom positiven und negativen Leistungsbild kann die **Erwerbsfähigkeit** eingeschränkt sein, was ggf. zur (Teil-)Rentengewährung führen kann.
Allgemeiner Arbeitsmarkt: theoretischer Begriff, der alle denkbaren legalen Tätigkeiten umfasst, unabhängig von ihrer tatsächlichen Verfügbarkeit.
Schwerbehinderung ist unabhängig von Arbeitsunfähigkeit oder Erwerbsfähigkeit zu sehen. Der Grad der Behinderung **(GdB)** von 100 wird nach Tabellen berechnet. Die schwerwiegendste chronische Erkrankung wird bewertet, inwieweit sich der Gesamtzustand der Person durch weitere chronische Erkrankungen oder Behinderungen verschlechtert, nicht einfach summiert. Ab einem GdB von 50 spricht man von Schwerbehinderung.

Sozialmedizinische Leistungsbeurteilung

Die sozialmedizinische Beurteilung ist ein wesentlicher Bestandteil der medizinischen Rehabilitation und des Reha-Entlassungsberichts.
- Krankheiten und Behinderungen können körperliche, geistige und seelische Funktionen einschränken.
- Für die gesetzliche Rentenversicherung sind Auswirkungen relevant, die dauerhaft oder für mindestens 6 Monate die Versicherten in ihrer Erwerbstätigkeit behindern.
- Das Leistungsvermögen wird qualitativ und quantitativ bewertet und bezieht sich mindestens auf die folgenden 6 Monate.
- Die zuletzt ausgeübte Tätigkeit ist unabhängig vom erlernten Beruf.
- Wird derzeit keine Erwerbstätigkeit ausgeübt (z. B. Hausfrauen/-männer, Arbeitslose, Erwerbsminderungsrentner*innen), wird die zuletzt ausgeübte versicherungspflichtige Tätigkeit bewertet.
- Personen in Altersteilzeit werden wie im Erwerbsleben stehend bewertet. Geht ihr Betrieb z. B. in Konkurs, müssen sie sich wieder dem Arbeitsmarkt zur Verfügung stellen!
- Arbeitsunfähigkeit bei Reha-Entlassung ist nicht gleichbedeutend mit einer dauerhaften Minderung des Leistungsvermögens.

Qualitatives Leistungsvermögen

- Ist die Zusammenfassung der festgestellten Fähigkeiten und der bestehenden Einschränkungen.
- Positives qualitatives Leistungsvermögen: Ressourcen für die noch zumutbare Arbeitsschwere, -haltung, -organisation (→ Tab. 7.1)
- Negatives qualitatives Leistungsvermögen: nicht mehr bestehende Fähigkeiten mit dem Risiko einer Verschlimmerung (→ Tab. 7.2)

Quantitatives Leistungsvermögen

- Es gibt den zeitlichen Umfang an, unter dem eine Erwerbstätigkeit unter den Bedingungen des qualitativen Leistungsvermögens noch zugemutet werden kann (positives Leistungsbild).
- Kategorien: 6 Stunden und mehr, 3 bis unter 6 Stunden, unter 3 Stunden arbeitstäglich. Es wird sowohl für die letzte Tätigkeit als auch für den sog. allgemeinen Arbeitsmarkt angegeben.
- Beurteilung für die zuletzt ausgeübte sozialversicherungspflichtige Tätigkeit und getrennt davon für den sog. allgemeinen Arbeitsmarkt (jede vorstellbare legale Tätigkeit, die aber nicht gerade verfügbar sein muss)

Tab. 7.1 Qualitatives Leistungsvermögen: positives Leistungsbild

Kategorie			
Arbeitsschwere			
Leicht: • Leichte Werkstücke • Tragen < 10 kg • Langes Stehen/ Gehen • Bis 5 % (2x pro Stunde) mittelschwer	**Leicht bis mittelschwer:** höchstens 50 % mittelschwer	**Mittelschwer:** • Unbelastet Treppen/Leitern • Tragen 10–15 kg • Bis 5 % (2x pro Stunde) schwer	**Schwer:** • Tragen bis 40 kg • Werkzeuge über 3 kg • Mittelschwere Arbeit in Zwangshaltungen, kniend, liegend
Häufigkeit der Tätigkeit			
Ständig (über 90 %)	Überwiegend (51–90 %)	Zeitweise (bis 10 %)	
Arbeitshaltung			
Im Stehen	Im Gehen	Im Sitzen	
Arbeitsorganisation			
Tagesschicht	Früh-/Spätschicht	Nachtschicht	

Tab. 7.2 Qualitatives Leistungsvermögen: negatives Leistungsbild

Kategorie	Bezug auf z. B.
Psychomentale Funktionen	Konzentrationsvermögen bei Verantwortung für Menschen oder Maschinen
Sinnesfunktionen	Hör- oder Sehvermögen
Bewegungsbezogene Funktionen	Bücken, Ersteigen von Leitern und Gerüsten, Gang- und Standsicherheit, Heben und Tragen, Zwangshaltungen
Kardiopulmonale Funktionen	Ausdauer, kardiale Belastbarkeit, Treppensteigen
Gefährdungs- und Belastungsfaktoren	Nässe, Zugluft, Allergene, Lärm

- Bei Teilzeittätigkeit wird die Möglichkeit beurteilt, welchen Umfang das Leistungsvermögen der Person zulässt, nicht die tatsächliche Arbeitszeit, die z. B. aus persönlichen familiären Gründen gewählt wurde.
- Ein Leistungsvermögen von 6 Stunden täglich und mehr bedeutet volle Erwerbsfähigkeit.
- Bei 3 bis unter 6 Stunden täglich kann teilweise Minderung der Erwerbsfähigkeit bestehen.
- Unter 3 Stunden täglich bedeutet aufgehobenes Leistungsvermögen.

Arbeitsschwere betrachtet den längsten körperlich zumutbaren Zeitraum für eine Tätigkeit, bezogen auf Kraftaufwand, Dauer und Häufigkeit der Verrichtungen.

- Alle diese Kategorien müssen bewertet werden. Bei Angaben zur Dauer muss man die **Logik** beachten: Die Angabe „zeitweise" für alle drei Arbeitshaltungen ergibt eine Arbeitszeit von 30 % einer Vollzeittätigkeit. Das stünde dann im Widerspruch zur Einschätzung „6 Stunden täglich und mehr"!
- Bei der Arbeitsorganisation beachte man, dass es nicht darauf ankommt, ob die Person in ihrem Beruf z. B. gar keine Nachtschicht hat, sondern ob sie dies gesundheitlich ausüben könnte.
- „Unter 5 kg Heben" ist keine medizinisch sinnvolle Einschätzung (Gewicht einer Handtasche!) – das kann fast jede Person leisten, die noch ein (Rest-)Leistungsvermögen hat.

Sozialmedizinische Epikrise

Sie ist ein wesentlicher Teil des Reha-Entlassungsberichts. Dort fließen ein:

- Das Leistungsvermögen, hergeleitet aus Vorbefunden und mit dem aktuell festgestellten Gesundheitszustand in Relation gesetzt
- Der Abgleich des Fähigkeitsprofils mit dem Anforderungsprofil in der letzten Tätigkeit
- Ggf. auch Einschränkungen aus anderen medizinischen Fachgebieten
- Die nachvollziehbare Begründung des Leistungsvermögens mit unmittelbaren Konsequenzen auf evtl. Renten- und andere Leistungsanträge
- Dokumentation der Selbsteinschätzung der Rehabilitand*innen

Empfehlungen für die Gewährung von Leistungen, wie z. B. Rente, sind **keine medizinische Aufgabe** und gehören **nicht** in die Beurteilung. Darüber entscheidet der Leistungsträger in Zusammenschau der sozialmedizinischen Beurteilung und versicherungsrelevanten Fakten (juristische Entscheidung). Jeder Reha-Antrag bei der Rentenversicherung gilt auch gleichzeitig als Rentenantrag!

Rückkehr ins Berufsleben

Die **stufenweise Wiedereingliederung** ist nach längerer Arbeitsunfähigkeit eine Möglichkeit, zeitlich gestuft in der letzten Tätigkeit einzusteigen. Die Dauer kann bis zu 6 Monate betragen. In diesem Zeitraum besteht noch Arbeitsunfähigkeit, ggf. mit Anspruch auf Krankengeld oder Übergangsgeld. Rehabilitand*in und Arbeitgeber*in müssen einverstanden sein. Der Sozialdienst der Reha-Einrichtung erstellt den Wiedereingliederungsplan mit der/dem Rehabilitand*in, wenn innerhalb von 4 Wochen nach der Reha-Maßnahme damit begonnen werden kann. Ansonsten kann sie von ärztlichen Weiterbehandler*innen verordnet werden.
Leistungen zur Teilhabe am Arbeitsleben (LTA) dienen dem Erhalt oder der Wiederaufnahme einer Erwerbstätigkeit aufgrund von Krankheit oder Behinderung. Droht dauerhafte Leistungseinschränkung, kann der Arbeitsplatz ggf. erhalten bleiben durch:

- Hilfsmittel
- Technische Hilfen
- Umgestaltung des Arbeitsplatzes

Weitere Unterstützung bis hin zu einer Umschulung kann erfolgen. Ziel ist die Verhinderung des vorzeitigen Ausscheidens aus dem Erwerbsleben.

Zusammenfassung

- Sozialmedizin befasst sich als Fachgebiet der Medizin mit Zusammenhängen zwischen Gesundheitszustand, Behinderung und Teilhabe am gesellschaftlichen Leben.
- Ein Curriculum ermöglicht Fachärzt*innen den Erwerb der Zusatzbezeichnung.
- Die sozialmedizinische Begutachtung ist ein entscheidender Teil des Reha-Entlassungsberichts für die gesetzliche Rentenversicherung mit quantitativer und qualitativer Einschätzung des Leistungsvermögens für die letzte Tätigkeit und den sog. allgemeinen Arbeitsmarkt.
- Stufenweise Wiedereingliederung und Leistungen zur Teilhabe am Arbeitsleben (LTA) verhindern effektiv das vorzeitige Ausscheiden aus dem Erwerbsleben.

Spezieller Teil

BASICS

Physikalische Therapie

Weitere Therapieformen

Spezielle Formen der medizinischen Rehabilitation

Indikationsbezogene medizinische Rehabilitation

Aktuelle Themen der Rehabilitation

Reiz-Reaktions-Therapien

Physikalische Therapie bedeutet „auf den Körper bezogen" im Sinne der Physiologie, nicht „aus der Physik stammend". Sie wirkt nicht nur direkt auf das therapeutische oder rehabilitative Ziel ein, sondern bildet Reize, die im Körper eine Reaktion auslösen, die wiederum zum Reha-Ziel führt.
Die Behandlungsverfahren der Physikalischen Therapie sind grundlegend im Behandlungsprogramm der medizinischen Rehabilitation. Sie werden bei Erkrankungen des Bewegungsapparats, der Nerven, der Psyche, der Haut, der inneren Organe, also praktisch in allen Bereichen der medizinischen Rehabilitation angewendet. Sie sind sog. Heilmittel, die von Angehörigen der Gesundheitsfachberufe erbracht werden.
Ihr Einsatz wird in der Rehabilitation in folgender Weise genutzt:

- Unterstützend
- Schmerzlindernd
- Reaktivierend
- Remobilisierend
- Trainierend

Dabei werden äußere physikalische Reize eingesetzt, um natürliche reflektorische Reaktionen und Anpassungen des Körpers auszulösen (Beispiele):

- Direkte Reaktionen, z. B.:
  - Hautrötung
  - Vermehrte Durchblutung
- Kurzfristige Anpassungen (Adaptation) z. B.:
  - Tonusminderung des Gewebes
  - Verminderung der Schmerzempfindung
- Langfristige Anpassungen (Konditionierung), z. B.: Muskelkräftigung

> Physikalische Therapieformen werden oft als **passive Therapien** bezeichnet, weil Rehabilitand*innen dabei nicht aktiv sind. Da die Therapie aber aktive Reaktionen im Körper auslöst, spricht man auch von reaktivierender oder **Reflextherapie.** Dabei geschehen teilweise ausgeprägte körperliche, vegetative und oft auch psychische Reaktionen, die Rehabilitand*innen oft als anstrengend wahrnehmen. Gesamtbefinden, Appetit und der Schlaf-wach-Rhythmus können davon beeinflusst werden. Diese Effekte sind meist kurzfristig, da es zu Anpassungen des Organismus kommt.

Ist eine komplette Heilung (Restitutio ad integrum), wie bei den meisten chronischen Erkrankungen und Behinderungen, nicht möglich, sind die Ziele der Therapie eine weitgehende Minderung der Funktions- und Fähigkeitsstörungen sowie eine Verbesserung der Teilhabe in allen Lebensbereichen.
Verfahren der Physikalischen Therapie:

- Physio- und Bewegungstherapie
- Manuelle Therapie
- Medizinische Trainingstherapie
- Mechanotherapie
- Triggerpunkttherapie
- Massage
- Thermotherapie
- Hydro- und Balneotherapie
- Elektrotherapie
- Ultraschalltherapie, Stoßwellentherapie
- Lymphdrainage
- Lichttherapie
- Klimatherapie
- Strahlentherapie

Kontraindikationen für Physikalische Therapie

- Akute Infektionen oder offene Wunden im Behandlungsgebiet
- Instabile Frakturen
- Hochgradige Osteoporose (für Gelenkmobilisation und Traktion)
- Knochen- oder Weichteilmetastasen im Behandlungsgebiet
- Frische Thrombosen
- Hauterkrankungen im Behandlungsgebiet
- Schwere Allgemeininfekte
- Glaukom (v. a. bei Kopftieflagerung oder Erhöhung des Drucks am Rumpf)
- Dekompensierte Herzinsuffizienz
- Für Elektrotherapie: Herzschrittmacher, Metallimplantate im Behandlungsbereich

Historischer Rückblick

Einige dieser Therapieformen haben eine jahrhunderte- oder gar jahrtausendelange Tradition. Bereits in der Antike wurden Thermalquellen gefasst. Manche Quellen waren bereits in prähistorischer Zeit bekannt und wurden genutzt, wie archäologische Funde zeigen. In der griechischen Antike gab es das Prinzip der Diätetik. Diese bezog sich nicht nur auf die Ernährung, sondern auf die gesamte Lebensweise mit Bädern, Sport und Bewegung, philosophischer und gesellschaftlicher Aktivität und war aus unserer heutigen Sicht „ganzheitlich". Die römischen Bäder mit ihrem Luxus und zahlreichen „Wellness-einrichtungen", aber auch rituelle Bäder in den verschiedensten Kulturen sind bekannt.
Im europäischen Mittelalter gerieten das Wissen darüber und die erreichbaren Effekte auf die Gesundheit in den Hintergrund oder gingen verloren. Dennoch hielten sich Vorstellungen über gesundheitliche Effekte der Balneotherapie, wie die Geschichte vom Jungbrunnen (→ Abb. 8.1).
Erst im 19. Jahrhundert wurden Bewegungen der Balneo- und Hydrotherapie (Pfarrer Kneipp), der Freikörperkultur mit Klima- und Lichttherapie und des Vegetarier- und Veganertums sowie der Bewegung und des Sports (Turnvater Jahn), oft mit politischer Zielsetzung, wiederentdeckt (→ Abb. 8.2). Es entstanden Sanatorien und Kurorte. Über lange Zeit waren Klima-, Höhenluft- und Lichttherapie z. B. die einzige Möglichkeit der Behandlung der weitverbreiteten Tuberkulose, die viele frühe Todesfälle verursachte und jedes Organsystem befallen konnte, nicht nur die Lunge.
Im 20. Jahrhundert entwickelte sich in Deutschland durch die große Zahl an

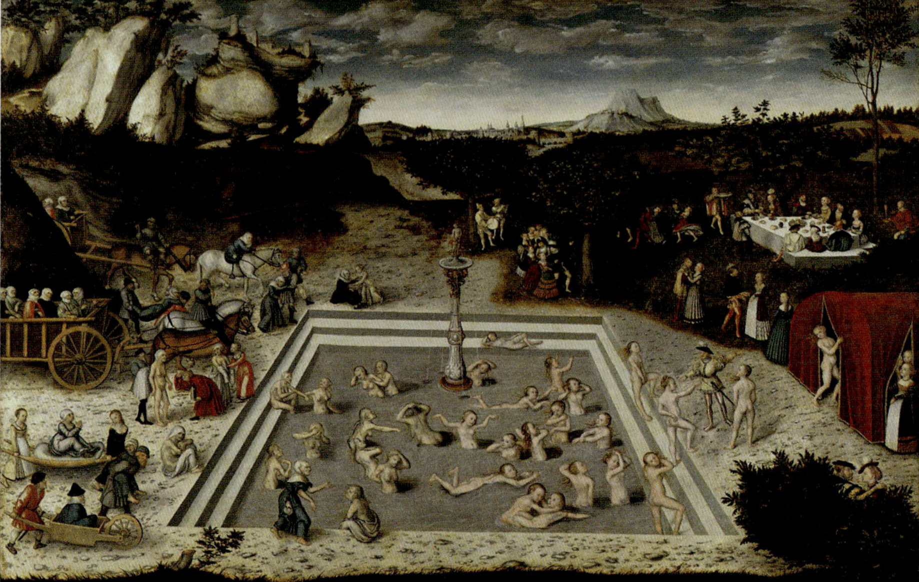

Abb. 8.1 Lukas Cranach der Ältere: Jungbrunnen (1546; Städtische Gemäldegalerie Berlin): Diese Form der Verjüngungsmöglichkeit ist eine alte europäische Vorstellung. Nur Frauen werden in den Jungbrunnen geschickt, weil Männer glaubten, automatisch durch junge Frauen verjüngt zu werden. [J820]

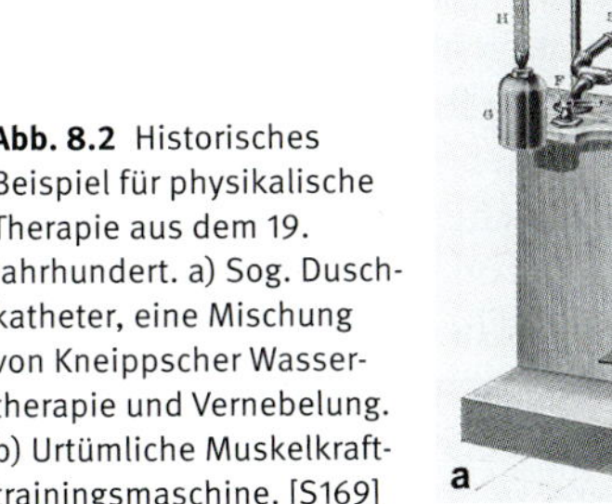

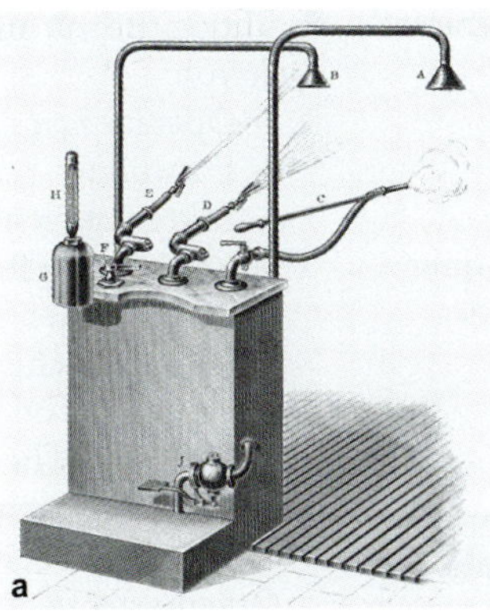

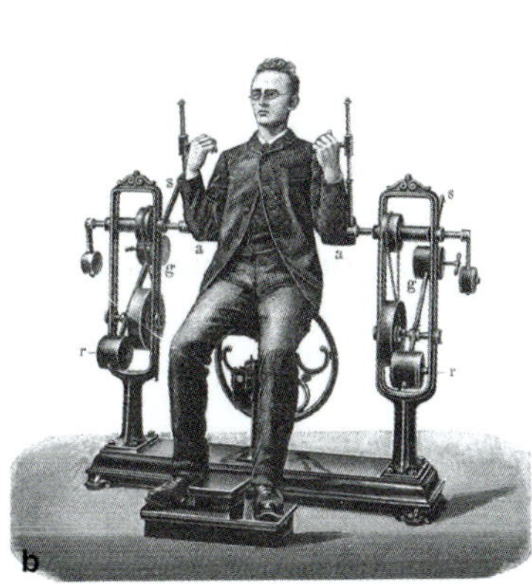

Abb. 8.2 Historisches Beispiel für physikalische Therapie aus dem 19. Jahrhundert. a) Sog. Duschkatheter, eine Mischung von Kneippscher Wassertherapie und Vernebelung. b) Urtümliche Muskelkrafttrainingsmaschine. [S169]

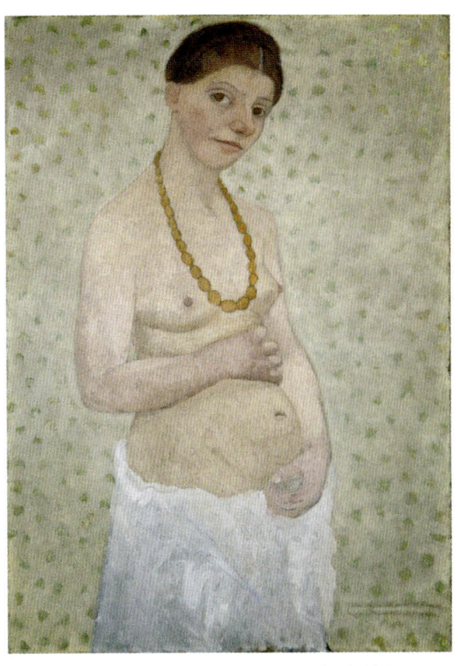

Abb. 8.3 Paula Modersohn-Becker „Selbstbildnis am 6. Hochzeitstag", 25. Mai 1906, Paula Modersohn-Becker Museum, Bremen, © Museen Böttcherstraße. Die Malerin war zu dem Zeitpunkt, als sie das Selbstbildnis gemalt hat, nicht schwanger. Zu dieser Zeit war es sehr ungewöhnlich, dass sich eine Frau selbst unbekleidet oder in der Schwangerschaft porträtierte. [W1297]

schwer kriegsversehrten Menschen aus den zwei Weltkriegen zunächst die sog. „Krüppelfürsorge", aus der der Begriff der „Behinderung" entstand. Es bestand die soziale Notwendigkeit, die betroffenen Menschen nicht mehr abzuschieben und zu isolieren, sondern zu rehabilitieren und so weit wie möglich in die Gesellschaft und den Arbeitsmarkt zu integrieren. In diesem Rahmen wurden aus Sanatorien schrittweise moderne Rehabilitationseinrichtungen entwickelt. Dabei spielten physikalische Therapien eine grundlegende Rolle. Das galt insbesondere vor der Entwicklung von Osteosynthesen und Endoprothesen, die eine rasche Mobilisation und Rehabilitation im Alltagsleben ermöglichten. Zuvor waren bei chronischen Krankheiten, Verletzungsfolgen oder Besonderheiten in der Schwangerschaft oft monatelange Immobilisationen erforderlich, ein Hauptrisiko für Thrombosen. Über die Entstehung von thromboembolischen Ereignissen war noch nichts bekannt. Darum wurde auch keine Prophylaxe betrieben. Die wirksamste Prophylaxe neben entsprechenden Medikamenten ist die zügige Mobilisation. Die Immobilisation konnte auch bei jüngeren Menschen zum Tode führen. Berühmtes Beispiel einer tödlichen Embolie im Wochenbett: der plötzliche Tod der jungen Malerin Paula Modersohn-Becker kurz nach der Geburt ihres einzigen Kindes (→ Abb. 8.3).

Forschung

Physikalische Therapie ist praktisch nicht im Doppelblindversuch oder mit randomisiert-kontrollierten Studien in der Forschung zu untersuchen. Außerdem wird Forschung daran wenig gefördert, weil damit keine hohen Gewinne in Aussicht stehen. Aus diesem Grund ist die Evidenzlage für viele Methoden der physikalischen Therapie eher dünn. Das heißt aber nicht, dass diese Therapiemethoden nicht wirksam wären.
In den folgenden Kapiteln soll dargestellt werden, welche Methoden klinisch bewährt und sinnvoll einzusetzen sind und für die möglichst wissenschaftliche Wirkungsnachweise vorliegen. Nicht alle sinnvollen Methoden können hier vollständig beschrieben werden, weil es den Rahmen dieses Buches sprengen würde. Stattdessen werden alle Methoden beschrieben, die im deutschsprachigen Bereich gängig sind.

Vorsicht ist bei Methoden geboten, hinter deren Anwendung vor allem wirtschaftliche Interessen stehen und deren Wirkungsspektrum angeblich nahezu alle Indikationen umfassen soll. Diese werden hier nicht beschrieben.
Die Wirkung der Behandlung ist Teil eines multimodalen Behandlungskonzepts. Daher ist die Wirkung der einzelnen Maßnahme schwer abzugrenzen. Auch darum ist der wissenschaftliche Nachweis der Effekte schwierig.

Zusammenfassung

- Physikalische Therapie spielt in der Medizin seit der Antike eine wichtige Rolle.
- Es handelt sich nicht um eigentlich passive Therapien, sondern sie bewirken durch physikalische Reize adaptive Reaktionen im Körper.
- Die wissenschaftliche Evidenzlage ist für viele Methoden schwach, weil wenig Forschung dazu betrieben wird.
- Dennoch sind viele Methoden bei einer ganzheitlichen medizinischen Rehabilitation von großer Bedeutung.

Physio- und Bewegungstherapie

Zur Bewegungstherapie gehören die Physiotherapie (Krankengymnastik), die Sport- und Trainingstherapie (→ Kap. 10, → Kap. 14) und die Ergotherapie (→ Kap. 19). Krankengymnastik wird auch als eine spezifische Form des Bewegungstrainings bezeichnet. Die einzelnen Methoden können in diesem Buch nur angerissen werden.
Man unterscheidet aktive und passive Maßnahmen.

Aktive Krankengymnastik

Prinzip aktiver Bewegungstherapie
- Nutzen wichtiger motorischer Funktionen
- Ausschöpfen des maximal möglichen Bewegungsumfangs
- Verbessern von Koordination und Körperwahrnehmung
- Muskuläre Kräftigung durch Nutzen von Widerstand, z.B.
  - postisometrische Relaxation: isometrische Anspannung gegen den Widerstand des/der Therapeut*in 12–30 Sekunden, dann Entspannung und aktive oder passive Bewegungserweiterung
- Training von individuellen Bewegungsabläufen

Wirkung
- Gehtraining: Anregung der Bildung von Umgehungsgefäßen bei Durchblutungsstörungen
- Anregung von Verhaltensänderungen, Freude an Bewegung
- Verbesserte Selbstwirksamkeit
- Differenzierte Körperwahrnehmung
- Mobilisation, Stabilisation
- Dehnung verkürzter Muskeln und Sehnen
- Kreislauftraining, Atemtraining
- Stoffwechselanregung (verbesserter Zuckerstoffwechsel, geringerer Insulinbedarf bei Diabetikern, weniger Insulinresistenz)

Techniken
- Gezielte Übungen
- Motorisches Lernen
- Nutzung verschiedener Muskelaktivitätszustände
- Ziel: Verbesserung oder Reaktivierung von Bewegungsmustern
- Anleitung zu Eigenübungen, deren Kontrolle und Korrektur
- Einzeln/in der Gruppe
- Mit Geräten oder Hilfsmitteln (wie Gummibällen, Gummibändern, Hanteln, Matten, Rollen, Kreiseln)

Indikationen
- Fehlhaltungen
- Erkrankungen, Verletzungsfolgen, Funktionsstörungen
  - des Haltungs- und Bewegungsapparats
  - der inneren Organe
  - des Herz-Kreislauf-Systems
  - des Nervensystems
- Bei Störungen innerer Organe:
  - Beckenbodentraining bei Inkontinenz
  - Entstauende Venengymnastik bei Varicosis cruris

Passive Krankengymnastik

Prinzip passiver Bewegungstherapie
- Passives Durchbewegen
- Nutzen des Zusammenspiels Agonisten – Antagonisten
- Manuelles Nachdehnen von verkürzten Muskeln oder Gelenkkapseln zur Verbesserung des Bewegungsumfangs
- Dehnung eines Gelenks (→ Abb. 9.1)
- Nutzen spezieller Lagerungstechniken
- Nutzen neurologischer Reflexmuster

Techniken
- Lagerungstechniken, z. B. Stufenbettlagerung zur Entlastung der Lendenwirbelsäule
- Traktionen
- Weichteiltechniken (Bindegewebs-, Muskel-, Faszientechniken)
- Assistierte Bewegungen mit Entlastung der Extremität zur Anbahnung von aktiven Bewegungen

Indikationen
- Bei fehlender muskulärer Eigenaktivität
- Bei nicht gegebener Belastungsstabilität
- Bei mangelnder Kooperationsfähigkeit
- Präventiv:
  - Prophylaxe von Kontrakturen
  - Spitzfußprophylaxe bei Paresen
  - Bei Fehlhaltungen
  - Korrektur von Haltungsinsuffizienz

Abb. 9.1 Dehnungsmobilisation Kniegelenk: Nach Verletzungen oder bei Gelenkschädigungen kommt es häufig zu Verkürzungen der Muskeln und Sehnen und zu Verklebungen der Gelenkkapsel mit erheblicher Einschränkung der Beweglichkeit. Diese müssen passiv schonend gedehnt werden, um die Beweglichkeit wieder zu ermöglichen. [W975]

- Therapeutisch in der Rehabilitation nach/von:
  - Operationen
  - Frakturen
  - Erkrankungen oder Fehlentwicklungen an der Wirbelsäule
  - Angeborenen Fehlbildungen
  - Rheumatischen Erkrankungen
  - Peripheren oder zentralen Lähmungen
  - Neurologischen Erkrankungen
  - Internistischen Erkrankungen
  - Onkologischen Erkrankungen aller Organsysteme
  - Gynäkologischen Erkrankungen
  - Geriatrischen Erkrankungen, Multimorbidität
  - Pädiatrischen Erkrankungen
  - Psychiatrischen und psychosomatischen Erkrankungen

Manuelle Medizin

Prinzip
- Ärztliche und therapeutische Verfahren nach spezieller Weiterbildung und Prüfung: Zusatzbezeichnung „Manuelle Medizin/ Chirotherapie"
- Diagnostik und Therapie von Funktionsstörungen der Gelenke (sog. Blockierungen oder segmentale Irritationen: oft schmerzhafte Störungen des Gelenkspiels – Joint Play)

Techniken
- Mobilisation und Weichteiltechniken
- Manipulation (mit Impuls) an der Wirbelsäule: darf nur von Ärzt*innen durchgeführt werden.
- Wiederherstellung der Beweglichkeit von nicht pathologisch veränderten Gelenken
- Die Therapie beruht auf biomechanischen und neurophysiologischen Prinzipien.

Beispiel „Hexenschuss"
Die allgemein bekannteste Blockierung ist die oft sehr schmerzhafte akute, oft rezidivierende Blockierung der Iliosakralgelenke (ISG), die sich als Lumbago oder pseudoradikuläre Lumboischialgie äußert. Rehabilitand*innen sind dabei massiv eingeschränkt und manchmal schwer von der Harmlosigkeit des Problems zu überzeugen. Bandscheiben oder andere Strukturen sind dabei in der Regel nicht geschädigt. Die klinische Untersuchung schließt radikuläre Schäden aus (normale Muskeleigenreflexe, keine Sensibilitätsstörungen, keine Paresen, Lasègue-Zeichen negativ). Charakteristisch ist das positive Vorlaufphänomen (→ Abb. 5.4): Der/die Untersucher*in befindet sich hinter dem/der Patient*in und legt die Daumenkuppen auf die Spinae iliacae posteriores superiores. Der/die Patient*in beugt sich vor: An der blockierten Seite geht der Daumen mit nach oben.

Therapie: Die Blockierung kann mit verschiedenen manuellen Grifftechniken meist leicht gelöst werden. Eine Anleitung zur schonenden Selbstbeübung nach **Feldenkrais** hilft bei hartnäckigen oder sehr schmerzhaften und rezidivierenden ISG-Blockierungen (→ Kap. 20). Grundsätzlich sollten sich Personen mit ISG-Blockierungen zunächst viel im Gehen bewegen, wenig stehen und sitzen. ISG-Blockierungen sind ein häufiges Thema bei Arthrosen und Fehlstellungen der unteren Extremitäten und den verschiedensten Rückenerkrankungen.

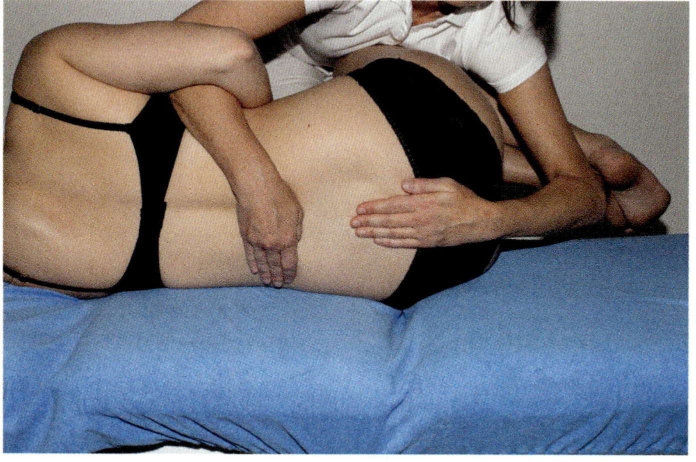

Abb. 9.2 Kyphosierende Traktion der LWS aus der Seitlage: Bei einer Funktionsstörung an der Lendenwirbelsäule wird die Rehabilitandin schmerzfrei gelagert. Sie hält sich an der Therapeutin fest und unterstützt damit deren Griffe. Durch Hüft- und Kniebeugung flacht die Rehabilitandin die Lendenlordose ab (Kyphosierung) und dehnt sie. Die Therapeutin kann nun durch Handgriffe und sanften Druck gegen die gebeugten Knie der Rehabilitandin die Verspannung lösen. [P014]

Manuelle Therapie

- „Mit den Händen durchgeführte Therapie"
- Durch speziell weitergebildete Physiotherapeut*innen
- Aktive und passive Mobilisation funktionsgestörter Gelenke
- Translationstechniken: Verschiebung zweier Gelenkpartner gegeneinander zur Verbesserung des Gelenkspiels, Dehnungen der Gelenkkapsel, Traktion (→ Abb. 9.2)
- Postisometrische Relaxation: Nach aktiver Anspannung eines Muskelbereichs gegen Widerstand ohne Bewegung erfolgt die passive Dehnung durch den/die Therapeut*in.
- Schmerzfreie Lagerungstechniken
- Dehn- und Massagetechniken, Faszien- und Triggerpunkttechniken

Myofaszialer Triggerpunkt

- Überempfindliches tastbar verdicktes Areal in der Muskulatur bzw. Muskelfaszie (Myogelose)
- Lokalisierter dumpf-drückender ziehender Schmerz, getriggert (ausgelöst) durch mechanischen Reiz
- Druckschmerz mit Schmerzreproduktion innerhalb eines Muskelhartspannstrangs
- Charakteristische Schmerzausstrahlung in zugehöriger Referenzzone, meist nicht segmental, vorwiegend nach distal
- Schmerzhafte Bewegungseinschränkung
- Häufig übereinstimmend mit Akupunkturpunkten

Triggerpunkttherapie

- Ziel: Reduktion und Deaktivierung von permanent kontrahierten Muskelbezirken
- Lösung von Verspannungen
- Rezidivprophylaxe
- Methoden:
  - Injektionen in die Myogelosen mit Lokalanästhetika
  - Trockene Nadelung (Dry Needling)
  - Manuelle Kompression und Dehnung der Muskelstränge
  - Kombination mit Stoßwellentherapie
  - Kombination mit Faszienbehandlungstechniken

Gangschule

- Vermittlung eines physiologischen Gangbilds mit oder ohne Hilfsmittel
- Entlastet mit Abrollen des Fußes („Als ob man den Fuß auf eine Fliege setzt und diese nicht zertreten will" – entspricht etwa 10 kg Gewicht)
- Aufstehen und Hinsetzen
- Gehen auf unebenem Gelände, auf verschiedenen Untergründen
- Treppensteigen: treppauf mit dem gesunden Bein zuerst, treppab mit dem betroffenen Bein zuerst (→ Abb. 9.3)

Hilfsmittel

- Gehbarren: sicheres Üben der Standbeinphase, z. B. bei Paresen oder nach Amputationen an den unteren Extremitäten
- Rollator: bei Gangunsicherheit. Vollbelastung beider Beine. Meist kein wirklich physiologisches Gangbild erreichbar.
- Gehwagen: nur übergangsweise für sehr immobile Menschen; kein physiologisches Gangbild erreichbar
- Unterarmgehstützen: notwendig bei Teilbelastung eines Beins
- Gehen mit Unterarmgehstützen: Gangformen
  - Durchschwunggang: keine Belastung, kein Bodenkontakt des betroffenen Beins
  - 3-Punkte-Gang: mit Bodenkontakt oder Teilbelastung des betroffenen Beins, das zwischen beide Stützen gesetzt wird. Teilbelastung wird mit Aufsetzen des teilbelasteten Beins auf einer Personenwaage geübt.
  - 4-Punkte-Gang: entspricht Vollbelastung. Stützen und Beine werden nacheinander in diagonaler Reihenfolge gesetzt – rechte Stütze, linkes Bein, linke Stütze, rechts Bein.

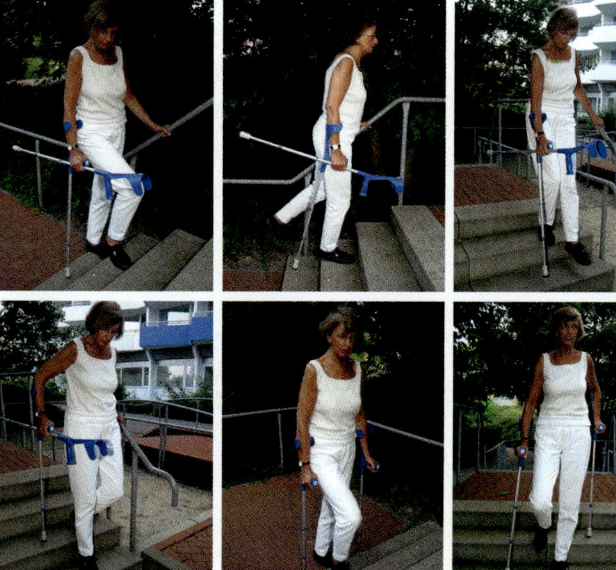

Abb. 9.3 Gehschule: Treppensteigen mit Unterarmgehstützen: Die Bilder zeigen die einzelnen Phasen der Treppauf- und Treppabsteigens. Das linke Bein ist das erkrankte und soll unterstützt werden. [P526]

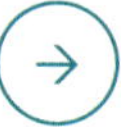

– Gehen mit einer Stütze: unphysiologisches Gangbild, wird meist von Betroffenen in Eigenregie umgesetzt, nicht zu empfehlen.

Atemtherapie

Prinzip

- Einsatz in Prävention, Therapie und Rehabilitation
- Unterstützend zu medikamentöser und zu technisch-apparativer Therapie
- Physikalische Therapie mit dem Vorteil der menschlichen Zuwendung (z. B. in der Intensivmedizin)

Wirkung

- (Wieder-)Erlernen einer physiologischen Atmung, z. B. nach längerer Beatmung
- Atemlenkung und -vertiefung
- Verbesserung der Thoraxbeweglichkeit (nach Operationen, bei Morbus Bechterew)
- Lösung und Expektoration von Sekret
- Pneumonieprophylaxe

Techniken

- Kombination mit Drainagelagerungen, Inhalationen
- Manuelle Grifftechniken
- Wahrnehmung des Atemvorgangs, Aufmerksamkeitslenkung: z. B. Hautfalte „wegatmen"
- Verschiedene Atemformen erlernen (z. B. Lippenbremse)
- Dehnung
- Nutzung von Atemtrainern: z. B. Einatmung mit einem einfachen Gerät mit leichtem Widerstand, Anleitung zur Selbstbeübung
- *Continuous positive airway pressure* (CPAP): Bei erhaltener Spontanatmung wird mittels Geräts über eine Gesichtsmaske auch während der Einatmung ein positiver Atemwegsdruck aufrechterhalten, z. B. beim Schlafapnoesyndrom.

Brügger-Therapie

Prinzip

- Therapiekonzept zur Behandlung von Funktionsstörungen am Bewegungsapparat
- Schmerzursache: ZNS-gesteuerte Schutzmechanismen. Aus funktionellen Störungen können längerfristig strukturelle Störungen werden.
- Techniken: Analyse und Normalisierung der Körperhaltung (→ Abb. 9.4), Haltungsschulung im Alltag, z. B. in Sitzberufen
- Kräftigung: statisch, dynamisch, auxotonisch (gleichzeitige Änderung von Länge und Spannung des Muskels)
- Indikation: pseudoradikuläre Schmerzen und Tendomyosen (funktionsgebundene Druckschmerzhaftigkeit von Muskeln)

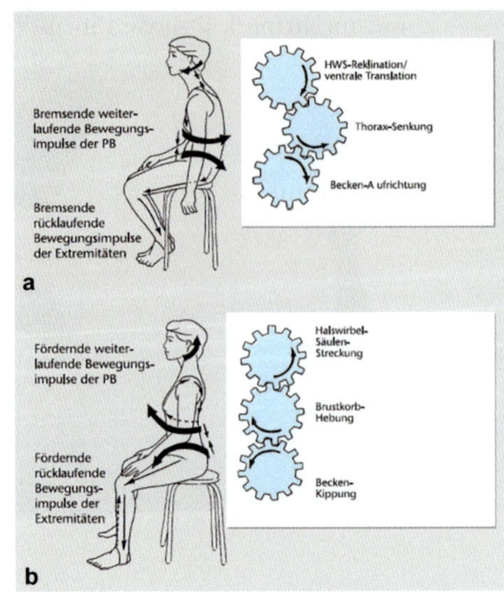

Abb. 9.4 Zahnradmodell nach Brügger: a) Sternosymphyseale Belastungshaltung – sie bremst den normalen Bewegungsablauf. b) Aufrechte Körperhaltung – sie fördert die Bewegungsimpulse. [T126]

Stemmführung nach Brunkow

Prinzip

- Methode zur Regulierung von Muskeldysbalancen durch isometrische Musekelspannung
- Muskelanspannung von Gelenk zu Gelenk in kleinen Schritten, fortgeleitet in den Rumpf, führt zur Aufrichtung.
- Korrektur fehlerhafter Haltungen, Entwicklung und Automatisierung physiologischer Körpermuster
- Kann durch Erhöhung des intrathorakalen Drucks zum Blutdruckanstieg führen

Querfriktion nach Cyriax

Prinzip

- System der manuellen Therapie zur Diagnostik und Therapie von Weichteilläsionen
- Gelenkkapsel: sog. Kapselmuster nach Cyriax
  - Einschränkungen treten gelenkspezifisch in einer bestimmten Reihenfolge auf.
  - Beispiel **Kapselmuster des Schultergelenks:** Außenrotation eingeschränkter als Abduktion, diese eingeschränkter als Innenrotation

Techniken

Spezielle Massagetechnik, die sog. Querfriktion, der Bänder, bei verschiedenen Störungen am Bewegungsapparat. Diese Behandlungstechnik kann sehr schmerzhaft sein, ist aber hocheffektiv.

Indikationen

- Supraspinatussehnensyndrom
- Epikondylopathien
- Patellaspitzensyndrom (→ Abb. 9.5)

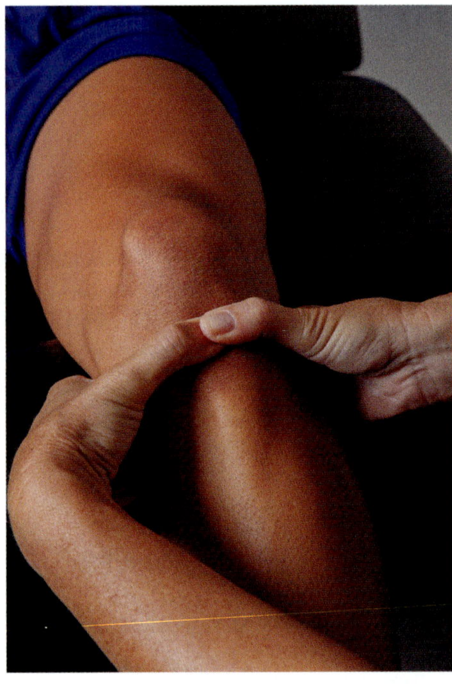

Abb. 9.5 Querfriktion nach Cyriax: Behandlung des Patellaspitzensyndroms nach Cyriax. Der Therapeut führt eine Querfriktion der Patellasehne durch. [E1309]

McKenzie-Therapie

Prinzip

Mobilisierende Therapie bei Lumbalgie, Lumboischialgie und Zervikalgie, die durch eine kyphotische Fehlhaltung verschlechtert werden.

- Therapieziel: Normalisierung der Lordosen
- Leitsymptom Entwicklung des Schmerzes: Wandern der Schmerzsymptomatik nach peripher bedeutet Verschlechterung, „Zentralisation" Verbesserung des Zustands.

Indikationen

- Akute und chronische Lumbalgien und Lumboischialgien
- Bandscheibenprotrusionen
- Haltungsinsuffizienz (Prophylaxe)

Kontraindikationen

- Radikuläre Symptome, Bandscheibensequester, Instabilität
- Entzündungen und Tumoren der Wirbelsäule

Maitland-Therapie

Prinzip

Konzept der passiven Mobilisation und Manipulation der peripheren Gelenke und der Wirbelsäule.

- Besonderer Wert wird auf die genaue Anamnese gelegt (aktives Zuhören, strukturierte Befragung).
- Alltagsanalyse mit Bewegungstests
- Therapie: passive oszillierende Bewegungen kombiniert mit Eigenübungsprogramm und physikalischer Therapie

Indikationen

- Funktionsstörungen und Reizzustände am Bewegungsapparat
- Irritation neuro-meningealer Strukturen

Kontraindikationen

- Radikuläre Symptome, Bandscheibensequester, Instabilität
- Entzündungen und Tumoren der Wirbelsäule

Propriozeptive neuronale Fazilitation (PNF)

Prinzip

- Komplexbewegungstechnik auf neurophysiologischer Grundlage mit ausgewählter Reizsetzung
- Verbesserung des neuromuskulären Zusammenspiels durch Setzung von exterozeptiven (äußeren) und propriozeptiven (körpereigenen) Reizen
- Koordination physiologischer Bewegungsabläufe
- Normalisierung des Muskeltonus
- Dehnung und Kräftigung der Muskulatur
- Verbesserung der Ausdauer

Indikationen

- Verletzungsfolgen und degenerative Erkrankungen am Bewegungsapparat, Kontrakturen, Endoprothesenimplantation, Rehabilitation nach Amputationen
- Neurologische Erkrankungen
- Rückenmarkserkrankungen mit Para- und Tetraparesen, Ataxien, Morbus Parkinson, Funktionsstörungen der Kopf- und Halsmuskulatur (Atmung, Schlucken), Tonusstörungen, auch Spastik, Muskelerkrankungen

Kontraindikationen

- Instabilität von Frakturen, Fieber
- Entzündungen und Metastasen und Tumoren
- Herzinsuffizienz

> PNF erfordert intensives Mitarbeiten der Rehabilitand*innen.

Rückenschule

Prinzip

- Information und Schulung über rückengerechtes Verhalten im Alltag und Übernahme von Eigenverantwortung für den eigenen Rücken für Menschen mit Rückenschmerzen
- Vorteile der Gruppenschulung: Erfahrungsaustausch, Gruppendynamik, Motivationshilfe, soziale Korrektur
- Risikofaktoren für Rückenschmerzen:
  - Schweres Heben und Tragen mit Rotationen der Wirbelsäule
  - Bewegungsmangel, sitzende Lebensweise
  - Monotone Körperhaltung (vor dem Bildschirm)
  - Psychosozialer Stress
  - Unterforderung im Beruf
  - Übergewicht und damit verbundene Fehlstatik
  - Einseitige Körperhaltungen, auch im Sport („Selbstoptimierung")
- Interprofessionelle Aufgabe im Reha-Team: ärztliche, physio-, ergo-, sporttherapeutische, psychologische und ernährungswissenschaftliche Anteile der Rückenschule sollten zusammenwirken.
- Theoretische und praktische Inhalte sollten ineinandergreifen und alle Lebensinhalte ansprechen.
- Vermeidung von Theorieüberfrachtung, auf Verständlichkeit und Praxisnähe achten (→ Abb. 9.6)!

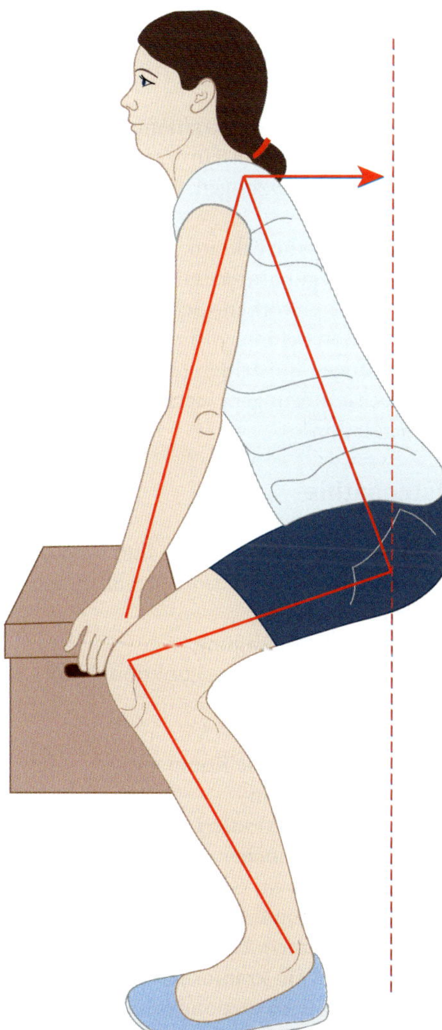

Abb. 9.6 Alltagsübung: richtiges Heben: In der Rückenschule wird vor allem Wissen über physiologische Bewegungsmuster vermittelt. Gewichte sollten mit aufrechter Wirbelsäule körpernah gehoben werden. Dabei werden Scherkräfte auf die Bandscheiben vermieden. [L231]

> Die Zeiten von „ideologischen" statischen Rückenschulen sollten der Vergangenheit angehören. Heute werden Bewegungserfahrungen von Rehabilitand*innen aus ihrem privaten und beruflichen Alltag mit verhaltensmedizinischen Verfahren in die Schulungen integriert. Das erhöht die Bereitschaft der Rehabilitand*innen erheblich, sich auf die Angebote einzulassen, Bewegungsverhalten zu verändern und die Informationen in ihren Alltag zu integrieren.

Schlingentisch

Prinzip

- Metallkonstruktion über einer Behandlungsbank, die erlaubt, mit Schlingen eingehängt Körperteile oder den ganzen Körper von Rehabilitand*innen „schwerelos" zu behandeln (→ Abb. 9.7)
- Je nach Lage der Aufhängepunkte können Bewegungen erleichtert oder erschwert werden. Muskeln können gedehnt oder gekräftigt werden. Es kann Druck oder Zug auf ein Gelenk einwirken.
- Kombination mit anderen Techniken, z. B. manueller Therapie, Wärmepackungen

Indikationen

- Fast alle Erkrankungen des Bewegungsapparats
- Postoperative Nachbehandlung nach Gelenk- und Wirbelsäulenoperationen

Kontraindikationen

- Großflächige offene Hautverletzungen
- Schwere Kreislauferkrankungen

Bobath-Therapie

Prinzip

- Konzept zur Behandlung zerebraler Bewegungsstörungen. Ursprünglich für Kinder mit infantiler Zerebralparese, später auch bei Erwachsenen mit erworbenen ZNS-Schäden.
- Passive Kopfbewegungen haben Einfluss auf Haltungs- und Stellreflexe.
- Rezeptoren im Vestibularorgan und in der Nackenmuskulatur bewirken Tonusverschiebungen zwischen Muskelgruppen, Gleichgewichts- und Komplexbewegungen.
- Beispiel: Kein Pferd kann ein Hindernis erfolgreich überspringen, wenn ihm dazu nicht die Nackenmuskulatur freigegeben wird.
- Sinnvolle Bewegungen sind nur möglich, wenn bestimmte Haltungen und ein passender Tonus in der Muskelkette vorhanden sind.
- Haltungskontrolle gegen die Schwerkraft ist reflektorisch bereits bei Geburt vorhanden, muss aber ausreifen, um flüssige und harmonische Bewegungen zu erlauben.

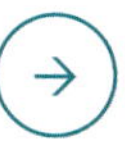

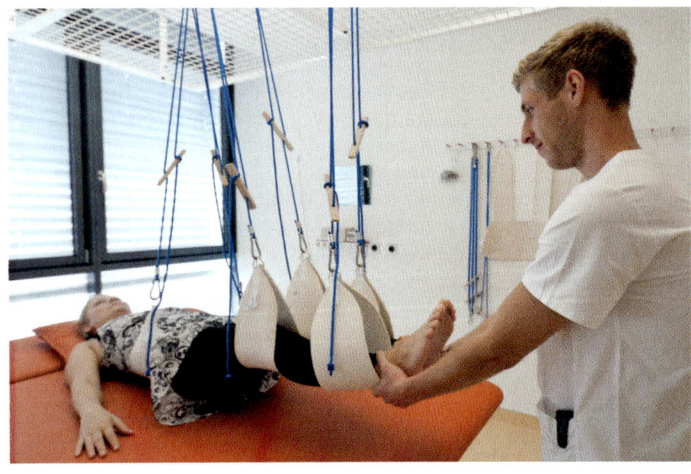

Abb. 9.7 Schlingentisch: Der Körper wird in Schlingen gelagert. So sind Übungen unter Aufhebung der Schwerkraft möglich. [T335-001]

- Dabei spielen zahlreiche Reflexe, Propriozeption, Informationen durch die Sinnesorgane und das Gleichgewicht der Agonisten und Antagonisten der Muskulatur eine Rolle.
- Präzise Koordination erlaubt kraftvolle Bewegungen mit geringem Energieaufwand.
- Das Behandlungskonzept fließt in alle Tätigkeiten und Therapien im Tagesablauf ein. Alle Personen im Umgang mit den Betroffenen müssen dabei mitwirken.

Wirkung
- Physiologische Informationen über normalisierten Tonus und Haltung sollen das ZNS erreichen.
- Nutzung der Neuroplastizität des ZNS

Techniken
- Inhibition: Hemmung pathologischer Bewegungsmuster
- Fazilitation: Bahnung physiologischer Muster
- Stimulation physiologischer Bewegungsmuster

Indikationen
- Infantile Zerebralparese
- Hemiplegie von Erwachsenen: Aufbau von Stand und Gang, Behebung von Wahrnehmungsstörungen (→ Kap. 30, → Kap. 48)

Vojta-Therapie
Prinzip
- Neurophysiologische Therapieform mit Bahnung physiologischer Bewegungsmuster bei angeborenen oder erworbenen Läsionen des Zentralnervensystems
- Prinzip der angeborenen reflexbedingten Fortbewegung (vgl. Bewegungsablauf einer Eidechse)
- Reizung der Auslösezonen lösen die Reflexbewegungen aus.
- Reflexkriechen – Reflexumdrehen: Bei Bahnung dieser genetisch verankerten Bewegungsmuster ist u. a. die Regulation des Muskeltonus möglich.
- Reihenfolge der Bahnung: zuerst das Vegetativum – dann die Sensorik – zuletzt die Motorik

Indikationen
- Neuromuskuläre Erkrankungen: Paresen, nach Schädel-Hirntrauma oder Rückenmarkverletzungen, Muskeldystrophien
- Orthopädische Erkrankungen: Störungen des Bewegungsapparats durch Fehlbildungen oder erworbene Schäden
- Indikation bei internistischen Erkrankungen umstritten (Atemwege, Stoffwechselstörungen, Herz-Kreislauf-Dysregulation)

Osteopathie
Prinzip
- Manuelle Untersuchungs- und Behandlungsmethode bei funktionellen Störungen
- Grundlagen:
  - Leben ist Bewegung.
  - Struktur bestimmt Funktion, Funktion formt Struktur.
  - Selbstheilungsmechanismen des Körpers: mögliche Kompensation oder Dekompensation
  - Körper funktioniert als Einheit: Interaktion von Knochen, Muskeln, Organen, Faszien, Nerven, Gefäßen
- Ganzkörperuntersuchung mit drei funktionellen Systemen: Es gibt ein parietales, viszerales und ein kraniosakrales System.
- Spezielle Manipulationstechniken (mit Impuls) – Mobilisationstechniken, z. B. myotensive Mobilisation oder myofaszialer Release (→ Abb. 9.8)
- Therapieziel ist die Wiederherstellung des natürlichen Gleichgewichts der Funktion aller Körperstrukturen.

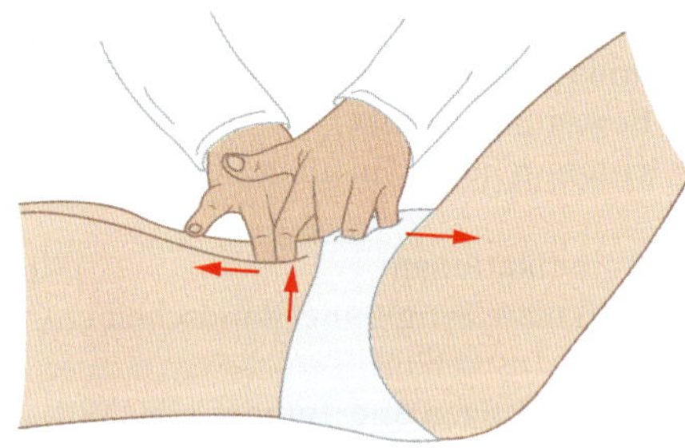

Abb. 9.8 Osteopathie: Behandlung des Lig. longitudinale anterius: Die Wirbelsäule kann von ventral behandelt werden. Durch sanften Druck wird das vordere Längsband der Wirbelsäule durch den Bauch hindurch erreicht. [L231]

Kraniosakrale Therapie
Prinzip
- Entwicklung auf Grundlage der kranialen Osteopathie
- Annahme: Bindegewebe, einschließlich der Rückenmarks- und Hirnhäute, umgibt alle Organe. Spannungen daraus werden zu den zentralen Strukturen weitergeleitet und wirken sich auf das Nerven- und Hormonsystem aus. Bewegungen durch die Therapie werden in diesem System weitergeleitet. Ziel: Spannungsausgleich im System zur Funktionsverbesserung.
- Methode: Rhythmische Bewegung soll durch Druckschwankungen im System des Liquor cerebrospinalis ausgelöst werden. Sanfte Impulse führen zu Lösungsbewegungen im System (Energielenkung).

Indikationen
- Chronische Schmerzen: Migräne, Kopfschmerz, Rückenschmerzen, Erschöpfung, vegetative Dysregulation

Wirbelsäulentherapie nach Schroth
Prinzip
- Spezielle Atemtechnik zur Korrektur von Wirbelsäulendeformitäten
- Krümmungszunahme einer Skoliose aufhalten
- Korrigiertes Haltungsgefühl anbahnen
- Korrekturhaltung stabilisieren, auch im Alltag
- Verbesserung der Lungenfunktion
- Verbesserter psychischer Umgang mit der Skoliose (betroffen sind meist junge Mädchen!), Motivation zur Kooperation
- Schmerzlinderung
- Umgang mit der Skoliose schulen

Indikationen
- Skoliosen
- Fehlhaltungen
- Wirbelsäulenoperationen

Hilfsmittelversorgung, Verbände
Orthopädische Hilfsmittel werden ärztlich verordnet und im interprofessionellen Reha-Team abgestimmt. Insbesondere

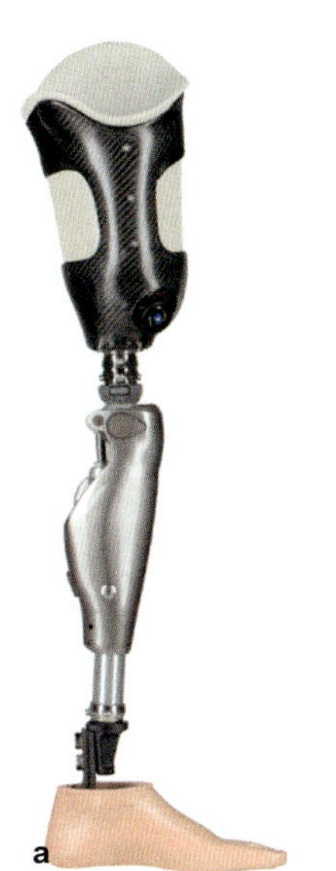
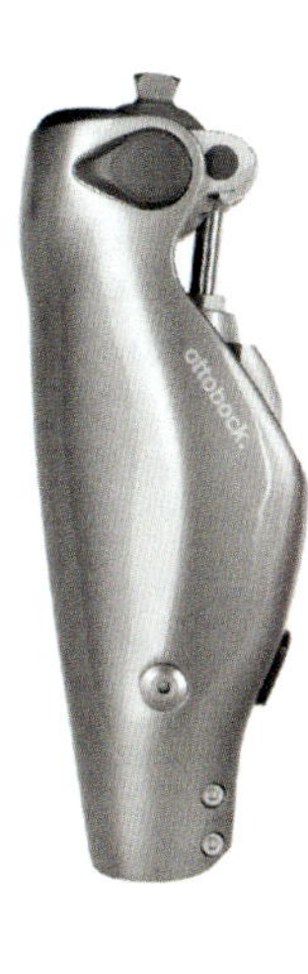

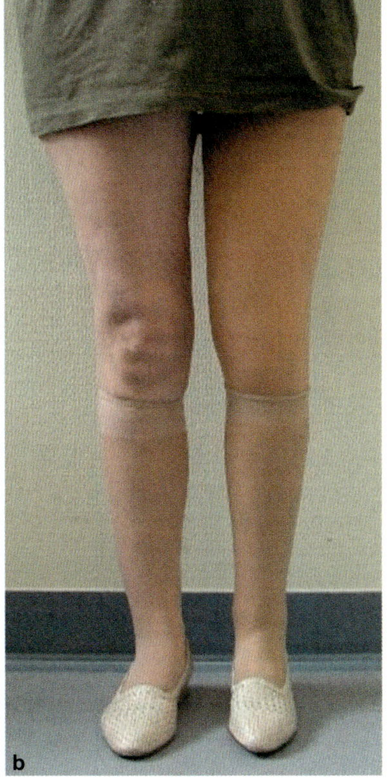
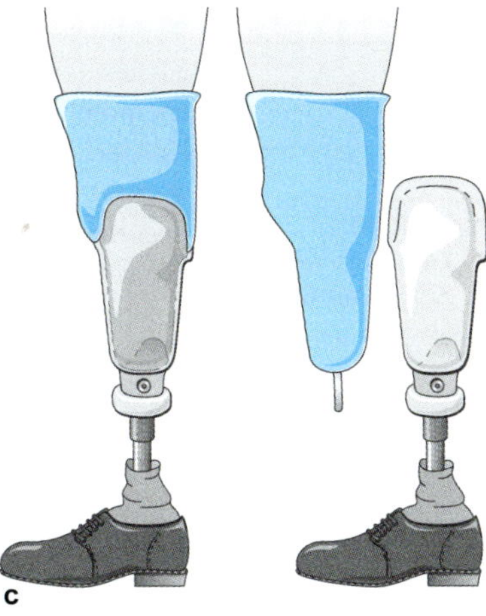

Abb. 9.9 Beinprothesen:
a) Oberschenkelprothese mit C-Leg-Kniegelenk: Diese Versorgung ist sehr anspruchsvoll zu bedienen.
b) Oberschenkelprothese: Beispiel für eine gelungene Kosmetik.
c) Unterschenkelprothese mit Silikonliner: Der Prothesenstrumpf (Liner) ermöglicht, dass die Prothese sich am Stumpf festsaugen kann. Druckstellen können leichter vermieden werden, der Tragekomfort steigt. [a: V164, b: M161, c: L106]

Ziele bei der Hilfsmittelversorgung, Bedarf und Gebrauch der Hilfsmittel im Alltag sind fachübergreifende Aufgaben, bei denen Ärzt*innen als Koordinator*innen fungieren. In der Rehabilitation werden die Hilfsmittel verordnet und angepasst, die für die Erreichung der Reha-Ziele bedeutsam sind. Oberste Ziele sind stets die größtmögliche Autonomie und Teilhabemöglichkeit der Rehabilitand*innen. Mitwirkende bei der Hilfsmittelversorgung sind Ärzt*innen, Physio-, Ergo- und Sporttherapeut*innen und Pflegekräfte.

Auswahl orthopädischer Hilfsmittel und Verbandformen aus der Physiotherapie

- Schuheinlagen, Schuhzurichtungen bis zur Maßschuhversorgung
- Orthesen zum Funktionsausgleich, z. B. Fußheberorthesen bei Peroneus-Parese, Handschienen bei rheumatisch und degenerativ bedingten Funktionsstörungen
- Rumpforthesen zur Schmerzlinderung (z. B. Hohmann-Mieder) oder Haltungskorrektur (z. B. Skoliose-Korsetts)
- Bewegungsschienen (s. Motor-Schiene, → Kap. 10)
- Gehhilfen (s. Gangschule)
- Prothesen nach Amputationen
- Kompressionsstrümpfe bei Lip-, Lymphödem oder chronisch-venöser Insuffizienz (→ Kap. 11)
- Taping zur passiven oder aktiven Stabilisierung von Körperbereichen, Sonderform elastisches Kinesio-Tape

Hinweise für die Praxis: Prothesenversorgung

Auch die Weiterentwicklung der Amputationstechniken und der Prothesen und Hilfsmittel trug dazu bei, Menschen schneller zu mobilisieren und zu reintegrieren. Moderne Prothesen nach Amputationen ermöglichen eine eindrucksvolle Mobilität, Teilhabe und sportliche Leistungen, die zum Teil normale Beweglichkeit, Schnelligkeit und Kraft eines*r trainierten gesunden Leistungssportlers*in übertreffen. Beispiel: **Carbonfedern** nach Unterschenkelamputation beim Kurz- und Langstreckenlauf, die das Phänomen des Känguru-Sprungs imitieren und extrem kraftsparend funktionieren. Manchmal fragen Menschen, die an der unteren Extremität amputiert, multimorbide oder untrainiert sind, nach einer Prothesenversorgung mit dem sog. **C-Leg,** einem High-Tech-Kniegelenk für Prothesen (→ Abb. 9.9a). Dies ist jedoch so komplex in seiner Bedienung und setzt einen so hohen Standard an Körpergefühl und motorische Kompetenzen voraus, dass nur trainierte Sportler*innen damit gut umgehen können. Hier gilt es, Fehlversorgungen und Überforderung der betreffenden Rehabilitand*innen zu vermeiden.

Eine **Fehlverordnung,** nicht ausreichend an der zu versorgenden Person orientiert, führt zu Nichtgebrauch durch Überforderung. Das enttäuscht die so versorgte Person und ist sehr kostenaufwendig. Manchmal trägt ein konventionelles Prothesenmodell (→ Abb. 9.9b, → Abb. 9.9c) mehr zur Zufriedenheit der versorgten Person und zu ihrer Teilhabe bei.

Zusammenfassung

- Die Physio- und Bewegungstherapie ist ein essenzieller Bestandteil der medizinischen Rehabilitation.
- Die verschiedenen Methoden sind hochdifferenziert und bedürfen gezielter ärztlicher Verordnung und Durchführung durch entsprechend qualifizierte Therapeut*innen.
- Im interprofessionellen Reha-Team werden Reha-Ziele kommuniziert, Therapieziele und -methoden abgestimmt und ein multimodales individuelles Therapieprogramm zusammengestellt.
- Manuelle und neurophysiologische Methoden haben spezifische Indikationen und Grenzen, mit denen sich in der Rehabilitation Tätige gut vertraut machen müssen.

Medizinische Trainingstherapie (MTT)/Medizinisches Aufbautraining (MAT)

Ziele

- Gezielter Kraftaufbau (Maximalkraft, Kraftausdauer, Koordination) der Muskeln, der Gelenke und deren Strukturen
- Erlernen alltags- und sportspezifischer Bewegungsmuster (→ Abb. 10.1, → Abb. 10.2)
- Eigenübung an Geräten

Effektivität
Ein Training 2× wöchentlich für 60 Minuten verbessert in ca. 7 Wochen die allgemeine Ausdauer um 15 %, Kraft und Kraftausdauer um ca. 30 %!

Trainingsinhalte

- Aufwärmphase: teilbelastetes Training der gesamten Muskulatur
- Individuelle Physiotherapie: krankheitsspezifische Physiotherapie
- Dehnung: z. B. passiv-statisch wie Stretching, dynamisch, postisometrische Relaxation (→ Kap. 9)
- Koordinations- und Schnelligkeitstraining: auf dem Trampolin, Schaukelbrett, Therapiekreisel
- Alltags- und berufs- und sportartspezifisches Training: z. B. über zwei Seilzüge entsprechend einer belastenden beruflichen Körperhaltung
- Kraft-Ausdauer-Training: an Geräten, Ergometern; statisch oder dynamisch (konzentrisch, exzentrisch, auxoton: muskuläre Anpassung an ständig wechselnde Widerstände durch Kraftänderungen und Muskellängen durch Gelenkbewegungen im Alltag)
- Abkühlung: Cool down– am Ende die Belastung langsam vermindern

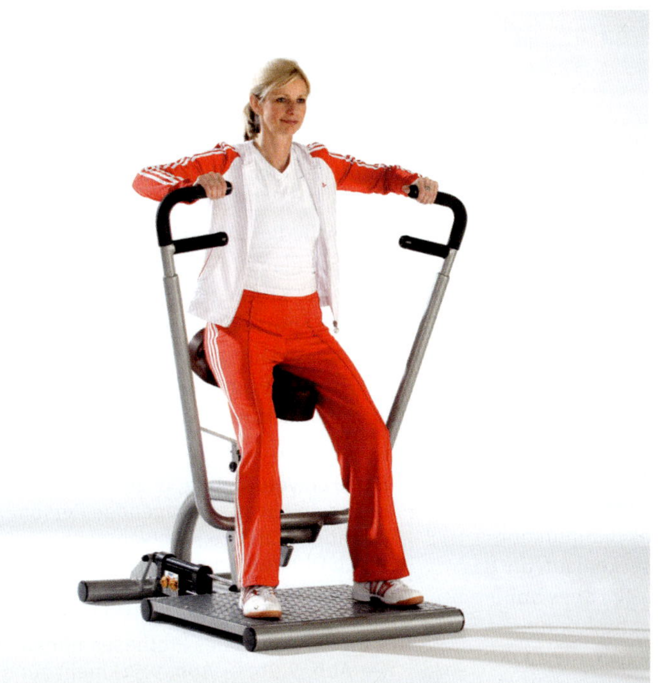

Abb. 10.1 Brustpresse – Ruderzug: Training für die Brustmuskulatur und die oberen Rückenstrecker. Dabei kann gedrückt oder gezogen werden. [V694]

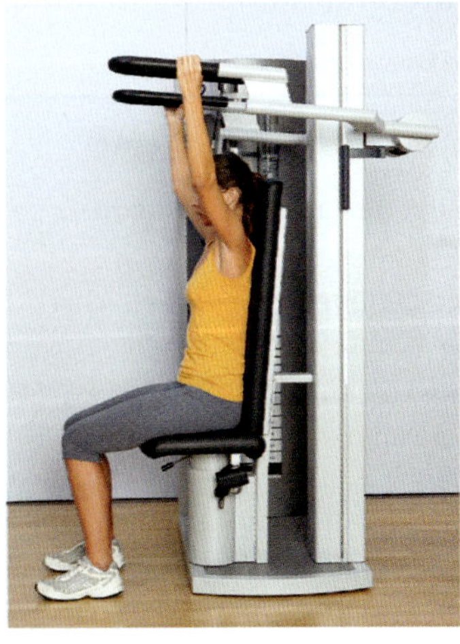

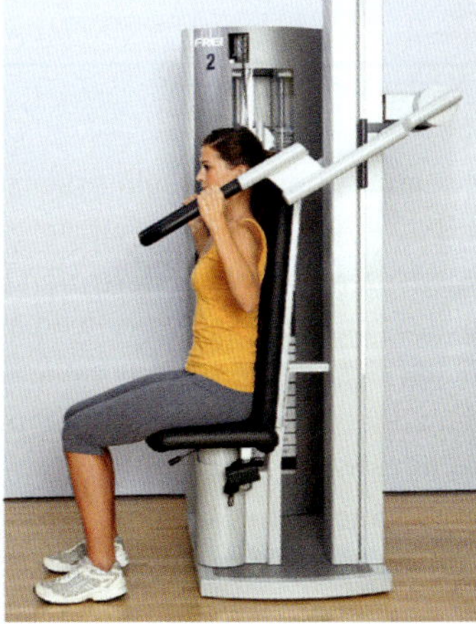

Abb. 10.2 Latissimuszug: Die Probandin sitzt mit aufrechtem Rücken und zieht das Gewicht auf Schulterhöhe. Hier werden die oberen Abschnitte des M. latissimus dorsi gestärkt, was zur Aufrichtung des oberen Rückens führt. [K359]

Durchführung

- Funktionsuntersuchungen, Verlaufsuntersuchungen
- Aufstellen eines individuellen Trainingsplans:
  - Basistraining Stufe 1: Schulung Koordination, Innervation, Propriozeption, bis 30 % Maximalkraft
  - Basistraining Stufe 2: lokales Muskelausdauertraining, bis 40 % Maximalkraft
  - Muskelaufbautraining: Auftrainieren Muskelquerschnitt, bis 70 % Maximalkraft
  - Steigerung der neuromuskulären Kraftqualitäten: bis 100 % Maximalkraft
  - Entwicklung verschiedener situationsabhängiger Kraftqualitäten mit 30 % Maximalkraft
  - 18–48 h Sportpause bei Unerfahrenen zur Verhinderung von Übertraining

Bestimmung der kardiopulmonalen Belastung

- Messung der Herzfrequenz (Pulsuhr) – Störungsfaktoren: Medikamente (Betablocker), Emotionen, Außentemperatur, Alter, allgemeine Verfassung, akuter Infekt
- Messung des Blutdrucks
- Borg-Skala: Einstufung der subjektiven Belastungsempfindung mit Punkten (www.borgperception.se):
  - 0 Punkte: Keine Anstrengung oder Atemnot
  - 1–3 Punkte: leichte Anstrengung oder Atemnot
  - 4–6 Punkte: mäßige Anstrengung oder Atemnot
  - 7–9 Punkte: starke Anstrengung oder Atemnot
  - 10 Punkte: maximale Anstrengung und Atemnot

Indikationen

- Muskuläre Insuffizienzen und Dysbalancen
- Atrophien und Verkürzungen von Muskelbereichen
- Verbesserung der Koordination und Propriozeption
- Wiederaufbau der Muskulatur bei motorischen Paresen
- Postoperative Zustände

Kontraindikationen

- Fehlende Übungsstabilität
- Dekompensierte Herzinsuffizienz

Vorsicht bei speziellen neurologischen Erkrankungen: Muskeldystrophien, Multiple Sklerose, Hemiparesen

Mechanotherapie

Prinzip

Behandlungen unter Zuhilfenahme von mechanischen Mobilisations- und Traktionstechniken
Beispiel: Motorschiene (*continuous passive motion* – CPM) (→ Abb. 10.3)
- Ziel: Verbesserung des Bewegungsausmaßes eines Gelenks
- Lokalisation: Schultergelenk, Kniegelenk, z. B. nach Operationen
- Schmerzfreies Durchbewegen
- Verbesserung des Gewebestoffwechsels
- Verbesserung der Knorpeltrophik
- Verhinderung von Verklebungen
- Beschleunigung der Resorption von Flüssigkeit im Gewebe (Serom und Hämatom)

- Beispiel: Schlingentischbehandlung (→ Kap. 9, → Abb. 9.7)
  - Lagerung im Schlingentisch:
    - Gezielte Entlastung der Wirbelsäule oder zu behandelnder Gelenke
    - Befreiung von der Eigenschwere der Körperabschnitte
    - Möglichkeit schmerzärmerer Bewegungen
- Extensionsbehandlung:
  - Entlastung an der Lendenwirbelsäule (selten an der Halswirbelsäule) zur Entlastung bei Bandscheibenschäden und aktivierten Spondylarthrosen
  - Entlastung am Hüftgelenk bei Koxarthrosen

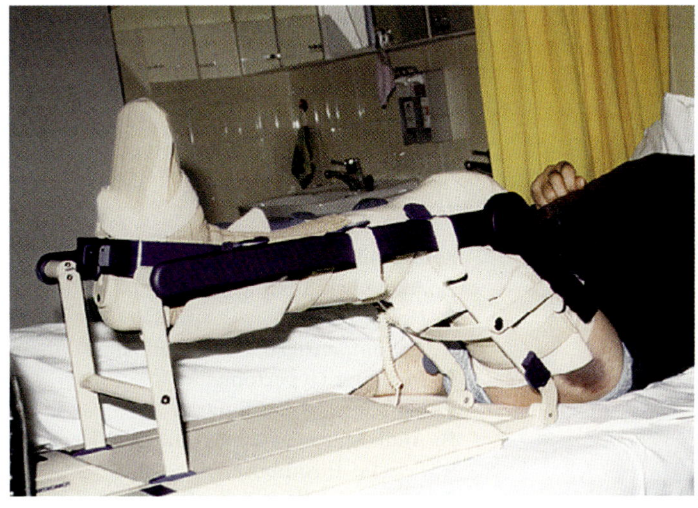

Abb. 10.3 Motorbewegungsschiene in der postoperativen Nachbehandlung am Kniegelenk [M161]

Die mechanische Extension wird beim chronischen unspezifischen Kreuzschmerz ausdrücklich nicht empfohlen (Nationale Versorgungsleitlinie Kreuzschmerz). Diese Therapie kann die Schmerzchronifizierung eher fördern und führt nicht zu einer wesentlichen Schmerzlinderung. Stattdessen sollten Rehabilitand*innen zu aktiven Eigenübungen angeleitet werden.

Zusammenfassung

- Medizinische Trainingstherapie (MTT) und medizinisches Aufbautraining (MAT) sind wichtige Bestandteile der Bewegungs- und Sporttherapie.
- Anleitung zum Eigentraining erhöht die Wahrnehmung von Autonomie und Selbstwirksamkeit für die eigene Gesundheit.
- Kraft, Ausdauer, Kraftausdauer und Propriozeption werden effektiv gesteigert.
- Alle Bewegungsabläufe aus Alltag, Beruf und Sport können simuliert und gezielt eingeübt werden.
- Mechanotherapien wie Einsatz von Motorschienen (CPM) für Schulter- und Kniegelenk sind in der postoperativen und posttraumatischen Nachbehandlung unverzichtbar. Sie sind einfach einzusetzen, belasten die Rehabilitand*innen wenig und helfen, Gelenkverklebungen zu verhindern oder zu lösen.

→ 11 Massage, Lymphdrainage

Bei der Massage handelt sich um eine seit prähistorischer Zeit genutzte Therapiemethode. Dabei werden verschiedene Grifftechniken direkt auf dem Körper eingesetzt. Allein durch den Einsatz der Hände treten am Be-**Hand**-elten Effekte auf.

Massagetechniken

Klassische Massage

Prinzip

Gezielte Technik zur Beeinflussung von:
- Haut
- Unterhautfettgewebe
- Faszien
- Muskulatur

Effekte:
- Mechanisch
- Neuronal
- Biochemisch
- Immunologisch
- Neurovegetativ
- Psychisch

Gezielter Einsatz mechanischer Reize durch (→ Abb. 11.1):
- Druck
- Dehnung
- Zug

Wirkung im Bindegewebe
- Lösung von Verklebungen
- Entstauung
- Verbesserung der Elastizität
- Neuronale Effekte: präsynaptische Schmerzhemmung
- Psychovegetative Effekte:
  - Tonusregulation
  - Entspannung
- Biochemische Effekte: lokale Freisetzung von Gewebshormonen
- Steigerung der Durchblutung
- Nebenwirkung: Auslösung von Schmerzen und bei hochakuten Schmerzen von reflektorischer Muskelverspannung – hier kann ein Teufelskreis entstehen!

Techniken
- Klassische Massage
- Bindegewebsmassage
- Periostmassage
- Unterwasserdruckstrahlmassage
- Kolonmassage

Empfehlung Indikationen bei Rückenschmerzen
- **Keine** Empfehlung bei akutem Kreuzschmerz (Schmerzreiz!)
- Kann-Empfehlung bei subakuten oder chronischen unspezifischen Rückenschmerzen
- Nutzen vor allem zur Verbesserung der Compliance in einem reaktivierenden Programm!
- Massage soll Teil eines aktivierenden Therapieprogramms sein, möglichst nicht als einzige Therapiemethode.
- Nachruhe sollte eingehalten werden.

Kontraindikationen
- Akute Erkrankungen
- Hohes Fieber
- Dekompensierte Herzinsuffizienz
- Maligner Hypertonus
- Frischer Myokardinfarkt
- Antikoagulation (außer Low-dose-Heparin)
- Frische Thrombosen
- Akute und chronische Entzündungen der Haut
- Frische Operationsnarben

Weitere Massagetechniken
- **Reflexzonentherapie:**
  - Beeinflussung krankhafter Veränderungen innerer Organe auf reflektorischem Weg durch spezielle Massagetechniken
  - Nutzung kutanoviszeraler und muskuloviszeraler Reflexe auf segmentaler Ebene, Verbindungen zu verschiedenen Hirnarealen
  - Indikationen: vegetative und funktionelle Erkrankungen innerer Organe, Raynaud-Syndrom, Algodystrophie/CRPS
- **Bindegewebsmassage:** entspricht einer lokalen Neuraltherapie. Indikation: u. a. Asthma bronchiale.
- **Periostbehandlung:** z. B. am Processus mastoideus zur Beeinflussung von Schwindel, vasomotorischem Kopfschmerz und Tinnitus
- **Segmentzonenmassage:** Erfassung alle Gewebeschichten zwischen Haut und Periost zur Beeinflussung segmental zugeordneter innerer Organe, Schmerzlinderung, Detonisierung
- **Marnitztherapie:** punktförmige Behandlung in Kombination mit Bewegungstherapie
- **Fußsohlenreflextherapie:** Das Mikrosystem Fußsohle bildet alle Bereiche des Körpers ab und kann sie durch Druckmassage der entsprechenden Punkte an der Fußsohle beeinflussen. Bisher kein wissenschaftlicher Beleg für die Wirksamkeit.
- **Kolonmassage:** Massagetechnik des Bauches analwärts mit hoher Wirksamkeit auf die Darmfunktion und Kombination mit Ernährungsumstellung, Flüssigkeitszufuhr und Bewegungstherapie. Indikation: chronische Obstipation, funktionelle Darmerkrankungen. Kontraindikation: mechanische Passagehindernisse und entzündliche Prozesse des Abdomens.

Lymphdrainage

Prinzip

Lymphdrainage ist ein umfassendes Therapiekonzept bei Lymphödemen.
Manuelle Lymphdrainage dient als spezielle Massagetechnik der Steigerung der Lymphangiomotorik (→ Abb. 11.2). Ergänzend werden Bandagetechniken (→ Abb. 11.3) und bewegungstherapeutische Maßnahmen eingesetzt.
Isolierte Lymphdrainage ist meist sinnlos. Ein kombiniertes Konzept mit Hautpflege, Kompression, Bewegungs- und Atemtherapie bringt anhaltende Erfolge.

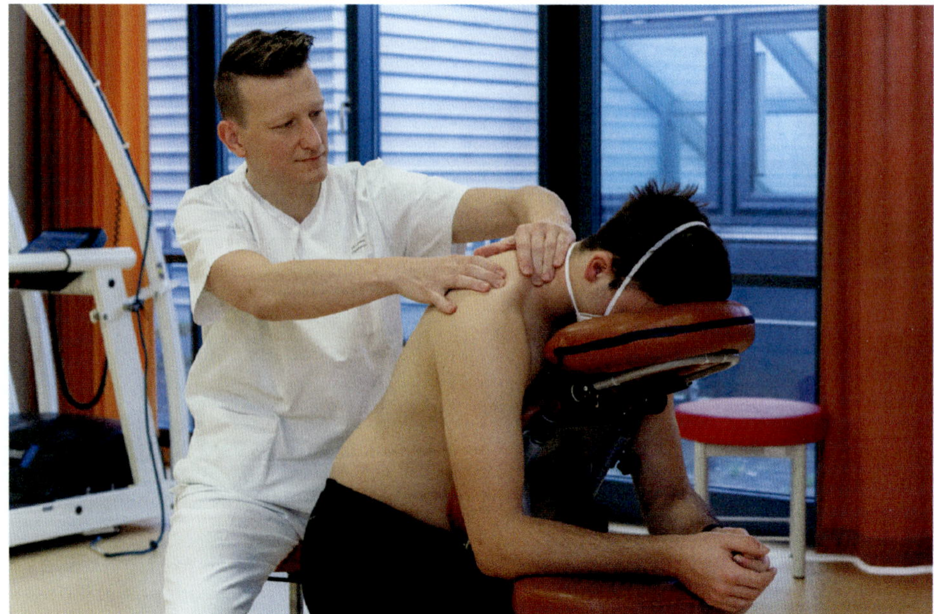

Abb. 11.1 Massage im Sitzen: Wenn Bauchlage nicht möglich ist, z. B. bei Herzinsuffizienz, in der Schwangerschaft, bei starker Adipositas, kann man klassische Massagen im Sitzen durchführen. Das Bild zeigt den engen Kontakt zwischen Behandler und Rehabilitand. [T335-001]

Wirkung
- Verschiebung von Lymphe und Gewebeflüssigkeit
- Steigerung der Lymphangiomotorik durch Quer- und Längsdehnung der Lymphkollektoren
- Lockerung des fibrosklerotischen Bindegewebes

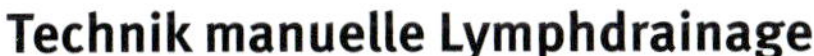

Zweiphasentherapie des Lymphödems
- Phase 1: Entstauung durch manuelle Lymphdrainagen, ggf. täglich und stationär, mit Kompressionsbandagen
- Phase 2: Erhalt des erreichten Zustands mit maßangefertigten Kompressionsstrümpfen

Technik manuelle Lymphdrainage

Zuerst werden zentrale Abflussgebiete durchgängig gemacht, dann das Ödem von immer weiter distal nach proximal verlagert, sodass es über größere Lymphwege und Venen abfließen kann.

Technik der Kompression (→ Abb. 11.3)
- Grundlage Baumwollschlauchverband
- Polsterung mit Wattebinden oder Schaumstoffkompression mit textilelastischen Kurzzugbinden
- Nach maximaler Entstauung Versorgung mit Kompressionstrumpf nach Maß
- Bewegungstraining: zur Förderung des Lymphrückflusses unter Kompression unerlässlich!

Indikationen
- Primäre und sekundäre Lymphödeme
- Lipödem und Kombinationsformen
- Chronische Beinveneninsuffizienz
- Posttraumatische und postoperative Ödeme
- Sympathische Reflexdystrophie (CRPS)/ Morbus Sudeck zur Senkung des Sympathikotonus
- Schwellungszustände bei Sklerodermie
- Ödeme bei Hemiparesen
- Ödeme bei rheumatischen Erkrankungen

Kontraindikationen
- Lokale Infektionen (Fußpilz, Erysipel)
- Kardiales Ödem bei dekompensierter Herzinsuffizienz: Der Rückstrom von Flüssigkeit kann das Herz zusätzlich belasten und eine kompensierte Herzinsuffizienz dekompensieren lassen.
- Akute Thrombophlebitis, tiefe Beinvenenthrombose
- Keine Halsbehandlung bei Hyperthyreose
- Herzrhythmusstörungen, Menschen über 60 Jahre (mit Vorsicht möglich)
- Keine Bauchbehandlung in der Schwangerschaft, bei Aortenaneurysma, entzündlichen Darmerkrankungen
- Keine Kompressionsbandagen bei arteriellen Durchblutungsstörungen oder kardialen Ödemen

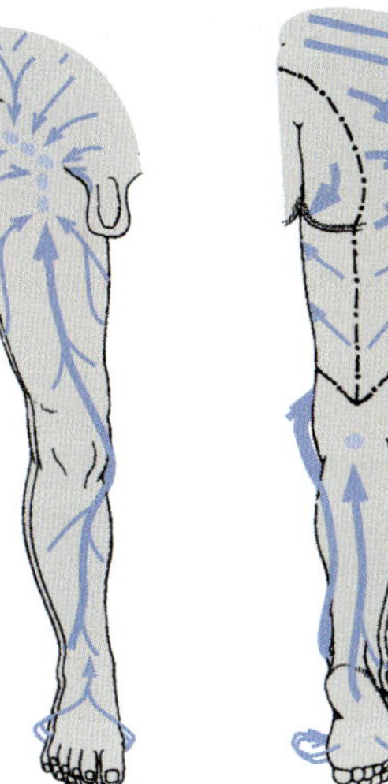
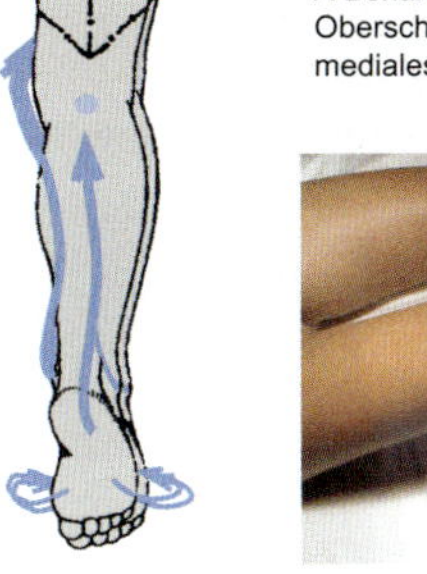
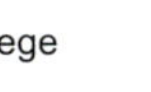

Beinbehandlung (Abflusswege von ventral und dorsal)

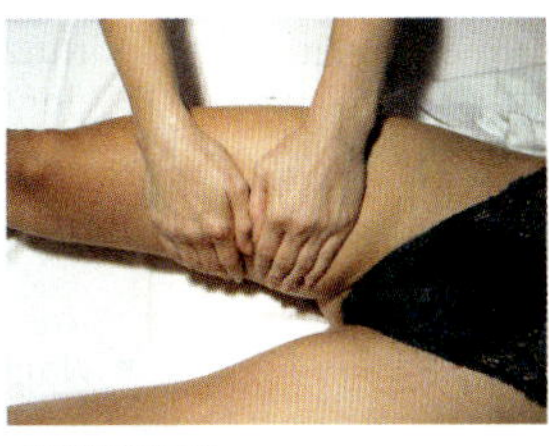

A Behandlung Oberschenkelinnenseite (ventromediales Bündel).

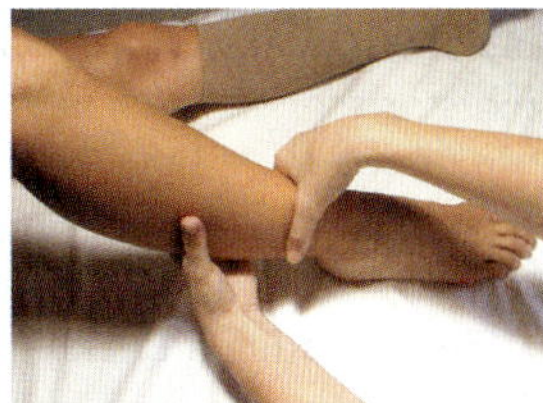

B „Pumpen – schröpfen".

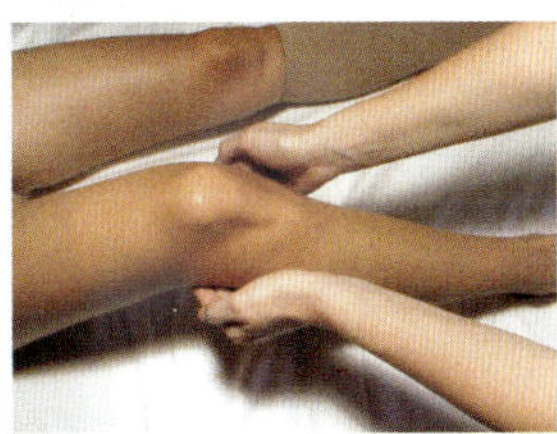

C Behandlung der poplitealen Lymphknoten.

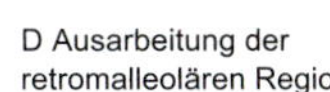

D Ausarbeitung der retromalleolären Region.

Abb. 11.2 Manuelle Lymphdrainage: Die verschiedenen Techniken der Beinbehandlung – zunächst müssen die Abflusswege zentral freigemacht werden, erst dann kann die Flüssigkeit von distal nach proximal geleitet werden. [M122]

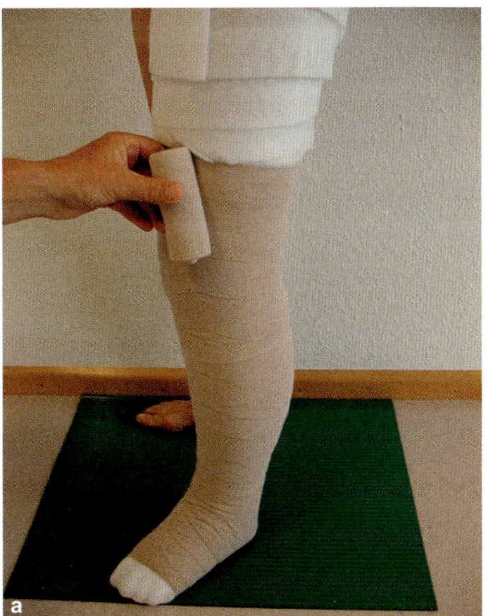

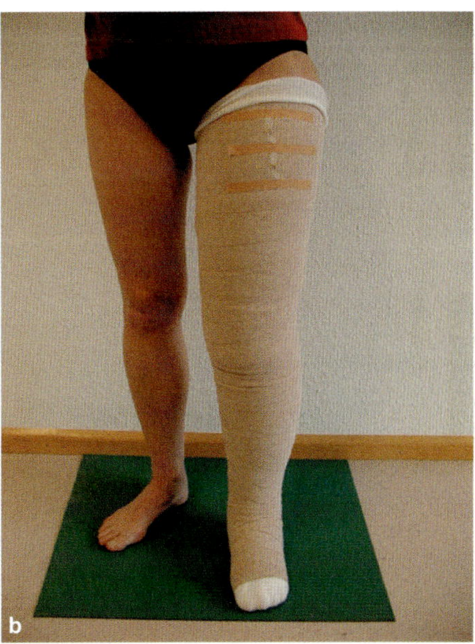

Abb. 11.3 Kompression nach einer manuellen Lymphdrainage: Kompression ist wesentlich für den Erfolg der Lymphdrainage. Ohne Kompression läuft die Flüssigkeit der Schwerkraft folgend wieder in die Peripherie zurück. Das Tragen eines normalen Schuhs ist so fast unmöglich! [O159]

Zusammenfassung

- Massagen sind jahrtausendealte Therapietechniken. Sie wirken direkt auf Haut, Binde- und Weichteilgewebe ein, beeinflussen neuronale Strukturen und beruhen auf dem Reiz-Reaktions-Prinzip.
- Verschiedene Massagetechniken können andere physikalische Therapiemaßnahmen unterstützen. Sie sind Teil eines multimodalen Therapieansatzes.
- Lymphdrainagen dienen der Entstauung von Lip- und Lymphödemen und venösen Stauungen. Sie werden stets mit Kompression kombiniert, da sie sonst nicht effektiv sein können.

Thermo-, Balneo-, Hydrotherapie

Thermotherapie

Prinzip

Gezielte Zuführung thermischer Reize:

- Ziel: Anpassungsreaktionen
- Trägermedien: lokale Applikation an Körperregionen oder Gelenken
- Ganzkörperkältebehandlung: Kältekammer zur Stimulation immunologischer Reaktionen (Rheumatologie)

Wärme

- Direkte Konduktion über Wärmeleitung
- Über Konvektion (Wärmeströmung)
- Heiße Rolle
- Heißluft
- Ultraschall
- Peloidpackung mit Paraffinfango oder Moor
- Paraffinbäder: vor allem bei Fingerarthrosen
- Infrarotbestrahlung (→ Abb. 12.1)
- Heusack
- Sauna

Wirkung

- Lokale Hyperämie
- Steigerung des Stoffwechsels
- Schmerzlinderung
- Muskeldetonisierung
- Kreislaufanregung
- Entspannung

Indikationen

- Schmerzhafte Verspannungen, innere Anspannung
- Arthrosen im chronischen, nichtentzündlichen Zustand
- Die oft gängige direkte Kombination mit Massagen ist eigentlich ungünstig, denn der verschwitzte Körper ist nicht gut zu massieren.

Kälte

- Kältepackung, Eisbeutel (Schutz vor Erfrierung: Handtuch auf die Haut legen, Wirkungszeit begrenzen)
- Eislolly für Eisabreibungen
- Kaltluft
- Eistauchbad
- Kältekammer: –60° bis –110 °C für bis zu 3 Minuten, Schutz der Akren mit Mütze, Handschuhen, Socken, sonst in Badekleidung

Wirkung

- Absenkung der Haut- und Weichteiltemperatur mit Gefäßverengung und Stoffwechselreduktion
- Sekundär reaktive Hyperämie und Stoffwechselsteigerung
- Entzündungs- und Reizhemmung an Geweben

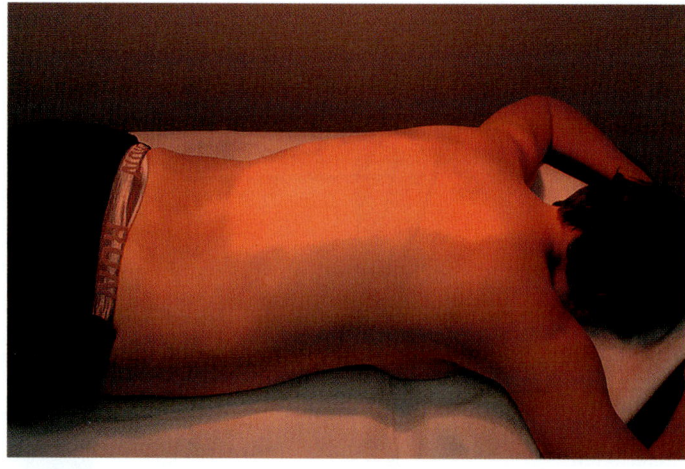

Abb. 12.1 Therapie mit einem Infrarotflächenstrahler: Der Rehabilitand bekommt in Bauchlage eine Wärmebehandlung für den Rücken. [K334]

- Ödemreduktion
- Schmerzreduktion
- Minderung der Spastik hypertoner Muskulatur

Indikationen

- Arthrose
- Arthritis
- Muskuläre Erkrankungen
- Muskuläre Verspannungen
- Ödeme
- Ergüsse
- Postoperative Zustände

Besondere Kontraindikationen der Thermotherapie

- Lokale Entzündungen
- Frische Wunden
- Neuritiden
- Gestörte Sensibilität im Behandlungsbereich, z. B. bei Diabetes mellitus
- Schwere Durchblutungsstörungen

Vorsicht bei Herzinsuffizienz und arteriellem Hypertonus, evtl. Lagerung im Sitzen

Balneo- und Hydrotherapie

Prinzip

Gezielter Einsatz der physikalischen Eigenschaften des Wassers nach dem Reiz-Reaktions-Prinzip. **Hydrotherapie:** Anwendungen mit kaltem und warmem Wasser. **Balneotherapie:** Im Rahmen der Balneologie (Bäderheilkunde) werden ortsgebundene Therapeutika wie Bäder, Inhalationen, Trinkkuren, Klimaeinflüsse, Gase, Peloide und Diätetik eingesetzt.

Techniken

- Balneotherapie: Eintauchen im Wasser (Immersion), Bäder mit unterschiedlicher Temperatur und ggf. mit Zusätzen wie ätherischen Ölen, mit Thermalsole, Schwefelsole oder Kohlensäure.
- Thalassotherapie: Bäder in Meerwasser
- Güsse
- Duschen
- Waschungen
- Bürsten
- Abspritzen
- Bewegungsübungen im Wasser:
  - Hydrostatischer Druck
  - Auftrieb
  - Widerstand
  - Temperatur
- Vollbäder
- Teilbäder

Mechanische Wirkung der Immersion im Wasser

Auftrieb

- Schwerelosigkeit des Körpers
- Unterdrückung tonisch-afferenter Impulse aus der Haut und Unterdrückung efferenter Impulse – Detonisierung der Muskulatur, Zunahme der Beweglichkeit (→ Abb. 12.2)

Viskosität

- Reibungswiderstand des Wassers bei Bewegung

Hydrostatische Effekte

- Untertauchen bewirkt Mehrtransport von ca. 700 ml Blut zum Herzen aus dem venösen Pool der Becken-Bein-Venen und des Bauchraums.
- Folgen:
  - Anstieg des zentralen Venendrucks
  - Anstieg des Schlagvolumens und des Herzminutenvolumens
  - Zunahme der Diurese, der Natrium- und Kalium-Ausscheidung
  - Anstieg des pulmonalen Widerstands, Absinken der Vitalkapazität

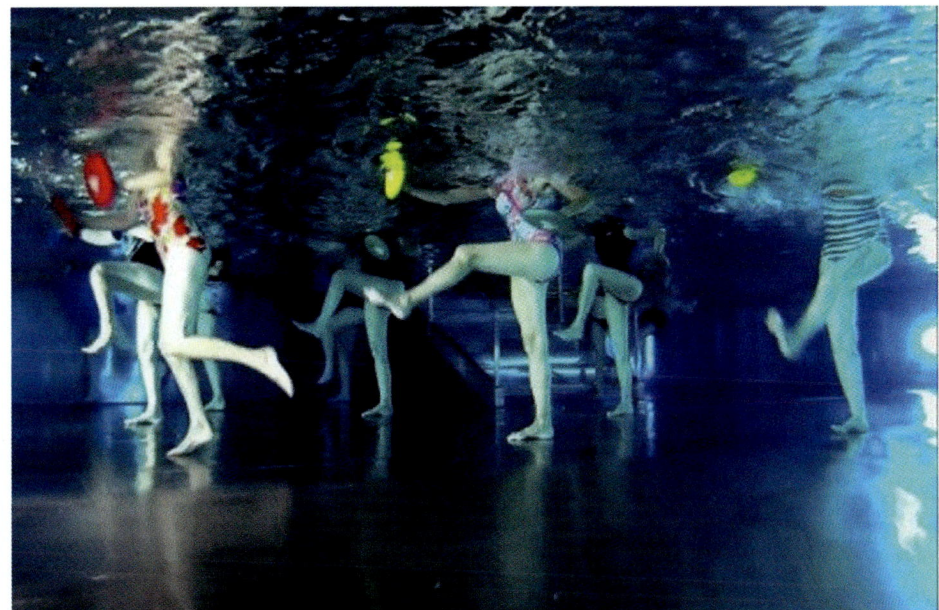

Abb. 12.2 Therapie im Bewegungsbad: Rehabilitand*innen führen unter Anleitung Bewegungsübungen durch. Dabei werden Auftriebskörper, wie Gürtel, Brettchen oder Poolnudeln, genutzt. [P522]

Endokrines System

- Absinken der Katecholamine des Renin-Aldosteron-Angiotensin- und des Vasopressinspiegels

Thermische Wirkung des Wassers

Warmes Bad

- Vasodilatation
- Reflektorische Effekte auf Hautrezeptoren
- Veränderungen der Bluttemperatur, via Hypothalamus Anstieg der Körperkerntemperatur
- Bildung vasoaktiver Substanzen
- Mäßige Temperaturerhöhung:
  - Anregung des Immunsystems
  - Evtl. Schädigung von Tumorzellen

Kühles Bad

- Konstriktion der Blutgefäße
- Vasomotorische Reaktionen der Kälteabwehr
- Steigerung des Muskeltonus, Kältezittern
- Steigerung des Blutdrucks, Absinken des Herzschlagvolumens

Chemische Wirkung des Wassers

- Veränderungen der Ionendurchlässigkeit der Haut, vor allem für CO_2, sonst nicht nennenswert für Substanzen
- Anregung des Immunsystems

Hydrotherapeutische Verfahren

- Wannenvollbad: Temperatur 36–38 °C, für 10–20 min, anschließend kalte Waschung oder kalter Guss, Nachruhe 15–30 min
- Hydrogalvanische Therapien: Kombination Warmbad mit Gleichstromdurchflutung (Stanger-Bad als Vollbad, Zellenbad). Beispiel: absteigendes Stanger-Bad bei Lumboischialgien.
- Teilbäder: als Arm-, Fuß-, Sitzbäder, Wechselbäder zur Anregung des Kreislaufs
- Waschungen: feuchte Abreibung, auch für schwerkranke Menschen mit Herzinsuffizienz geeignet
- Güsse: Kneipp-Therapie
- Blitzgüsse (Druckstrahlmassage) mit 2 bis 3 atü, Abstand 3 m zum*r Rehabilitand*in, Teil- oder Vollguss, ausreichende Nachruhe erforderlich.
- Rückenblitzguss: gute Wirkung bei Rückenschmerzen, anstrengend!
- Dampfbäder bei Infekten der oberen Luftwege

Medizinische Bäder

Badezusätze

- Baldrian, Melisse: beruhigend, schlaffördernd
- Fichtennadel: Steigerung Hautdurchblutung, Sekretolyse
- Heublumen: Muskelentspannung, Schmerzlinderung
- Kamille: Entzündungshemmung, antiallergisch
- Kleie, Molke: antiallergisch, hautpflegend (Dermatologie)
- Rosmarin: Entspannung, Schmerzlinderung
- Sole: dermatolytisch, hautreizend, durchblutungsfördernd
- Thymian: sekretolytisch

Indikationen der Balneotherapie

- Muskuläre Verspannungen
- Wirbelsäulensyndrome
- Arthrosen
- Venöse Insuffizienz
- Arterieller Hypertonus
- Vegetative Übererregbarkeit, psychosomatische Erkrankungen

Besondere Kontraindikationen der Balneo- und Hydrotherapie

- Herzinsuffizienz
- Respiratorische Insuffizienz
- Frische Thrombosen und Lungenembolien (bis vier Wochen nach dem Ereignis)
- Offene Wunden
- Vorsicht bei Malignomen und bei Epilepsie

Zusammenfassung

- Thermotherapie bewirkt Reaktionen im Körper durch Applikation thermischer Reize. Dies kann zahlreiche Reaktionen im Gewebe hervorrufen.
- Balneo- und Hydrotherapie nutzen die spezifischen Reize durch Immersion in Wasser: hydrostatischer Druck, Auftrieb, Wärme, Reibung, chemische Wirkung.
- Besonders bedeutsam ist die ausgeprägte Verlagerung von ca. 700 ml Blutvolumen in den Bereich des Herzens beim Eintauchen des Körpers in Wasser und damit eine erhebliche kardiale Belastung. Das ist bei Vollwassertherapien stets zu berücksichtigen.
- Die Indikationen sind vielfältig in praktisch allen Bereichen der medizinischen Rehabilitation.

Elektrotherapie

Prinzip
- Lokale Applikation von elektrischer Energie zur Erzielung von Reizantworten des Körpers
- Wirkung des Stroms auf den menschlichen Körper:
  - Bewegung von Ionen
  - Auslösung von Aktionspotenzialen mit afferenter und efferenter Reizung
  - Reizung von Rezeptoren mit sensiblen Wahrnehmungen
  - Erwärmung des Gewebes
- Einsatz zur Schmerzlinderung
- Unterstützung von Selbstheilungskräften

Effekte (stromartspezifisch)
Durchblutungssteigerung
- Muskelstimulation (Paresenbehandlung)
- Detonisierung der Muskulatur
- Sedierung
- Wärmewirkung
- Transkutane Stimulation eines Medikamententransports (Iontophorese)
- Schmerzhemmung
- Lokale Reizminderung

Indikationen
- Reizzustände der Sehnen und Gelenkkapseln
- Bursitis
- Arthrose
- Muskelschmerzen
- Gewebeverkürzungen
- Narbenkeloide
- Akute und chronische Schmerzzustände

Besondere Kontraindikationen der Elektrotherapie
Menschen mit Herzschrittmacher dürfen sich nicht in Räumen mit Elektrotherapie aufhalten.
Metallimplantate im Behandlungsbereich: Lokale Hitzeentwicklung im Körper kann zu schweren Verletzungen führen.

Hochfrequenztherapie
Hochfrequenztherapie hat keine sensible oder motorische Reizwirkung, sondern erzeugt Wärme.
- Wärme entsteht im Gewebe (1–4 mm unter der Haut).
- **Therapieformen:**
  - Kurzwelle
  - Dezimeterwelle
  - Mikrowelle
- **Indikationen:** wärmebedürftige Erkrankungen des Bewegungsapparats und der inneren Organe
- **Kontraindikationen:** Gravidität, floride Tumoren, Sensibilitätsstörungen
- **Nebenwirkungen:** Verbrennungen bei Metallteilen im Bestrahlungsgebiet, Katarakt

TENS (transkutane elektrische Nervenstimulation)
- Aktivierung hemmender Neurone im Rückenmark (Schmerzhemmungssystem, Endorphinausschüttung)
- **Therapieform:** rezeptierbare Taschengeräte mit Klebeelektroden zur Eigenanwendung
- **Indikationen:** akute und chronische Schmerzzustände durch Neuralgien, Tumoren, Arthrosen, Rückenschmerzen, evtl. beim Phantomschmerz

Mittelfrequenztherapie
- **Therapieform:** Interferenzstrom: analgetisch, sympathikusdämpfend
- **Wirkung:** Muskelstimulation mit geringer sensibler Belästigung

Galvanisation (Gleichstromtherapie)
- Konstante Stromrichtung und Stromstärke
- **Wirkung:** Analgesie, Sedierung, Erregungshemmung
- **Therapieformen:** hydrogalvanische Therapie (Stanger-Bad), Gleichstromdurchflutung, Iontophorese
- **Iontophorese:** Therapie mit Einbringung eines Medikamentengels (z. B. Diclofenac) an oberflächlich gelegenen Sehneninsertionen, Periarthropathien, Arthrosen (→ Abb. 13.1)

Hydroelektrische Bäder
Hydrogalvanisches Teilbad
- Hand oder Fuß werden in einen Behälter mit Wasser getaucht.
- Eine Elektrode wird ohne Hautkontakt eingetaucht, die andere außerhalb am Körper befestigt mit einer Zwischenlage (Schwamm).
- Meist Einsatz von Gleichstrom
- **Indikationen:**
  - Ischialgien
  - Zervikobrachialgien
  - Durchblutungsstörungen
  - Sympathische Reflexdystrophie (CRPS)

Zellenbad (Zwei- und Vierzellenbad)
- Arme und Unterschenkel werden in getrennte Wannen getaucht, in denen sich je zwei Elektroden befinden (→ Abb. 13.2).

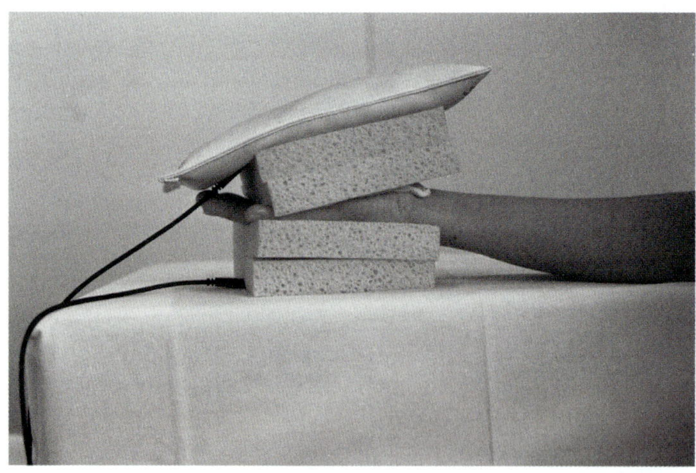
Abb. 13.1 Iontophorese zur Narbenbehandlung an der Palmaponeurose mit Dehnlagerung: Die Hand wird mit Kissen gelagert. Der Strom wird über befeuchtete Schwämme appliziert, oft in Kombination mit einem Medikament wie Diclofenac-Gel. [R435]

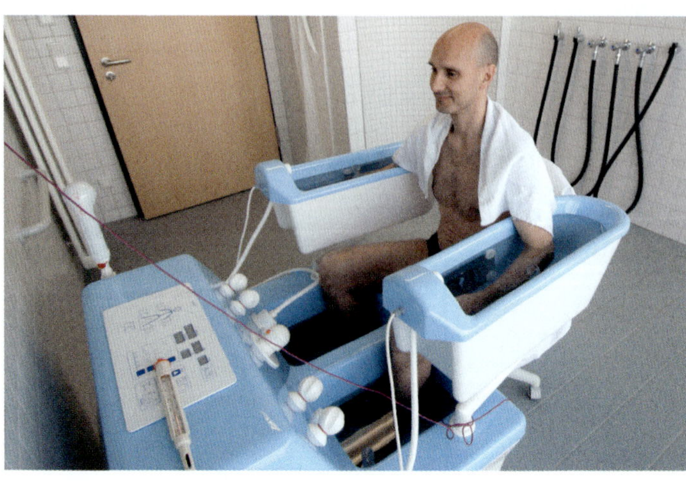
Abb. 13.2 Vierzellenbad: Der Rehabilitand sitzt entspannt und ist mit den Extremitäten in Wannen mit Elektroden getaucht. Die Polung sorgt für die Wirkung. [T335-001]

- Die behandelte Person wird vom gesamten Strom durchflossen und darf daher während der Behandlung nicht plötzlich eine Extremität aus dem Wasser nehmen.
- Geringe Herz-Kreislauf-Belastung im Vergleich zum Vollbad

Hydrogalvanisches Vollbad (Stanger-Bad)
- Hydroelektrisches Vollbad
- Die behandelte Person wird nur von 10–30 % des Stroms beeinflusst, der Rest fließt durch das Wasser um sie herum.
- Die Wirkung ergänzt sich mit der des warmen Badewassers.
- Absteigende Polung: Anode am Kopfende, Kathode am Fußende – dämpfende Wirkung

Niederfrequente Ströme
- Uni- oder bidirektional
- **Wirkung:** Muskelstimulation, Analgesie
- **Therapieformen:** Diadynamik, Ultrareizstrom (→ Abb. 13.3)
- **Indikationen:** Distorsionen, Arthrosen
- **Nebenwirkung:** Hautverätzungen (bei unidirektionalen Strömen) möglich

Elektrostimulation
- **Indikationen:**
  - Stimulation peripher partiell denervierter Muskeln, ersetzt aber nicht aktives Üben
  - Stimulation spastisch gelähmter Muskeln (Versuch zur Verminderung der Spastik), Kräftigung der Antagonisten
  - Stimulation von Organen mit glatter Muskulatur (neurogene Blasenlähmung, Stress-Stuhlinkontinenz) – hat sich nicht in der Praxis durchgesetzt.

Hochvolttherapie
- Ultrakurze Impulse
- Gute motorische Reizung
- Geringe sensible Belästigung

Ultraschalltherapie

- **Prinzip und Wirkung:**
  - Ansatz: Erzeugung von Schwingungen an Gewebeübergängen. Erwärmung von Körpergewebe durch mechanische Longitudinalwellen mit analgetischer hyperämisierender und muskelrelaxierender Wirkung
  - Verbesserung der Gewebetrophik
  - Dämpfung der Sympathikusaktivität
  - Stoffwechselanregung
  - Verwendung geeigneter Kontaktmedien notwendig (Paraffinöl, im Wasserbad, NSAR-haltige Salben – Ultraschallphonophorese)
  - Eindringtiefe bis ca. 3 cm

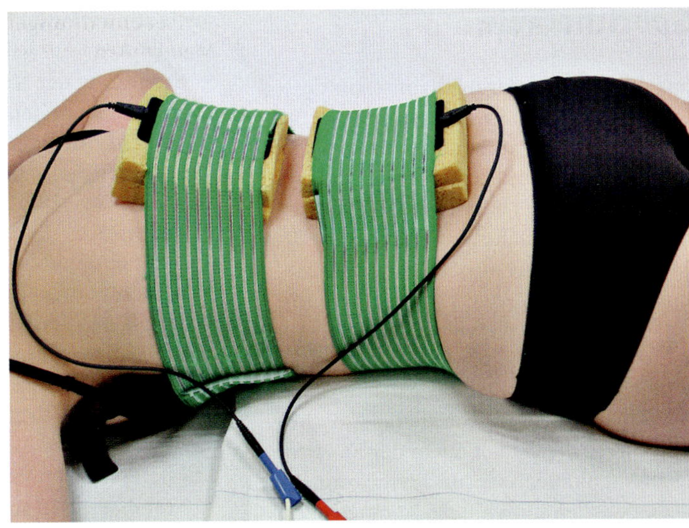

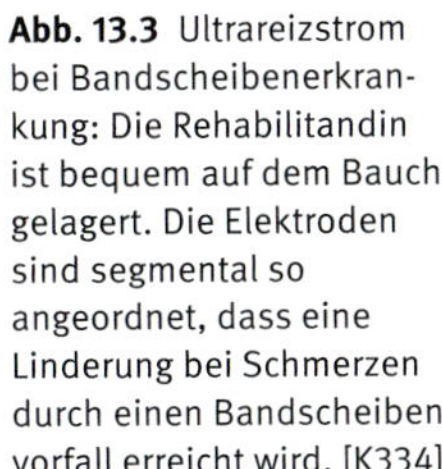

Abb. 13.3 Ultrareizstrom bei Bandscheibenerkrankung: Die Rehabilitandin ist bequem auf dem Bauch gelagert. Die Elektroden sind segmental so angeordnet, dass eine Linderung bei Schmerzen durch einen Bandscheibenvorfall erreicht wird. [K334]

  - Wärmewirkung vor allem in wasserhaltigen Geweben, Reflexion am Knochen
  - Mechanische Wirkung
  - Auch über Metallimplantaten möglich!
- Indikationen:
  - Wenn intensive lokalisierte Wärmewirkung gewünscht wird
  - Kombiniert mit anderen Therapiemethoden
  - Traumatologie
  - Rheumatologie
  - Sympathische Reflexdystrophie (CRPS)
  - Morbus Dupuytren (Fibrose der Palmaraponeurose)
  - Narbenkeloide
- **Kontraindikationen**
  - Träger*innen eines Herzschrittmachers
  - Akute fieberhafte Entzündungen, floride Tumoren
  - Jugendliche Knochen, Keimzellen, Augen
  - Rückenmarkserkrankungen
  - Koronare Herzkrankheit (Herzregion)

Stoßwellentherapie

- **Prinzip:** hoch energetische Ultraschallsignale, stoßweise regional appliziert
- **Wirkung:** Detonisierung im Bereich der Muskulatur
- **Indikationen:**
  - Sehnenerkrankungen (z. B. Epicondylitis humeri radialis, Fersensporn)
  - Schultersteife
  - Gestörte oder verzögerte Knochenbruchheilung
- **Kontraindikationen:**
  - Blutgerinnungsstörungen
  - Gerinnungshemmende Therapie

Zusammenfassung
- Durch lokale Applikation von elektrischer Energie werden Reizantworten des Körpers erzielt.
- Typische Wirkungen: Erwärmung im Gewebe, Lockerung, Schmerzlinderung
- Es gibt Gleichstromtherapie (Galvanisation), nieder-, mittel und hochfrequente Ströme mit spezifischen Anwendungsmustern.
- Ultraschalltherapie hat vor allem eine wärmende Wirkung im Gewebe.
- Stoßwellentherapie arbeitet mit hoch energetischen Ultraschallwellen.
- Herzschrittmacherträger*innen dürfen Räume mit Elektrotherapie nicht betreten.

Sporttherapie

Sporttherapie in der medizinischen Rehabilitation hat ihren Ursprung im 19. Jahrhundert. Sie nutzt die Methoden des sportlichen Trainings zur Prävention und Rehabilitation. Es handelt sich um bewegungstherapeutische Maßnahmen, die mit Mitteln des Sports physische, psychische und soziale Funktionen kompensieren und gesundheitsorientiertes Verhalten mit einem aktiven körperlichen Lebensstil vermitteln. Sie nutzt dabei pädagogische, psychologische und soziotherapeutische Verfahren. Ziel ist vor allem der Erwerb einer anhaltenden **Gesundheitskompetenz.** Dabei werden individuelle Kompetenzen gefördert, um die positiven Effekte körperlicher Aktivität nutzbar zu machen und einen positiven Bewältigungsprozess im Umgang mit chronischen Krankheiten zu fördern.
Bewegungstherapie umfasst im Durchschnitt 12 Stunden pro Woche (61 % der therapeutischen Leistungen) in der medizinischen Rehabilitation.
Die **Nationalen Empfehlungen** für Bewegung und Bewegungsförderung (2017) empfehlen für Erwachsene (gesund oder chronisch krank) pro Woche:

- Mindestens 150 Minuten aerobe körperliche Aktivität mittlerer Intensität
- Bzw. mindestens 75 Minuten höherer Belastungsintensität

Ziele

Mithilfe des Sports:

- Körperliche, psychische und soziale Einschränkungen überwinden
- Körperwahrnehmung verbessern
- Koordination und Kondition steigern
- Eine allgemeine Aktivierung erlangen
- Ein angenehmeres Körpergefühl erreichen

Wirkung

- Kurzfristige Wirkungen:
  - Direkte Einflussnahme auf pathophysiologische Prozesse: Reduktion von Entzündungsaktivität durch Ausschüttung von Myokinen aus der aktivierten Skelettmuskulatur
  - Stärkung von Körperfunktionen durch körperliches Training und motorisches Lernen
- Langfristige Wirkungen:
  - Erkrankungsbedingte Beeinträchtigungen mindern
  - Möglichkeiten von Aktivität und Teilhabe erhalten und ausbauen
- Freisetzung von Botenstoffen im Gehirn, die allgemein aktivieren, schmerzlindernd sowie stimmungsaufhellend und angstlösend wirken
- Steigerung der Neuroplastizität im Zentralnervensystem
- Verschiebung der Hirnaktivität zu fokussierter Funktion (Planen, logisches Denken)
- Verbesserte Hirndurchblutung (Demenzprophylaxe!)
- Bessere Fitness und Aktivität
- Steigerung der Aktivität des Parasympathikus und Dämpfung des Sympathikus (Minderung von Stressreaktionen), geringere Kortisolausschüttung
- Reduktion von Psychopharmaka bei Ängsten und Depressionen wird möglich.
- Verbesserte Informationsverarbeitung im Zentralnervensystem wird z. B. in der Traumatherapie genutzt.

Modell der bewegungsbezogenen Gesundheitskompetenz

- Bewegungskompetenz: Bewältigung motorischer Anforderungen für Alltagsaktivitäten und Sport
- Steuerungskompetenz: adäquate Selbststeuerung körperlicher Belastungen mit Optimierung biopsychosozialer Gesundheitsverbesserungen und Minimierung von Gesundheitsrisiken
- Bewegungsbezogene Selbstregulationskompetenz: Sicherstellen der erforderlichen Regelmäßigkeit von Aktivität

Medizinische Trainingstherapie

→ Kap. 10

Bewegungsbad

Physiologische Wirkungen der Immersion (Eintauchen in Wasser) (→ Kap. 12)

Psychophysische Ziele, Prinzip

- Schmerzbewältigung
- Aktivierung und Motivation zu eigenständigem Training
- Schulung der Selbsteinschätzung (zur eigenen Leistungs- und Belastungsfähigkeit)
- Verbesserung der Wahrnehmungs- und Handlungsfähigkeit und sozialer Kompetenzen
- Mobilisation
- Defizitbehebung
- Funktionsschulung (Flexibilität, Koordination, Kraftausdauer)
- Belastungstraining

Techniken

- Gymnastik im Wasser
- Aquawalking und -jogging
- Bewegungsspiele
- Übungen mit Hilfsmitteln (Bälle, Bretter, Poolnudeln, Auftriebsgürtel)

Indikationen

- Funktionsstörungen des Bewegungsapparats
- Degenerative Erkrankungen des Bewegungsapparats
- Erkrankungen des rheumatischen Formenkreises (Vorsicht im akuten Schub!)
- Chronische Schmerzen am Bewegungsapparat
- Postoperative Mobilisation bei Übungsstabilität
- Neurologische Erkrankungen
- Chronische Atemwegserkrankungen
- Psychosomatische und psychische Störungen
- Diabetes mellitus zur Regulierung des Stoffwechsels

Kontraindikationen

- Kardiale und respiratorische Insuffizienz
- Akut fieberhafte Infekte
- Offene Wunden und Hauterkrankungen, Mykosen
- Harn- und Stuhlinkontinenz
- Chlorallergie
- Schlecht eingestellter arterieller Hypertonus und Epilepsie
- Nieren-Blasen-Infekte

Schwimmtherapie

- Programm zur Vermittlung von Sicherheitsgefühl, Gleichgewicht und Koordination im Wasser, sportlicher Aktivität und Freude an der Bewegung
- 10-Punkte-Programm:
  - Wassergewöhnung, Angstabbau
  - Selbstständigkeit im Wasser, Abbau von Hilfsmitteln
  - Vertikale Rotationskontrolle (Halten des Gleichgewichts)
  - Laterale Rotationskontrolle, Drehung um die Längsachse
  - Kombinierte Rotationskontrolle
  - Geistige Umstellung: Untertauchen, Erspüren des Auftriebs im Wasser
  - Halten des Gleichgewichts im Wasser in Ruhe
  - Gleiten auf dem Wasser
  - Elementare Schwimmbewegungen
  - Individueller Schwimmstil

Walking

Walking und Nordic Walking sind Ausdauersportarten, bei denen schnelles Gehen unter kompletter Abrollung der Füße im natürlichen Bewegungsablauf des Menschen eingesetzt wird. Beim Nordic Walking werden zusätzlich Stöcke (optimale Länge: ein Drittel der Körperlänge) jeweils parallel zum gegenseitigen Fuß eingesetzt (→ Abb. 14.1).

- Es kommt nicht (nur) auf die Geschwindigkeit an!

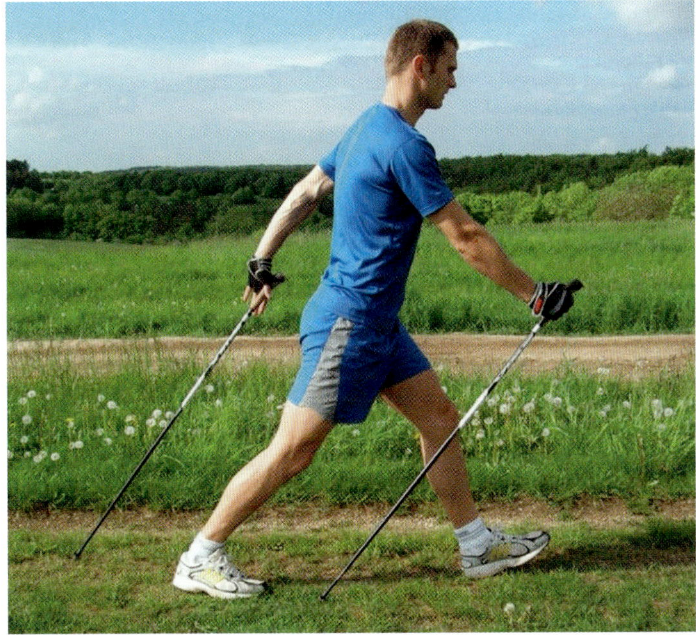

Abb. 14.1 Nordic Walking: zügiges Gehen mit Abrollen des ganzen Fußes wie beim normalen Gehen. Die Hand, die gerade hinten ist, öffnet sich, der Stock (Pole) hängt dabei an der Schlaufe. Wichtig: Menschen sind keine Passgänger – rechter Arm nach vorne heißt linkes Bein nach vorne etc. [P410]

- Der gesamte Körper wird trainiert.
- Das Training wird durch Aufwärmgymnastik und Dehnübungen ergänzt.
- Besonders ausgeprägt ist die Lockerung des Schultergürtels.
- Die **Indikationen** sind dem Bewegungsbad vergleichbar.
- Psychophysisch ist auch die Bewegung draußen und die Einwirkung von Tageslicht zu beachten.
- Diese Bewegungsform kann von Rehabilitand*innen problemlos und ohne zusätzlichen Aufwand auch zu Hause an jedem Ort durchgeführt werden.
- **Kontraindikationen** sind frische postoperative Zustände und dekompensierte Herz-Kreislauf-Insuffizienz.

Qi Gong

- Chinesische Meditation-, Konzentrations- und Übungsform, mit Kampfkünsten verwandt (→ Abb. 14.2)
- Übungsmethode zur körperlichen Gesunderhaltung durch Harmonisierung und Regulierung des Qi-Flusses in Körper und Geist
- Qi: Atem, Energie, Fluidum, das sich in der traditionellen chinesischen Medizin in den Leitbahnen (Meridianen) des Körpers bewegt (→ Kap. 20, Akupunktur)
- Die Methode ist seit ungefähr 2.500 Jahren nachgewiesen und seit den 1950er-Jahren in der Behandlung von Krankheiten im Einsatz.
- Schwerpunkt: Gesunderhaltung durch regelmäßiges ausgleichendes Üben
- Prinzipien: Mobilisation des Körpers (und des Geistes) durch sanften Wechsel von Bewegungen mit Heben und Senken, Öffnen und Schließen, oft im Atemrhythmus
- Das Qi wird entsprechend der Vorstellung durch den Körper geführt.
- Besonderer Wert wird auf den Aufbau des Stands gelegt: „Stehen wie ein Baum – unten fest und oben locker."
- Die Methode wirkt entspannend, schmerzlindernd und seelisch ausgleichend.
- Qi Gong kann in der Prävention, aber auch therapeutisch bei chronischen Krankheiten eingesetzt werden. Es hat einen festen Platz in der Schmerztherapie, der onkologischen, der psychosomatischen und in anderen Bereichen der medizinischen Rehabilitation.

Abb. 14.2 Qi Gong: Körperhaltung und Bewegungsabläufe bringen zusammen mit der Vorstellung das Qi zum Fließen. Das bewirkt Entspannung und wirkt körperlich und seelisch ausgleichend. [O265]

Tai-Chi (Taijiquan)

- Chinesische Kampfkunst („Schattenboxen")
- System der Bewegungslehre im Rahmen der Traditionellen Chinesischen Medizin (TCM)
- **Ziel:** Verbesserung des Qi-Flusses, der Gesundheit, zur Persönlichkeitsentwicklung und zur Meditation. Ziele sind die Gelenkentlastung, das Einüben förderlicher Bewegungsabläufe, Mobilisation und Entspannung.
- In der Therapie steht der Kampfkunstaspekt im Hintergrund.
- Es werden ähnliche Übungen wie im Qi Gong in der Therapie eingesetzt.

Therapeutisches Bogenschießen

In der Rehabilitation wird Bogenschießen nicht als Sport betrieben, sondern eher im Sinne des intuitiven Bogenschießens:

- Das Fokussieren auf ein bestimmtes Ziel und vor allem das Loslassen sind wichtiger als das Treffen des Ziels!
- Elemente des Qi Gong fließen in die Übungen ein.
- Durchführung als Einzel- oder Gruppentherapie mit Vorübungen

Wirkung

- Verbesserung der Konzentrationsfähigkeit
- Steigerung des Selbstwertgefühls
- Steigerung der Selbstwirksamkeit

Indikationen

- Störungen des Körperschemas
- Psychosomatische Erkrankungen
- Chronische Schmerzen
- Onkologische Erkrankungen

Kontraindikationen

- Kurz zurückliegende Schulter- und Wirbelsäulenoperationen
- Starke Einschränkungen der Schultergelenksbeweglichkeit

Therapeutisches Reiten

Dazu gehören:

- Hippotherapie
- Heilpädagogisches Reiten und Voltigieren
- Behindertenreiten und -voltigieren (→ Abb. 14.3)

Hippotherapie

- Physiotherapeutische Behandlungsmethode auf neurophysiologischer Grundlage
- Das Pferd dient als Medium und Partner.
- Über die Schwingungen des Pferderückens über Beckenbewegungen Induktion

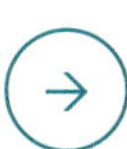

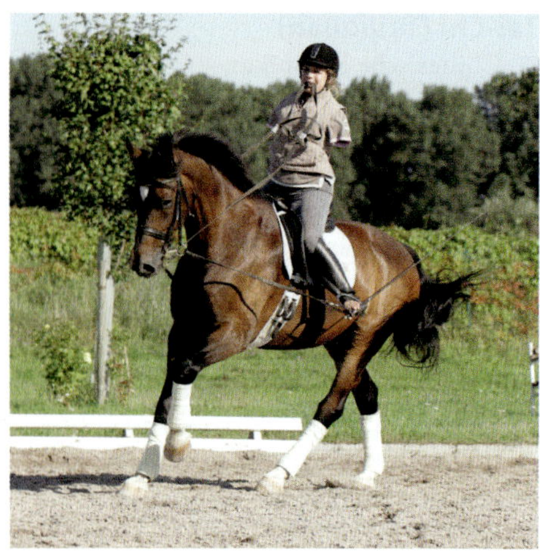

Abb. 14.3 Therapeutisches Reiten: Die Reiterin ohne Arme kann ihr Pferd über den Mund und die Füße am Zügel führen. Gewichts- und Schenkelhilfen sind hier aber von besonderer Bedeutung. [W788]

von Wirbelsäulenbewegungen, wie sie beim normalen Gang erforderlich sind
- Bedeutung des regelmäßigen symmetrischen Ablaufs der Schwingungen
- Lösung muskulärer Verspannungen
- Steigerung von Motivation, Setzen komplexer Trainingsreize
- Schulung von Gleichgewicht, Koordination, Sensorik
- Training für Herz-Kreislauf-System und Verdauungsapparat

Indikationen
- Neurologischer Bereich: Hemiplegien, Ataxien, Athetosen, Multiple Sklerose, traumatische Nervenläsionen
- Behandlung sekundärer orthopädischer Probleme (Fehlhaltungen der Wirbelsäule, Kontrakturen, Muskelverkürzungen)
- Haltungsschwäche, leichte bis mittelschwere Skoliosen
- Kompensation von Fehlbildungen

Kontraindikationen
- Herz-Kreislauf-Insuffizienz
- Schwerste Spastik, mangelnde Kopfkontrolle
- Schwere Skoliosen
- Hüftluxation

Heilpädagogisches Reiten und Voltigieren
- Gruppentherapie
- Kinder mit Verhaltensauffälligkeiten, Lernbehinderung, geistiger Behinderung

Behindertenreiten und -voltigieren
- Behindertensport
- Förderung der Persönlichkeitsentwicklung
- Auch für sonst rollstuhlpflichtige Menschen geeignet

Beispiel aus der Praxis
Im Reiterverein kannte die Autorin in ihrer Jugend einen sehr guten Reiter. Erst nach Monaten sah sie ihn erstmals ohne Pferd: Er hatte eine schwere spastische Zerebralparese und konnte kaum eigenständig gehen.

Weitere Methoden in der Sporttherapie: Bewegungsspiele in der Gruppe, Zirkeltraining werden u. a. genutzt, um Bewegungsfreude zu vermitteln, das Körpergefühl zu verbessern, zum Auf- und Abwärmen, zur Verbesserung des Sozialverhaltens, zum Abbau von Bewegungs- und Kommunikationsängsten. Gerade bei chronischen Schmerzen ist es ein großer Behandlungsfortschritt, wenn Rehabilitand*innen sich mit geradezu kindlicher Freude auf die Therapie einlassen können.

Künstlerische Therapien

Entwicklung im 20. Jahrhundert in den USA, theoriegeleitete Verfahren mit den Mitteln der Künste und Wahrnehmungs- und Wandlungsprozesse im therapeutischen Beziehungsgeschehen.
Dazu zählen:
- Kunsttherapie
- Musiktherapie
- Tanztherapie
- Theatertherapie

Musiktherapie
Seit der Antike wurde Musik in unterschiedlicher Form eingesetzt zur Beeinflussung der Stimmung bei Menschen mit seelischen Belastungen durch Schwingungen, aber auch zur Wiederherstellung eines körperlichen Gleichgewichts, z. B. im Rahmen der Körpersäftelehre. Man ging von einer heilenden Wirkung von Musik aus. Ab dem 19. Jahrhundert traten psychologische Aspekte in den Vordergrund. Ihrem Wesen nach ist Musiktherapie heute als psychotherapeutische Methode zu charakterisieren.

Formen
- Einzeltherapie
- Gruppentherapie
- Rezeptive Musiktherapie: Musik hören zur Beruhigung und Entspannung (vor und bei medizinischen Eingriffen), zur Verbesserung der Selbstwahrnehmung und Introspektion, dabei Berücksichtigung der Gewohnheiten und Präferenzen der Rehabilitand*innen
- Aktive Musiktherapie: selbst Musik machen mit der Stimme oder Instrumenten, Improvisation, meist gemeinsam mit Therapeut*innen, oft kombiniert mit Tanz- oder Kunsttherapie (→ Abb. 14.4)

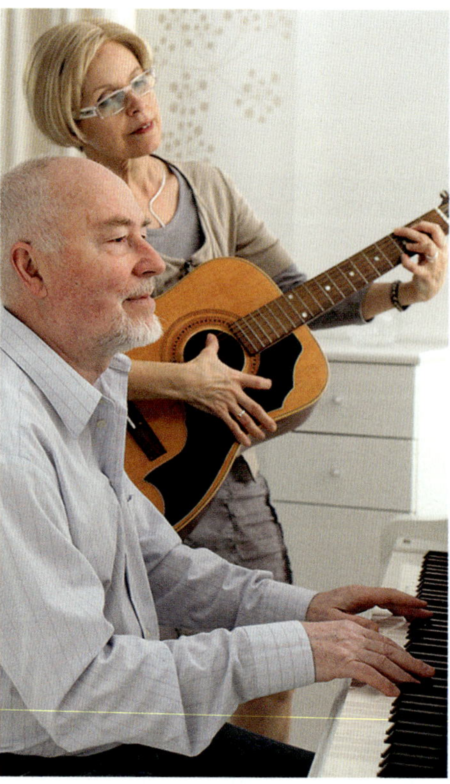

Abb. 14.4 Musiktherapie: Rehabilitand*innen musizieren zusammen unter Anleitung. Das Gemeinschaftsgefühl und die Musik helfen, Bewegungs- und Verhaltensstörungen zu überwinden und Gefühle zu zeigen, aufeinander zu hören, sich zu konzentrieren, Freude auch am Unvollkommenen zu erleben. [J787]

Indikationen
- Psychische, psychosomatische und psychiatrische Erkrankungen (u. a. Angst, Depression, Trauma, Psychosen)
- Tinnitustherapie
- Gerontopsychiatrie
- Suchterkrankungen
- Neurologische Erkrankungen: Wachkoma, Morbus Parkinson, Multiple Sklerose
- Schmerztherapie bei chronischen Schmerzen
- Onkologie
- Pädiatrie: bei Entwicklungsverzögerungen, Frühgeborenen

Beispiel aus der Praxis
Ein Kind mit infantiler Zerebralparese und schwerer geistiger Behinderung hatte aufgrund einer Hüftgelenksluxation eine operative Korrektur erhalten, die mit Kirschner-Drähten versorgt war. Diese sollten in Lokalanästhesie durch einen kleinen Hautschnitt gezogen werden.
Die Autorin sollte dies im Rahmen ihrer Facharztausbildung Orthopädie als Assistenzärztin in einer Universitätsklinik durchführen. Das Kind bekam Kinderlieder über Kopfhörer vorgespielt. Es lag fröhlich trällernd und mit den Armen schwingend ruhig im Bett und hat von dem Eingriff, zur Überraschung der besorgten Ärztin, offensichtlich nichts mitbekommen.

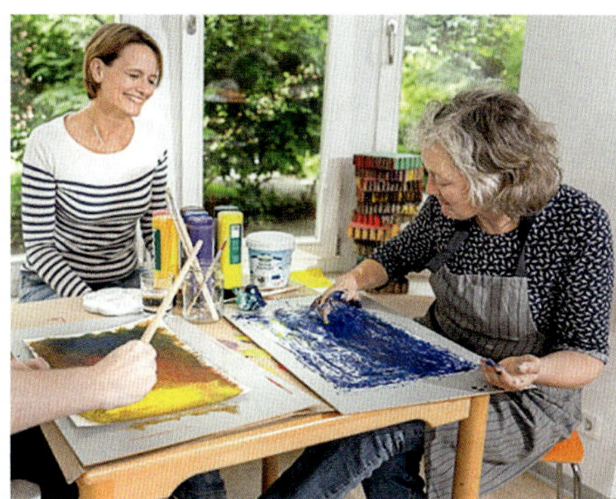

Abb. 14.5 Kunsttherapie: Die Rehabilitandin rechts hat Freunde daran, sich mit Fingerfarben auszudrücken. Es müssen nicht immer Pinsel oder Stift für die Entfaltung der Fantasie genutzt werden! [K388/T983]

Kunsttherapie

Es handelt sich um eine relativ junge, künstlerische Therapiemethode.

- Sie nutzt Mittel der bildenden Kunst
- Verbunden mit Psychologie, Pädagogik und Kunstwissenschaft
- Aspekte der Salutogenese werden eingesetzt (→ Kap. 1)

Prinzip

- Innere und äußere Bilder ausdrücken
- Kreativität entwickeln (→ Abb. 14.5)
- Sinnliche Wahrnehmung ausbilden
- Reduktion von Angst und Depressivität
- Distanzierung vom Schmerzerleben
- Verbesserung der Konzentrationsfähigkeit
- Steigerung von Selbstwert und Selbstvertrauen
- Akzeptanz der Realität und Möglichkeit eines Perspektivenwechsels
- Steigerung von Selbstverantwortung, Motivation, Problemlösefähigkeiten

Indikationen

- Bereich der Psychosozialtherapie, Psychosomatik, Psychiatrie
- z. B. Essstörungen
- Suchttherapie
- Chronische Schmerzen
- Leukämie bei Kindern

Zusammenfassung

- Sporttherapie nutzt verschiedene Formen des Sports für das psychophysische Training in der Rehabilitation.
- Dabei werden Koordination, Ausdauer, Beweglichkeit, Wahrnehmung, aber auch Verhaltensaspekte wie Motivationsförderung, Handlungsplanung und Zielerreichung geübt.
- Auch Methoden aus der Traditionellen Chinesischen Medizin werden eingesetzt, wie Qi Gong, Taijiquan. Sie wirken vor allem ausgleichend und stärken das Ich.
- Musik- und Kunsttherapie können u. a. bei Kindern, in der Suchttherapie, Psychiatrie, Neurologie, Psychosomatik und Onkologie eingesetzt werden.

→ 15 Ernährungstherapie

Ernährungstherapie ist eine Domäne der medizinischen Rehabilitation, weil fast nur in diesem Kontext theoretische und praktische Elemente des Ernährungswissens auch stationär vermittelt werden. In Zeiten immer kürzerer Verweildauern ist in anderen Bereichen der Medizin kaum noch Platz für Ernährungstherapie.

- Rund ein Drittel der Ausgaben des Gesundheitswesens werden für ernährungsbedingte und ernährungsabhängige Erkrankungen eingesetzt.
- Fast ausschließlich in der medizinischen Rehabilitation werden kompetente Prävention und Ernährungstherapie dieser Krankheiten auch **stationär** geleistet.

Ernährung bei chronischen Krankheiten

- Ernährungstherapie in der Rehabilitation hat eine richtungsweisende Bedeutung bei der Therapie sog. Zivilisationskrankheiten (Diabetes mellitus Typ 2, Adipositas, arterieller Hypertonus, Fettstoffwechselstörungen, Gicht, metabolisches Syndrom).
- Die medikamentöse Behandlung wirkt meist nur symptomatisch.
- Nur durch Änderung des Lebensstils ist eine echte Kuration möglich. Hier ist der Ansatz der Ernährungstherapie.

Ernährungsmedizin in der Prävention

- Ein Präventionsgesetz (2015) zielt auf die Zusammenarbeit der Akteure in Prävention und Gesundheitsförderung.
- Mitwirkende:
  - Gesetzliche Rentenversicherung, gesetzliche und private Krankenversicherung, gesetzliche Unfallversicherung, Pflegeversicherung
  - Zunehmende Verlagerung in die Rehabilitationseinrichtungen
  - Ernährungsfachkräfte sind fest im Stellenplan der Reha-Einrichtungen verankert. Ihre Hauptaufgabe sind Beratung und Schulung von Rehabilitand*innen, nicht die Herstellung von Diäten und Sonderkostformen.

Definition und Ziele

- Ernährungstherapie steht im Kontext der ICF (→ Kap. 2) zur Verhinderung oder Besserung von Behinderungen und Krankheiten.
- Schulungen zur Wissensvermittlung über gesunde Ernährung sind Bestandteil jeder medizinischen Rehabilitation in allen Indikationen, für alle Rehabilitand*innen.
- Lebensstilinterventionen sind ein wesentlicher Bestandteil.
- Weitere Bereiche: Salutogenese, Steigerung der körperlichen Fitness
- Der Behandlungsplan resultiert daraus.
- Ernährungsfachkräfte unterstehen der ärztlichen Leitung, weil sie therapeutisch tätig sind.

Rehabilitand*innenaufnahme

- Ernährungsanamnese:
  - Reha-relevante Diagnosen und ihre subjektiven Symptome
  - Körperliche und psychosoziale Belastungen
  - Berufliche Gegebenheiten mit Auswirkung auf die Ernährung (z. B. Schichtarbeit)
  - Beispiel: Reduzierung der Trinkmenge von Fernfahrer*innen wegen der Schwierigkeit, regelmäßig eine Toilette aufzusuchen
  - Pausenzeiten und Möglichkeit für regelmäßige Mahlzeiten
  - Häusliches Umfeld, familiäre Situation
  - Subjektive Einstellung zum Essen und zu Nahrungsmitteln
  - Psychische Belastungen und das individuelle soziale Umfeld
- Assessments zur Nahrungsaufnahme, z. B. Food-Frequency-Table zur Erfassung einseitiger Kostformen und kritischen Essverhaltens
- Größe, Gewicht, Body-Mass-Index (BMI)
- Feststellung von Kau- und Schluckstörungen
- Alltagseinschränkungen zur Selbstversorgungsfähigkeit, Haushaltsaktivitäten, Fähigkeit, eigenständig für Verfügbarkeit und Zubereitung des Essens zu sorgen
- Psychologische Diagnostik, um das Verhalten einschränkende Depressivität und Ängste zu erkennen
- Feststellung von Kontraindikationen
- Messung des Bauchumfangs: Damit besteht eine bessere Korrelation zu Gesundheitsrisiken der Adipositas als mit dem BMI.
- **Bioelektrische Impedanz-Analyse (BIA)** der Körperzusammensetzung: Ziel ist primär der Abbau von Fettgewebe, nicht der Muskelmasse. Sie dient auch der Verlaufskontrolle und unterstützt die Motivation.

Beispiel aus der Praxis
In einer dreiwöchigen orthopädischen Rehabilitation mit Ernährungsumstellung ist selten eine signifikante Gewichtsreduktion zu erzielen und auch gar nicht immer sinnvoll. Wie sehr lässt sich die Motivation der Rehabilitand*innen steigern, wenn sich zwar auf der Waage eine geringe Veränderung des Körpergewichts, jedoch ein deutlicher Anstieg des Muskelanteils bei der Bioimpedanzmessung im Verlauf zeigt!

- Laboruntersuchungen: Hier werden Stoffwechselparameter erfasst wie Blutbild, Nüchternblutzucker, Gesamtcholesterin, die Cholesterinfraktionen HDL und LDL, Triglyzeride, Kreatinin, Harnsäure, GPT, Gamma-GT, TSH.
- Therapeutisches Gespräch zur Definition der Therapieziele
- Lehrküche (→ Abb. 15.1)

Module der Ernährungstherapie

- Interprofessionelle Kommunikation und Organisation der Therapie sind entscheidend für den Erfolg.
- Kooperation mit Ergotherapeut*innen und Logopäd*innen ist in einigen Fachgebieten, wie z. B. der Neurologie, essenziell.
- Kostformen im Rehabilitationsbereich:
  - Übergewicht geht mit einer niedrigschwelligen Entzündung des Organismus einher.
  - Schwerpunkt ist eine gering energiereduzierte mediterran orientierte Kost, die auch entzündungshemmend wirkt.
  - Die früher üblichen zahlreichen Diäten wurden weitgehend abgeschafft.
- Gastroenterologische Erkrankungen:
  - Unverträglichkeiten, Allergien und Funktionsstörungen stellen große Herausforderungen für Beratungskräfte und Küche dar.
  - Das gilt auch für Funktionsstörungen nach Darmresektion, in der Tumornachsorge, bei Organinsuffizienz.
  - Dabei droht immer eine manifeste Mangelernährung.
- Psychische und psychosomatische Probleme mit der Folge der Fehlernährung

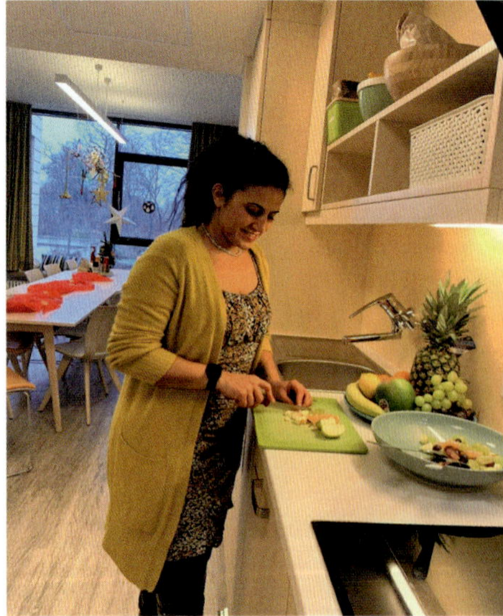

Abb. 15.1 Lehrküche: Hier probieren Rehabilitand*innen unter Anleitung aus, wie gesunde Ernährung zusammengestellt und zubereitet wird. Es gibt Themenschwerpunkte: italienisch, asiatisch etc. Die neue Erfahrung ist oft, dass gesundes Kochen weder kompliziert noch teuer sein muss, aber mit viel Genuss zu tun hat. Das gemeinsam Gekochte wird auch gemeinsam genossen. [O1117]

- Neurologische Erkrankungen (z. B. Morbus Parkinson, Amyotrophe Lateralsklerose, Hemiparesen): Folgen sind häufig Hypermetabolismus, motorische Probleme bei der Nahrungsaufnahme.
- Entzündliche, degenerative, metabolische Gelenk- und Knochenerkrankungen bedürfen einer speziellen Ernährungstherapie.

Probleme der Akzeptanz

- Diskrepanzen bestehen oft zwischen
  - Erwartungshaltung der Rehabilitand*innen (Wunsch: „5 kg Gewichtsreduktion in 3 Wochen"),
  - regionalen Ernährungsgewohnheiten,
  - „gefühlten" eigenen Ernährungsgewohnheiten („ich esse keine Süßigkeiten – aber viele Fertigprodukte und Junkfood"),
  - regionalen ökologisch hergestellten Produkten,
  - individuellen sinnvollen Strategien zur Gewichtsresektion und
  - Forderungen der Ernährungsgesellschaften.

Strukturen der Ernährungstherapie

Kooperation und gute Kommunikation ist erforderlich zwischen

- Rehabilitand*in,
- Ärztlichem Dienst,
- Ernährungstherapie,
- Psycholog*innen,
- Sporttherapeut*innen,
- Ergotherapeut*innen,
- Logopädi*nnen,
- Speisenproduktion/Küche,
- Verwaltung,
- Weiterbehandelnden und
- Kostenträgern.

Grundstrukturen

- Verantwortung beim ernährungsmedizinischen ärztlichen Dienst
- Kontinuierliche Weiterbildung des gesamten Teams
- Einbeziehung der Verwaltung
- Aktuelle Beratungen und Schulungen der Rehabilitand*innen
- Lehrküchenkurse rehabegleitend, auch zu speziellen Themen
- Speisesaal- und Buffetschulungen
- Ggf. Einkaufstraining
- Qualitäts-, Verlauf-, Ergebniskontrolle und -dokumentation
- Regelmäßige Evaluation der Zufriedenheit der Rehabilitand*innen
- Grundlage sind der Kostformenkatalog, Nährwertberechnungen, die Portionierung und die Einhaltung der rechtlichen Vorschriften.
- Etablierte Ernährungskommission in der Reha-Einrichtung

Beispiel aus der Praxis: Gruppe „Bewegt Abnehmen"

Dieses Beispiel stammt aus einer orthopädischen Rehabilitationseinrichtung. Es wurde vom Ernährungsteam gemeinsam entwickelt und in Absprache mit der ärztlichen Leitung und der Ernährungskommission implementiert.

- Bei allen aufgenommenen Rehabilitand*innen wird der BMI bestimmt und dokumentiert.
- Alle Personen mit einem BMI ab 30 kommen in das Programm. Es ist mit allen Konzepten der Einrichtung koordiniert. Die Ursache der Adipositas spielt zunächst für die Verordnung keine Rolle.
- Fünf Gruppentermine à 60 Minuten, am Lehrküchentag 3 Stunden (→ Tab. 15.1)
- Die Ernährungsfachkräfte sichten die Routinelaborwerte der betreffenden Personen.
- Geschlossenes Gruppentherapiekonzept, angenehme Atmosphäre im geschützten Rahmen – man kennt sich und tauscht sich aus.
- Einbindung von Sporttherapeut*innen zu Puls und Fettverbrennung
- Einbindung von Psycholog*innen zur Verhaltensänderung und Selbstwirksamkeit
- Arbeitsmappe mit Kochrezepten, Ess- und Trinktagebuch, Bewegungstagebuch, Zielen für zu Hause, Gewichts- und Fettverbrennungskurve, Rückfallstrategien
- Schwerpunkt: Gesund Essen kann und soll mit Genuss verbunden sein und ist weder besonders aufwendig noch teuer. „Moralische Zeigefinger" gelten nicht.

Tab. 15.1 Beschreibung der Gruppentermine von „Bewegt Abnehmen" [T672]

Zeitpunkt	Thema	Beschreibung	Medien	Hausaufgabe
Wöchentlich	BIA-Messung	Bio-Impedanz-Analyse: Bestimmung des Körperfettgehalts, des Wasser- und Muskelanteils		
1. Stunde Anreisewoche	Warum will ich abnehmen?	• Bisherige Versuche, Erfahrungen • Ziele • Summendes und winkendes Essen	Flipchart	7-Tage-Ess- und Trinktagebuch führen
2. Stunde 2. Woche	Wie esse ich?	• Rahmenbedingungen, Aussehen • Zeit und Genuss Wann welche Mengen? • Lebensmittelgruppen, Fett- und Zuckergehalt	Flipchart Ernährungspyramide Tellerregel: einen Teller voll „Davon 5 Stück oder 5× am Tag"	
3. Stunde 2. Woche	Die richtigen Lebensmittel genussvoll essen Lehrküche	• Wovon wie viel essen? • Gesunde Lebensmittel, Genuss-Lebensmittel • 1-er-Regel (1× am Tag) • Tellerregel • „5 am Tag" • Gemeinsam kochen und essen	Flipchart Uhr mit Sekundenzeiger Kochrezepte	Bewegungstagebuch führen
4. Stunde 3. Woche	Rückfallstrategien	• Problemlösung in 6 Schritten lernen • Konkrete Fälle aus der Gruppe	Flipchart	Konkrete Ziele für zu Hause
5. Stunde 3. Woche	Abschluss Ziele	• Bisherige Ernährungs- und Bewegungsveränderungen • Wie geht es weiter? • „Brief an mich" vorbereiten, der später an den/die Rehabilitand*in nachgesendet wird	Sprechball	

Zusammenfassung

- Ernährungstherapie ist ein Schwerpunkt der medizinischen Rehabilitation.
- Sie wendet sich kurativ an die zunehmenden „Zivilisationskrankheiten" im Zusammenhang mit Übergewicht und u. a. an Folgen chronischer neurologischer und onkologischer Krankheiten mit dem Risiko von Mangelernährung.
- Die Einbindung im interprofessionellen Rehabilitationsteam ist essenziell.
- Anamnese und Diagnostik dienen dazu, Therapieziele zu formulieren und eine passgerechte Therapieplanung durchzuführen.
- Verhaltensmedizinische Aspekte spielen für den mittel- und langfristigen Erfolg eine große Rolle. Informationen über Lebensmittel und Ess- und Bewegungsverhalten sowie praktisches Training sind Grundbausteine der Therapie.

- Entspannungsverfahren haben das Ziel, durch Intention psychophysiologische Prozesse zu verändern.
- Dabei sollen Entspannungsreaktionen und die Körperwahrnehmung verbessert werden.
- Achtsamkeitsübungen stammen ursprünglich aus dem spirituellen Kontext. Sie fokussieren eher darauf, die Aufmerksamkeit bewusst und akzeptierend auf den aktuellen Moment zu lenken. Sie helfen, die Bewusstheit für körperliche und psychische Erfahrungen zu steigern und aus ungünstigen mentalen Zuständen (wie Grübeln, Sorgen) auszusteigen.
- Beide haben starken Körperbezug, stärken die Bewusstheit und die Eigenverantwortung.
- Beide Methoden können psychophysische Überaktivität reduzieren. Das wird als Schutzfaktor bei somatischen und psychischen Erkrankungen gesehen.

Entspannungsverfahren

- Entspannung wirkt als gesundheitlicher Schutzfaktor.
- Entspannungsverfahren mindern stressassoziierte gesundheitliche Risikofaktoren:
- Aktivierung von Homöostaseprozessen im vegetativen Nervensystem – Aktivierung Parasympathikus, Dämpfung des Sympathikus
- Neuromuskulär: Abnahme des Skelettmuskeltonus
- Kardiovaskulär: Vasodilatation, Verlangsamung der Herzschlagfrequenz, Blutdrucksenkung
- Respiratorisch: Verlangsamung der Atemfrequenz, Abnahme des Sauerstoffverbrauchs, Regelmäßigkeit der Atemzyklen
- Hirnelektrisch: EEG-Synchronisation, vermehrte Alpha-Aktivität
- Gastrointestinale und endokrine Veränderungen
- Kaum Nebenwirkungen oder Kontraindikationen

Psychologische Entspannungsreaktion

- Affektive Indifferenz
- Erhöhung der Wahrnehmungsschwelle u. a. für Außenreize
- Erleben mentaler Frische nach der Übung
- Techniken zur Aktivierung bereits bestehender Ressourcen

Ziel der Entspannungsverfahren
- Durch regelmäßiges Üben vielfältige positive Effekte für die Gesundheit
- Verbesserte psychische Flexibilität
- Verbesserter Umgang mit Belastungen wie chronischen Erkrankungen
- Sich Zusammenhänge zwischen körperlichem Erleben und psychischem Empfinden bewusster machen
- Durch Üben selbst Einfluss auf Schmerzen und Befinden nehmen können
- Damit Stärkung der Selbstwirksamkeit, Selbstkontrolle und Selbstkompetenz

Vermittlung von Entspannungsverfahren

Die Verfahren können einzeln oder in der Gruppe durchgeführt werden.

- Einleitung
- Psychoedukation zum Thema Stress, Entspannung, Bedeutung für die Gesundheit
- Information über Stressreaktionen und Gesundheitsrisiken
- Anwendung systematischer Entspannungsverfahren zur Risikovorbeugung und Beschwerdelinderung
- Informationen zum Verfahren, seiner Herkunft, Grundprinzipien und Wirkmechanismus
- Anweisungen zur Durchführung, Körperhaltung, Trainingsregeln
- Anleitung zum regelmäßigen Eigenüben
- Vorerfahrungen mit Eigenübungen
- Positive Übungsatmosphäre erarbeiten
- Motivation zum regelmäßigen Üben steigern
- Hindernisse thematisieren
- Durchführung der Übungen
- Nachbesprechung
- Ggf. Anleitungen zum Selbstüben aushändigen
- Förderung einer entspannungs- und übungsfördernden Umgebung
- Nicht: schummerige Wellnessatmosphäre mit Musik und Düften! Das verhindert aktives Üben eher und macht es schwieriger, in häuslicher Umgebung alleine regelmäßig weiter zu üben.
- Übungsinstruktion, Korrektur und Unterstützung durch Anleitende

Autogenes Training

- Nutzung der Fähigkeit, sich Gedanken, Gefühle und Körperempfindungen so intensiv vorzustellen, dass es zu körperlichen Reaktionen kommt (nach Schultz, → Abb. 16.1)
- Sich Ruhe, Schwere, Wärme vorstellen und darüber in tiefe Entspannung kommen
- Positive Verbesserung bei Darmerkrankungen, Glaukom, Epilepsie, Hypertonie, psychosomatischen und vegetativen Störungen, Neurodermitis, Schlafstörungen gegenüber einer Kontrollgruppe (ohne Entspannungstherapie)
- Übende wiederholen gelernte Formeln still für sich, konzentrieren sich auf die Inhalte und spüren ihre sich verändernden Körperempfindungen.
- Selbstständig, ohne Hilfsmittel wie CDs üben

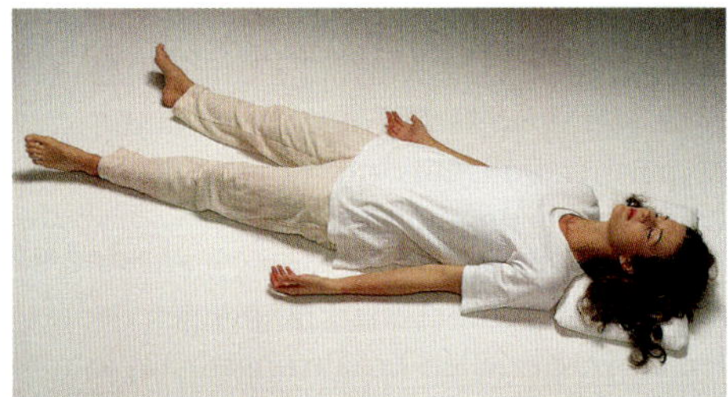

Abb. 16.1 Autogenes Training. Die Rehabilitandin stellt sich die Empfindungen Ruhe, Schwere und Wärme in ihrem Körper so intensiv vor, dass es zu körperlichen Reaktionen und tiefer Entspannung kommt. [K102]

- Zurücknahme der Übung über Bewegungen, Räkeln, Dehnen, tiefe Atmung, zuletzt Augen öffnen zum Übergang in die Alltagsaktivität

Progressive Relaxation

- Stress, Angst, innere Unruhe gehen mit muskulärer Anspannung einher.
- Entspannung der Muskulatur und Ruhegefühl sind verbunden.
- Positiver Effekt der progressiven Relaxation nach Jacobson bei Schlafstörungen, Schmerzen, Herz-Kreislauferkrankungen, auf das Immunsystem
- Erleben der Entspannungsreaktion in der Übung
- Auf längere Sicht Veränderung der Reaktion auf Stressauslöser
- Wachsende Widerstandsfähigkeit gegenüber Anforderungen und Belastungen
- Bei Angststörungen etwas besserer Effekt als bei Autogenem Training

Ziele

- Kultivierung der Wahrnehmung der Muskelspannung („Muskelsinne"), keine Suggestivelemente
- Bewusste und willentliche Spannungsreduktion
- Lang- und Kurzformen:
  - Erst werden Langformen geübt mit vielen Einzelübungen für kleinere Muskelgruppen, später Zusammenfassung z. B. der Muskeln eines Arms, eines Beins.
  - Übungslänge dann statt 60 Minuten nur 15–20 Minuten
- Durchführung:
  - Wahrnehmungslenkung auf die Muskelgruppe, Anspannungsphase der Muskelgruppe, Entspannungsphase mit Aufmerksamkeitslenkung auf die Empfindung darin, Vergleich mit der Gegenseite

Beispiel aus der Praxis
Mit zunehmender Übung kann auch mental geübt werden – ein Vorteil z. B. beim Üben bei der Nutzung öffentlicher Verkehrsmittel. Da kann es sonst etwas schwierig sein, z. B. bei Übungen der

Gesichtsmuskulatur Grimassen zu schneiden, wenn andere Fahrgäste zuschauen.

- Mit zunehmender Übung gelingt die Wahrnehmung der Muskelspannung bei Alltagsbewegungen.
- Erlernen, Muskelspannung im Alltag auf das erforderliche Mindestmaß reduzieren

Biofeedback

- Prinzip: Verwandlung sonst nicht wahrnehmbarer physiologischer Prozesse in elektronische Signale und damit sicht- bzw. hörbar zu machen
- Nutzung des EEGs oder des EMGs
- Vasomotorisches Feedback durch Rückmeldung der Hauttemperatur
- Etwas aufwendiger in der Durchführung als Autogenes Training und Progressive Relaxation wegen der notwendigen technischen Ausstattung

Indikationen

- Spannungskopfschmerz und Migräne, Schlafstörungen, Tinnitus, Hypertonus
- Depressive Symptome bei Schmerzstörungen, Angststörungen, Substanzmissbrauch, Epilepsie

Yoga

- Säkularisiertes (also weltliches, nicht primär spirituelles) Yoga hat positive Effekte auf die Körperwahrnehmung und das psychische Empfinden (→ Kap. 20).
- Hatha-Yoga (Hatha – Kraft, Energie) als eine von vielen Yoga-Formen wird häufig in der Rehabilitation als Entspannungsmethode eingesetzt. Es ist die in der europäischen Medizin gängigste Yoga-Methode.
- In Achtsamkeit durchgeführte Körperhaltungen und Atemtechniken bewirken Entspannung (→ Abb. 16.2).
- Verbesserung des Körperbewusstseins
- Verbesserter Zugang zu den eigenen Gefühlen

Qi Gong

- Traditionelle chinesische Übungsmethoden zum Umgang mit der Lebensenergie Qi (→ Kap. 14)
- Regulierung und Stärkung geistiger, seelischer und körperlicher Funktionen
- Geübt werden:
  - Körperhaltungen
  - Bewegungsübungen
  - Atemübungen
  - Geistige Übungen zur Konzentration und Imagination

Tai-Chi (Taijiquan)

- Übungen zum Erlernen harmonischer fließender Bewegungen aus der chinesischen Kampfkunst (→ Kap. 14)

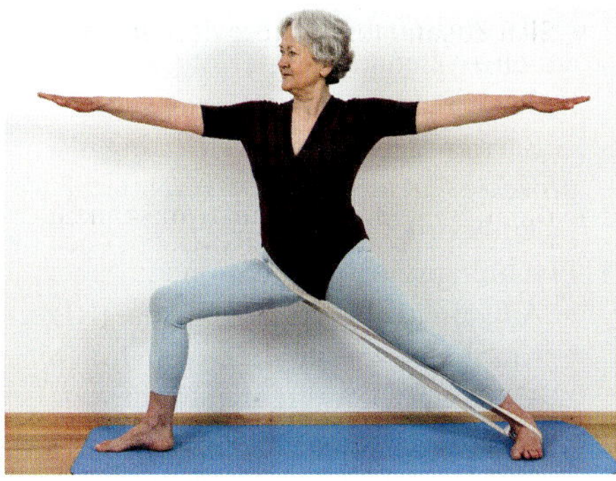

Abb. 16.2 Yoga in der Reha-Therapie: „Die Kriegerin" ist eine Übung, die die äußere und innere Haltung stärkt. Sie kräftigt vor allem die wirbelsäulenaufrichtende Muskulatur. Hier wird der Effekt durch das Thera-Band noch verstärkt. [K367]

- Wechselwirkung mit dem Vegetativum und verschiedenen Organfunktionen
- Teilweise ähnlich dem Qi Gong

Achtsamkeit

Achtsamkeitsübungen wurden ursprünglich im religiösen und spirituellen Kontext entwickelt (östliche Meditationsformen). Sie werden zunehmend in der Rehabilitation körperlicher und psychischer Erkrankungen, unabhängig von religiösen Orientierungen, eingesetzt.

Definition von Achtsamkeit
- Absichtsvolle Lenkung der Aufmerksamkeit auf den gegenwärtigen Moment
- Bewusste Wahrnehmung aller aufkommenden Empfindungen und Erfahrungen ohne Bewertung und mit möglichst großer innerer Offenheit

Wirkprinzipien

- Steigerung von Achtsamkeit – rasches Erkennen von ungünstigen Gewohnheiten und erleichterte Verhaltensänderung
- Ausstieg aus Grübeln und Sich-Sorgen
- Erkennen von Gedanken und Emotionen als vorübergehende mentale Ereignisse ohne komplette Übereinstimmung mit der Realität (Metaebene)
- Abbau der Vermeidung von unangenehmen inneren Erfahrungen
- Reduktion von kognitiver und emotionaler Reaktivität
- Förderung eines achtsamen Umgangs mit der aktuellen Realität des eigenen Körpers
- Entwicklung von Mitgefühl mit sich selbst

Durchführung

- Formelle Übungen: z. B. Body-Scan im Liegen
- Informelle Übungen: Achtsamkeitsübungen bei Alltagstätigkeiten (Gehen, Duschen, Essen)

Imaginationsverfahren

- Mentale Vorstellungen mit sensorischen, motorischen, kognitiven und affektiven Komponenten
- Erzeugen von Entspannung
- Bildhafte Vorstellungübungen, z. B. Fantasiereisen, Ruhebild
- Regelmäßiger Einsatz bei der Behandlung von Kindern

Klinische Hypnose/Hypnotherapie

- Erfahrungsorientiertes und teilweise suggestives Verfahren in der medizinischen und Psychotherapie
- Ressourcenorientierter Ansatz in der Psychotherapie, um körperliche und seelische Prozesse in Einklang zu bringen
- Induktion eines veränderten Aufmerksamkeits- und Bewusstseinszustands – hypnotische Trance ähnlich der Entspannungsreaktion

Zusammenfassung

- Entspannungsverfahren und Training der Achtsamkeit können durch Intention psychophysiologische Prozesse verändern. Sie können das vegetative Nervensystem beeinflussen, den Parasympathikus stärken und den Sympathikus dämpfen. Dadurch können psychophysische Prozesse ausgeglichen und viele Erkrankungen und Schmerzen günstig beeinflusst werden.
- Die Körperwahrnehmung, Selbstwirksamkeit und das Körperbewusstsein werden verändert.
- Menschen werden seelisch und körperlich resilienter gegenüber verschiedenen Belastungen.
- Wichtig ist das regelmäßige und eigenständige Üben auch nach der Reha-Maßnahme.
- Die wichtigsten Entspannungsverfahren sind das Autogene Training und die Progressive Relaxation.
- Achtsamkeitsübungen entstammen der Meditation. Sie nutzen Elemente der Imagination und der Autosuggestion (Hypnotherapie).

Psychologische Beratung

Psychologie in der medizinischen Rehabilitation

- Psychologie beschäftigt sich mit dem menschlichen Erleben und Verhalten.
- Krankheitsverlauf, Krankheitsbewältigung, berufliche und soziale Teilhabe bei chronischen Krankheiten hängen sehr von psychischen und sozialen Faktoren ab.

Anlässe und Indikationen

Psychosoziale Problemlagen:

- Psychische Symptome und Störungen, die von Betroffenen, Therapeut*innen und/ oder dem Umfeld benannt werden
- Probleme bei der Krankheits- oder Behinderungsfolgenbewältigung
- Selbstwert, Zukunftsperspektive, Neuorientierung der Lebensplanung, Durchhaltestrategien, Katastrophisieren
- Psychische Belastung und Störungen, Komorbiditäten, kognitive Einschränkungen
- Probleme in Partnerschaft und Familie
- Belastungen in der Schule oder am Arbeitsplatz
- Gesundheitliche Risikofaktoren: Rauchen, Bewegungsmangel, Fehlernährung, Übergewicht, ungenügende Stressbewältigung, Schlafstörungen
- Indikationsspezifische Probleme: Rezidiv-, Progredienzangst bei schweren Krankheiten
- Stigmatisierung der Krankenrolle
- Mangelnde Compliance
- Soziale und finanzielle Problemlagen

Diagnostik

- Klinisch-psychologisch
- Gesundheitspsychologisch, mit sozialmedizinischer Beurteilung
- Neuropsychologische Diagnostik
- Psychologische und psychosoziale Diagnostik: Unterscheidung
  - Psychische Störung
  - Auffällige oder adäquate Krankheitsverarbeitung
  - Schweregrad
  - Chronizität

Interventionen

- Aufgaben: Indikationsstellung, Zieledefinition, Zielehierarchie, individuelle Maßnahmenplanung, außerdem Bewertung des Behandlungsergebnisses
- Einschätzung von Motivation und Handlungsbereitschaft:
  - Allgemeine Reha-Motivation: beeinflusst von Leidensdruck, Hoffnung auf ein gutes Ergebnis, Wissen über Reha, Eigeninitiative, Einstellung zur Reha, Bereitschaft zur aktiven Mitarbeit und Änderung des Lebensstils, Gesundheits- und Krankheitskonzepte
  - Psychosoziale Therapiemotivation: geprägt von psychischem Leidensdruck, Wunsch nach Selbstreflexion, Hoffnung auf einen Behandlungserfolg, Krankheitskonzept
  - Barrieren: soziale Etikettierungsprozesse („Abstempeln"), somatische Laientheorien
- Psychologische Interventionen:
  - Allgemeine Beratung (→ Abb. 17.1)
  - Krankheitsspezifische Maßnahmen: z. B. Schmerzbewältigung, Nichtrauchertraining
  - Problemorientierte Maßnahmen: Partnerberatung, Kriseninterventionen bei akuten Krisen
  - Beratung und Edukation, zur Krankheitsverarbeitung, Kurzzeitpsychotherapie, Maßnahmen zur Änderung des Lebensstils
  - Reduktion von gesundheitlichen Risikofaktoren, Stärkung von Schutzfaktoren

Grundlage der Interventionen: Diathese-Stress-Modell der Krankheitsverarbeitung

- Coping (Bewältigung): Prozess zur Verminderung von Belastungen durch emotionale, kognitive Prozesse und aktives Handeln
- Diathese: persönliche Vulnerabilitäten und bestehende Belastungsfaktoren (Stress)
- Zentrale Einflussgrößen: Bewertung belastender Ereignisse, Einschätzung der Bewältigungsmöglichkeiten
- Coping-Stile: problemorientiert (eher zielführend), emotionsorientiert (eher dysfunktional)
- Bei ungenügender Krankheitsverarbeitung:
  - Folgen für Zugang zur Reha, Krankheitsverlauf, Compliance, Erfolg der Reha
  - Mögliche Folgen: Belastungsstörung, Anpassungsstörung, affektive Störung, Angststörung, Substanzmissbrauch, somatoforme Störungen

Prozessmodell gesundheitlichen Handelns

Absichtsbildung – Motivation

- Gute Vorsätze reichen nicht!
- Förderfaktoren sind: Selbstwirksamkeitserwartungen, Handlungsergebniserwartungen, Risikowahrnehmung.

Absichtsumsetzung – Volition

- Förderfaktoren: Handlungsplanung (konkrete Planung der Umsetzung der Absicht), Bewältigungsplanung, Handlungskontrolle
- Schutz- und Risikofaktoren, Salutogenese:
  - Personbezogene Schutzfaktoren: individuelle Gesundheitskompetenzen, Persönlichkeitsmerkmale, Verhaltensstile, Selbstwirksamkeitserwartungen, Kontrollüberzeugungen, Optimismus, Kohärenzgefühl, spezifische Bewältigungsstrategien, körperliche Schutzfaktoren, Immunsystem, körperliche Gesundheit, soziale Unterstützung durch Partnerschaft, Arbeitsplatz, privates soziales Netz
  - Resilienz: psychische Widerstandsfähigkeit, erfolgreiche Bewältigung kritischer Ereignisse
  - Risikofaktoren: negative Affekte, traumatische Lebensereignisse, andauernde Stressoren
  - Salutogenese: Was hält Menschen gesund? Schützende Faktoren für psychische und physische Gesundheit (→ Kap. 1)

Behandlungsziele

- Emotionsregulation, Aufbau sozialer Kompetenzen
- Gesundheitsförderung, Empowerment: Ansatz an äußeren Lebensbedingungen, Selbstregulation, Selbstmanagement, Stärkung der Gesundheitsressourcen, Verbesserung des Gesundheitszustands

Verhaltenstheoretisches Modell

- Psychische Symptome und Störungen sind das Ergebnis von Lernprozessen. Man kennt:
  - Assoziationslernen durch Assoziationen, z. B. Generalisieren von Erfahrungen aus bestimmten Situationen: „Wenn ich jene Krankheit bewältigt habe, schaffe ich es mit dieser wohl auch."
  - Verstärkungslernen: Es gibt positive (Erfolge) und negative (Strafe, Scheitern) Verstärkungserfahrungen.
  - Beobachtungslernen: Vorbilder helfen, neue Situationen einzuschätzen
- Kognitionen, Emotionen, Motivationen, physiologische Reaktionen wirken sich aus auf Erwartungen und die Problemlösefähigkeit.
- Prädisponierende, auslösende, aufrechterhaltende Faktoren stellen Ansätze für die Therapie dar.
- Problemlösende Interventionen werden eingesetzt, z. B. Neu- oder Umlernen.
- Diese Methoden werden dabei vermittelt: Problemlösestrategien, Konfrontation mit unangenehmen Themen, Situationen oder Gefühlen, Training sozialer Kompetenz, kognitives Umstrukturieren (Perspektivwechsel), Imagination und Selbstregulation.

Tiefenpsychologisches Modell

- Psychoanalytischer Ansatz: Die Reaktivierung und Aufarbeitung früher Konflikte mittels Deutung, Klärung, Konfrontation führen zur Belastungsverarbeitung und Symptomreduktion
- Instanzenmodell (Ich, Es, Über-Ich)
- Dabei wird die Rolle des Unbewussten und der unbewussten Psychodynamik (seelische Vorgänge) einbezogen.
- Abwehrmechanismen werden als Bewältigungsstrategien betrachtet, z. B. von nichtbewältigten Konflikten aus der Kindheit.

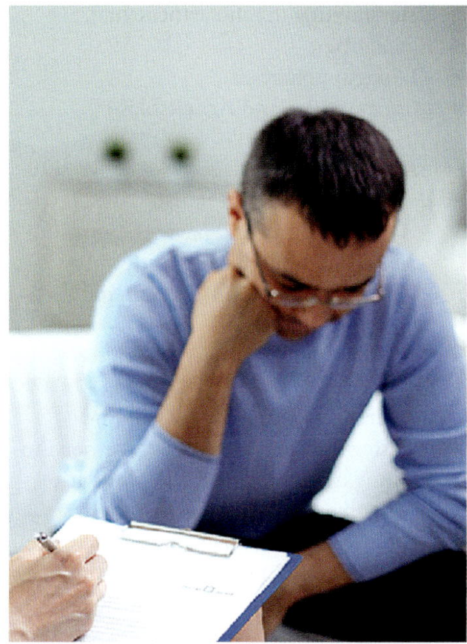

Abb. 17.1 Psychologisches Gespräch: Vertrauen, Offenheit und Wertschätzung sind die Grundvoraussetzungen für einen Beratungserfolg. Es fällt Rehabilitand*innen oft schwer, sich auf das psychologische Gespräch einzulassen. [J787]

- Aktuelle Belastungen können frühe Konflikte aktualisieren (triggern).
- Therapie: Biografische Arbeit, Beziehungserfahrung, Übertragung und Gegenübertragung, Widerstand, Auseinandersetzung mit Wünschen, Motiven, Bedürfnissen des/r Rehabilitand*in

Systemisches Modell

- Die Person als Teil eines sich selbst aufrechterhaltenden Systems: im sozialen Umfeld, Beruf, Gesellschaft
- Wechselwirkungen zwischen Person und Umfeld: Erkennen von auslösenden und aufrechterhaltenden Faktoren, ggf. diese verändern
- Das System wird als Quelle von Störungen oder als Ressource betrachtet.
- Veränderungen führen zu Symptomen bei Mitgliedern des Systems.
- Annahmen der Person über Krankheit wirken sich auf Motivation, Compliance, Krankheitsverhalten aus.
- Fragestellung: Wofür ist die Störung eine Lösung? Was lässt sich als adäquate Lösung konstruieren?
- Daraus resultieren Auftragsklärung und spezifische Interventionen, z. B. zum Reframing (Veränderung der Perspektive), paradoxe Intervention (Anregung des eigentlich zu verändernden Verhaltens).

Gesprächspsychotherapie

- Die personzentrierte Psychotherapie gehört zu den humanistischen Verfahren.
- Persönlichkeitsmodell: Die Person strebt nach Selbstverwirklichung.
- Störung: Inkongruenz zwischen Selbstkonzept und Erfahrungen
- Methode: Integration und Korrektur der Erfahrungen durch empathisches Verstehen, Kongruenz, Authentizität, Wertschätzung und Akzeptanz durch Therapeut*in
- Nutzung dramaturgischer Mittel, wie ein leerer Stuhl: Der/die Rehabilitand*in stellt sich neben den Stuhl, auf dem eine imaginäre Person sitzt (z. B. er/sie selbst als Kind) und erklärt deren Gefühle. Später setzt er/sie sich selbst auf den Stuhl und berichtet über die Empfindungen in der besprochenen Situation.

> - Alle Therapiekonzepte werden als Kurzzeittherapie für die Reha-Maßnahme adaptiert.
> - Schwerpunkte in allen Methoden sind Psychoedukation und Maßnahmen zur Gesundheitsbildung und -förderung.
> - Ziele sind die Stärkung von Selbstbewusstsein, Selbstbestimmungskompetenz und gesundheitsfördernden Einstellungen.

Aufgaben in der somatischen Rehabilitation

- Teilnahme an Teambesprechungen und Supervision
- Beratung: u. a. mit der Methode des Motivational Interviewing (→ Kap. 3): Start mit offenen Fragen zu problematischem Verhalten, rasch Übergang zum sog. Change Talk zur Verhaltensänderung mit Schwerpunkt auf den Stärken und Erfolgen der Rehabilitand*innen
- Krisengespräche, z. B. bei Selbst- und Fremdgefährdung
- Einzelinterventionen; Einzelgespräche zu bestimmten Themen, die von den Rehabilitand*innen eingebracht werden, z. B. Ängste, Depressionen.
- Problemorientierte psychoedukative Gruppenschulungen in manualisierten strukturierten Programmen, z. B.
  - Stressbewältigung
  - Schlafstörungen
  - Nichtrauchertraining
  - Gewichtsreduktion (in Kooperation mit Ernährungsfachkräften)
  - Soziales Kompetenztraining, z. B. in der Medizinisch-berufsorientierten Rehabilitation (MBOR, → Kap. 27)
  - Schmerzbewältigungstraining, z. B. in der Verhaltensmedizinisch orientierten Rehabilitation (VOR, → Kap. 28)
- Neurologie (→ Kap. 30):
  - Zusätzlich **neuropsychologische Diagnostik** von Störungen des Gedächtnisses, Sprachverständnis, Konzentration, Sinnesbeeinträchtigung, motorischen Störungen
  - Therapie: Übungen zur Verbesserung der Hirnleistung
- Entspannungsverfahren (→ Kap. 16):
  - Progressive Muskelentspannung
  - Autogenes Training
  - Imaginative Verfahren

Aufgaben in der psychosomatischen, psychiatrischen und Suchtrehabilitation

→ Kap. 40 bis → Kap. 42

Zusammenfassung

- Psychologische Therapiemaßnahmen in der medizinischen Rehabilitation gehen auf krankheitsbedingte Belastungen, komorbide Störungen und psychosoziale Belastungen ein.
- Psychologische und neuropsychologische Diagnostik sind wesentliche Bestandteile der rehabilitativen Diagnostik.
- Therapieformen sind Beratungen, kurzzeittherapeutische Einzel- und Gruppengespräche, Kriseninterventionen, Rehabilitand*innen-Edukation, Leitung von spezifischen und indikativen Gruppen, Entspannungsverfahren.
- Inhaltlich stehen Gesundheits- und Ressourcenförderung, Verbesserung der Selbstwirksamkeit, der Krankheitsbewältigung und psychische Stabilisierung im Vordergrund.

→ 18 Patientenschulung, Gesundheitsbildung

Grundlagen

Schulungen sind ein wesentlicher Bestandteil der medizinischen Rehabilitation.

- Vermittlung von krankheits- und behandlungsrelevantem Wissen
- Vermittlung von Fertigkeiten, die zu einem aktiven Krankheitsmanagement motivieren und befähigen:
  - Akzeptanz des chronischen Krankheitsverlaufs
  - Einflussfaktoren für die Krankheit verstehen und Risiken für eine Verschlechterung vermindern
  - Eigene Ressourcen erkennen und aktivieren
  - Individuelle Bewältigungskompetenzen entwickeln
  - Verbesserte Kommunikation zwischen Behandelnden und Betroffenen
  - Auch allgemein einen gesundheitsförderlichen Lebensstil entwickeln
- Dazu zählen alle therapeutischen Angebote der Ärzt*innen, Psychologie, Bewegungs-, Ernährungs-, Ergotherapie, Sozialberatung, Pflege
- Im „Gesundheitstrainingsprogramm der DRV" wurden 22 krankheitsspezifische und 7 fachübergreifende Curricula für Rehabilitand*innenschulungen zusammengestellt und stehen den Reha-Einrichtungen zur Verfügung.

Definitionen

- Selbstmanagement:
  - Selbststeuerung
  - Eigenständige Problembewältigung
  - Kompetenzen in der Selbstwahrnehmung, Zielklärung, Zielsetzung, Selbstinstruktion, Selbstverstärkung, Selbstkontrolle
- Empowerment: Befähigung zur selbstbestimmten Entscheidung über die Behandlung und den Umgang mit der Erkrankung

Curriculäre Schulungen

Indikationsspezifische Schulungen

Frei zugänglich sind im Internet über die Webseite der DRV Schulungscurricula erhältlich, von denen viele bereits wissenschaftlich evaluiert wurden. „Curriculär" heißt: Es gibt eine Standardisierung des Schulungsprogramms. Die Themen (oder Module) der einzelnen Einheiten sind definiert. Sie sind aber flexibel an unterschiedliche Gruppen von Betroffenen anpassbar.

- Orthopädie:
  - Rückenschule
  - Chronischer Schmerz
  - Osteoporose
  - Arthrose und Endoprothesen
- Kardiologie:
  - Koronare Herzkrankheit
  - Arterieller Hypertonus
  - Herzinsuffizienz
  - Herzklappenerkrankungen
  - Antikoagulationsmanagement
- Onkologie:
  - Tumorerkrankungen
  - Brustkrebs
- Dermatologie: Neurodermitis
- Stoffwechselkrankheiten: Typ 2-Diabetes
- Pneumologie:
  - Asthma bronchiale
  - Bronchiektasen
  - Sauerstofflangzeittherapie
  - COPD
- Gastroenterologie:
  - Chronische Darmerkrankungen
  - Chronische Pankreatitis
  - Chronische Lebererkrankungen
  - Anus praeter naturalis

Krankheitsübergreifende Curricula

- Tabakentwöhnung
- Adipositas
- Gesunde Ernährung
- Einführung in das Sozialrecht
- Selbstmanagementmodule
- Konflikte am Arbeitsplatz
- Berufswegplanung

Methoden

- Vortrag
- Gruppengespräch und Diskussion (→ Abb. 18.1)

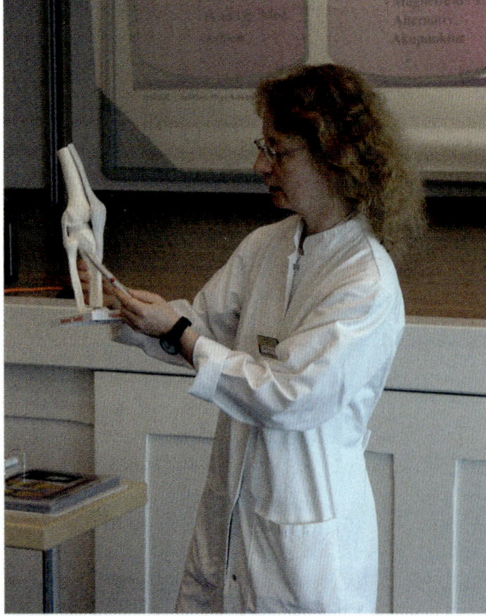

Abb. 18.1 Rehabilitand*innenseminar: Im Seminar werden Themen gemeinsam mit den Rehabilitand*innen erarbeitet und ihre Erfahrungen dabei einbezogen. Je besser dies gelingt, desto mehr können die Teilnehmenden für ihre persönliche Situation profitieren und Einstellungen und Verhaltensweisen gesundheitsorientiert verändern. [P1417]

- Übung
- Einzelarbeit
- Kleingruppenarbeit
- Informations- und Arbeitsblätter

Lernziele

- Vermittlung von Wissen:
  - Gesundheitsbezug bzw. zu chronischer Krankheit oder Behinderung
  - Zu Diagnostik und Therapiemöglichkeiten
  - Zum Umgang mit deren Folgen
- Einstellung:
  - Anregung eines kognitiven und emotionalen Lernprozesses zu einer Einstellungsänderung und zur Motivation
  - Positive Effekte des Gesundheitsverhaltens erfahrbar machen
  - Aufbau einer positiven Einstellung, z. B. zum Gesundheitsverhalten und dessen Effekten
- Handlungskompetenz:
  - Fertigkeiten vermitteln: Körperwahrnehmung, Symptommonitoring, Bewegungsübungen, Auswahl gesunder Lebensmittel
  - Entscheidungs-, Selbstmanagement- und Handlungskompetenz stärken (zur Medikation, Vermeidung spezifischer Auslöser, Umgang mit Krisensituationen, gesund essen, Bewegungsaktivitäten)
  - Stressbewältigung, Problemlösen
  - Vermittlung von Selbstregulationsstrategien
  - Training sozialer Kompetenzen, psychologische Unterstützung

Ausgangspunkt jeder Schulungseinheit

- Bedürfnisse der Rehabilitand*innen
- Probleme und Ziele der Betroffenen mit der Erkrankung

Seminare und Schulungen sollen sich ergänzen mit anderen Therapieangeboten und eingebettet in das Gesamtklinikkonzept sein.

- Wichtig: Alle Mitglieder des Reha-Teams sollen die Seminare und ihre Inhalte kennen. Kongruente Informationen an die Rehabilitand*innen sind ganz wichtig.
- Die Teilnahme an den Schulungen und Seminaren im Rahmen der strukturierten Einarbeitung sollte für neue Teammitglieder der verschiedenen Berufsgruppen verbindlich sein. Nach der Einarbeitungsphase ist das praktisch nicht mehr realistisch organisatorisch umzusetzen (→ Kap. 3).
- Mitglieder des Teams aus verschiedenen Berufsgruppen sollten in Planung und

Umsetzung der Schulungen eingebunden werden.

Beispiel aus der Praxis

- Aktuelles Fachwissen ist eine Grundvoraussetzung für Rehabilitand*innenschulungen, reicht aber nicht aus! Pädagogische und didaktische Kompetenzen werden ebenso benötigt. Dafür gibt es Train-the-Trainer-Seminare.
- Die Autorin hat in ihrer Klinikarbeit über 25 Jahre regelmäßig u. a. Schulungen zum Thema chronische Schmerzen durchgeführt. Diese Seminare waren nie ein Frontalvortrag, sondern immer interaktiv, mit Fragen und Antworten. Trotz eines festen thematischen Grundgerüsts war der Ablauf **flexibel** und konnte dem **Bedarf der anwesenden Rehabilitand*innen** angepasst werden. Die Erfahrung war: Wenn sich die Referentin selbst neugierig zuhören konnte, was jetzt wohl als Nächstes kommen würde, wurde die Veranstaltung gut bewertet. Außerdem hätte es die Referentin auch nicht ausgehalten, jahrelang immer dasselbe zu erzählen.
- Merke: Gestalte als Referent*in Seminare so, dass **auch** du sie selbst anregend findest. Das lässt sich auch an die Zuhörer*innen vermitteln! Dabei muss man natürlich immer den Bedarf der Teilnehmer*innen im Blick behalten.

- Der Behandlungsfolg kann deutlich anhaltender sein, wenn Schulungen, Therapien und Nachsorgemaßnahmen sich ergänzen.
- Nachsorge kann auch online erfolgen.

Voraussetzungen für effektive Schulungen

Effektive Schulungen mit guter Akzeptanz der Betroffenen nutzen:

- Einsatz der Kernkompetenzen der motivierenden Gesprächsführung (→ Kap. 3)
- Wertschätzender Austausch
- Einbeziehung der Vorerfahrungen und Werte der Rehabilitand*innen
- Verständliche Sprache
- Gruppengespräche und -diskussionen zu Vor- und Nachteilen von Lebensstiländerungen
- Übungen mit Selbsterfahrungsanteilen (z. B. Bewegung und Blutzuckerwert)
- Übungen zum Kompetenzerwerb (z. B. Blutdruckselbstkontrolle)

Unterstützung zur Lebensstiländerung

- Erfahrungen aus der Reha motivieren Betroffene.
- Der Transfer in den Alltag ist aber oft schwierig.
- Voraussetzung für die Schulung: Definition des relevanten Verhaltensbereichs (z. B. Verzicht auf Alltagsdrogen, mehr körperliche Aktivität, gesunde Ernährung, Stressmanagement)
- **Kurzfristige** Erfolge und positive Konsequenzen machen die Umsetzung im Alltag wahrscheinlicher!

Zusammenfassung

- Schulungen der Rehabilitand*innen sind ein wesentlicher Bestandteil der medizinischen Reha. Sie erleichtern Betroffenen, einen angemessenen selbstbestimmten Umgang mit chronischer Krankheit und Behinderungsfolgen zu entwickeln.
- Lebensstiländerungen sind bei den meisten Rehabilitand*innen von großer Bedeutung für den weiteren Krankheitsverlauf und die erreichbare Teilhabe der Betroffenen.
- Nur mit entsprechenden Selbstwirksamkeitsüberzeugungen und Selbstmanagementkompetenzen sind solche Verhaltensänderungen im Alltag langfristig umsetzbar.
- Alle Mitglieder des interprofessionellen Reha-Teams sind an der Schulung der Rehabilitand*innen beteiligt.
- Es liegen teilweise evaluierte Schulungscurricula der Rentenversicherungsträger vor. Das Reha-Team kann in Train-the-Trainer-Seminaren in entsprechenden didaktischen Kompetenzen geschult werden.

Ergotherapie und Logopädie

Ergotherapie

Die Ergotherapie widmet sich der Teilhabe der Rehabilitand*innen durch Betrachtung der individuellen Situation jeder Person

- mit ihren Fähigkeiten, Möglichkeiten und Schwierigkeiten,
- ihrem Tun, ihrer Alltagsumgebung und deren Interaktionen.
- Dabei ist die ganzheitliche Betrachtung der Person und Therapieform entscheidend.

Handlung

- Sie ist das Kernstück der Ergotherapie.
- Sie ist das Synonym für ein sinnvolles, sinnstiftendes Tun jedes Menschen.

Ziele

- Wiederherstellung
- Verbesserung
- Kompensation krankheitsbedingter Störungen und eingeschränkter Funktionen
- Der Einsatz erfolgt in allen Indikationen der medizinischen Rehabilitation.

Charakteristika

- Alltags- und Handlungsorientierung, Einbeziehung speziell adaptierter Übungsmaterialien
- Rehabilitand*innenzentrierung
- Ressourcenorientierung
- Handwerklich-gestalterische Techniken
- Lebenspraktische Übungen
- Hilfsmittelberatung, -versorgung, -schulung

Der ergotherapeutische Prozess

- Ergotherapeutische Funktionsdiagnostik vor der Therapie und im Verlauf: Systematische Assessments für die Aktivitäten des täglichen Lebens (ADL) sind eine Domäne der Ergotherapie (→ Kap. 5)!
- Definition von Behandlungszielen, Auswahl von Therapieverfahren, Ablaufplanung
- Darauf aufbauend erfolgen Maßnahmen-, Methoden- und Mittelwahl.
- Adaptive und edukative Methoden und Verfahren:
  - Versorgung mit Hilfsmitteln, z. B. Hilfsmittel für die Unterstützung der Handfunktion am PC, mit dem Elektrorollstuhl, in der Küche, beim Essen, beim Anziehen (→ Abb. 19.1):
    - Beratung
    - Auswahl
    - Ggf. individuelle Herstellung
    - Anpassung
    - Erprobung, z. B. bei Einsatz von Robotik
- Funktionsgerechte Wohnungs- und Umfeldgestaltung: Umfeldkontrolle, Ambient Assisted Living (AAL)
- Beratung von Angehörigen zur sinnvollen Unterstützung der Betroffenen
- Berufsbezogene Therapien, arbeitstherapeutische Behandlungsverfahren
- Soziale Therapiemaßnahmen zur Inklusion
- Tätigkeiten in den Fachgebieten: fachübergreifend mit fachspezifischen Schwerpunkten in Kooperation mit der Pflege: Körperpflegetraining, Anziehtraining, Esstraining, Küchentraining
- Orthopädie, Traumatologie, Rheumatologie: Training komplexer Funktionen und Fähigkeiten mit
  - Gelenkmobilisation
  - Muskelkräftigung
  - Sensibilitätsschulung
  - Förderung der Greiffunktion, Koordination und Geschicklichkeit (→ Abb. 19.2)
  - Gelenkschutz (vor allem in der Rheumatologie ein wichtiges Thema)
  - Steigerung der Belastbarkeit und Ausdauer
  - Selbstständigkeitsschulung
  - Hilfsmittelversorgung (→ Abb. 19.3)
  - Schienenversorgung, Prothesenschulung, Stumpfabhärtung zur Verbesserung von Prothesenanpassung

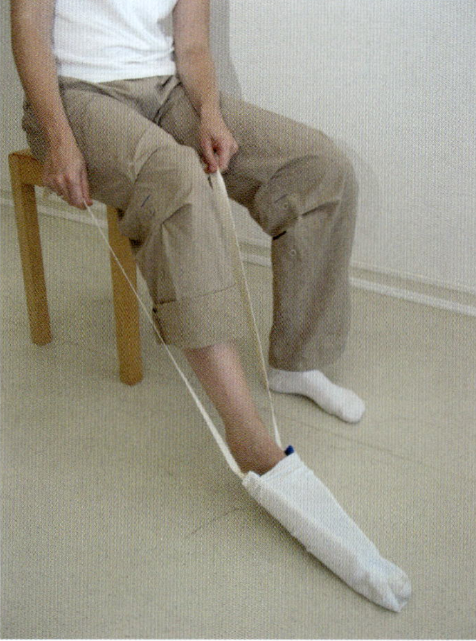

Abb. 19.1 Training mit der Strumpfanziehhilfe: Das Anziehen der Strümpfe kann nach Operationen oder bei Behinderungen eine große Herausforderung sein. Einfache Strumpfanziehhilfen können der Person wieder sehr viel Unabhängigkeit ermöglichen. Solche Hilfsmittel müssen nicht teuer sein: In der Ergotherapie werden sie u. a. aus alten Plastikeimern selbst hergestellt. [P526]

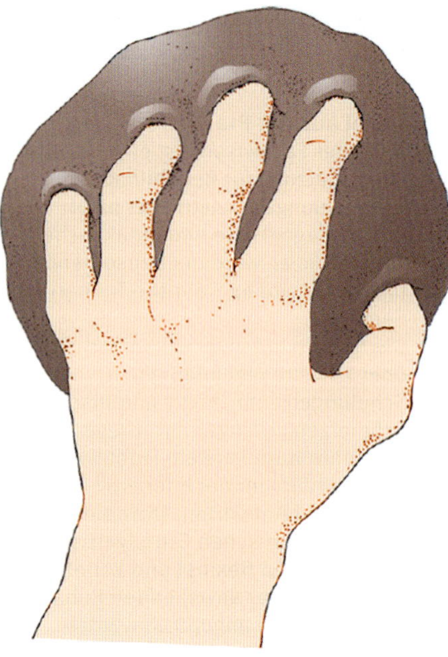

Abb. 19.2 Rheumatikerhand: Fingerextension mit Therapieknete. Weiche Knete, aber auch feiner Kies, Sand, Hülsenfrüchte oder Paraffin erlauben, warm oder kalt, schonende Gelenkübungen der Hände. [L190]

- Neurologie:
  - Training der sensomotorischen Funktionen und der Wahrnehmungsfähigkeit
  - Selbstständigkeitstraining für Alltag und Beruf
  - Therapie neurophysiologischer Defizite
- Pädiatrie:
  - Behandlung von Bewegungsstörungen:
    - Bei zentral bedingten Läsionen (Spastik)
    - Bei degenerativen Erkrankungen (Muskeldystrophie)
    - Bei Missbildungen, z. B. bei Dysmelie (Fehlen von Teilen von Arm oder Bein)
  - Behandlung von Störungen der sensomotorischen Entwicklung
  - Frühförderung bei körperlichen oder psychischen Behinderungen
  - Behandlung von Verzögerungen in der Sozialentwicklung, bei Verhaltensauffälligkeiten
- Geriatrie: Ergotherapie spielt eine große Rolle bei der Behandlung von Menschen mit Demenz.
  - Aktivierung und Förderung von
    - motorisch-funktionellen Fähigkeiten,
    - geistig-kognitiven Funktionen
  - Selbsthilfetraining für größtmögliche Selbstständigkeit

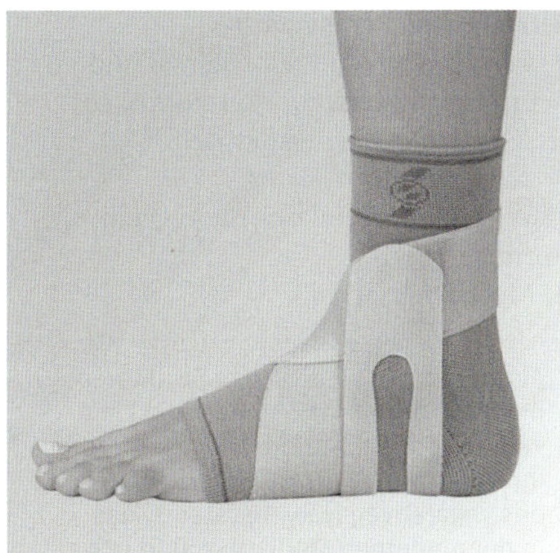

Abb. 19.3 Fußheberorthese: Die kontrollierte Fußhebung ist für ein normales Gehen elementar. Fußheberschwächen sind häufig, Orthesen unterschiedlicher Größen und Prinzipien zahlreich. Dieses Modell ist einfach, erlaubt das Training der muskulären Restfunktion und passt gut in normale Schuhe. [V115]

- Arbeitstherapie:
  - Einsatzbereiche: Psychiatrie, Psychosomatik, Neurologie, Innere Medizin, Orthopädie, Traumatologie
  - Verbesserung der Grundarbeitsfähigkeit und Belastungsfähigkeit
  - Arbeitsplatzerprobung
  - Arbeitsplatzgestaltung
  - Verbesserung der körperlichen Situation am Arbeitsplatz
  - Förderung der kognitiven Fähigkeiten
  - Verbesserung der sozialen Fähigkeiten: Kontaktfähigkeit, Anpassungsfähigkeit
  - Verbesserung von affektiven Störungen

Praktische Beispiele aus der medizinischen Rehabilitation

- Selbsthilfetraining:
  - Wasch- und Anziehtraining, z. B. bei Hemiplegie
  - Esstraining, z. B. bei Paresen oder entzündlich-rheumatischen Gelenkerkrankungen, Schluckstörungen (in Kooperation mit der Logopädie)
  - Transfertraining, z. B. Umsetzen vom Bett in den Rollstuhl, ins Auto, in die Badewanne etc.
  - Beratung zur behindertengerechten Gestaltung des häuslichen oder beruflichen Umfelds
- Motorisch-funktionelle Therapie
- Bahnung von Bewegungsabläufen nach Bobath (→ Kap. 9)
  - Testung und gezielte Therapie gestörter Hand- und Schulterfunktion:
    - Einsatz von Funktionsspielen wie Stecksolitär
    - Entlastung des Schultergelenks im Help Arm
    - Training und Bewusstmachung von Bewegungsabläufen (orientiert an der Feldenkrais-Therapie, → Kap. 20)
    - Schreibtraining
  - Testung und gezielte Therapie bei Sensibilitätsstörungen: Einsatz verschiedener Materialien (Stoffe, Schaumstoffe, Holz u. v. a.), z. B. bei Paresen oder in der Stumpftherapie nach Amputation
- Orthesen- und Hilfsmittelversorgung; Beispiele:
  - Thoraxabduktionsschiene nach Schulteroperation
  - Fußheberorthese (früher: Peroneusschiene) bei Fußheberschwäche (→ Abb. 19.3)
  - Schienen für Hand- und Fingergelenke bei Arthrosen und entzündlich-rheumatischen Veränderungen
  - Badewannenlifter, Toilettensitzerhöhung, Greifzangen, Strumpfanziehhilfe

Logopädie

Logopädie, auch Sprachheilkunde genannt, widmet sich den Bereichen der Stimme, des Sprechens, der Sprache, des Schluckens, der Kommunikation und des Hörens mit:

- Prävention
- Diagnostik
- Therapie
- Rehabilitation
- Lehre und Forschung

Ziele

Bei krankheitsbedingten Störungen Wiederherstellung, Verbesserung oder Vermeidung der Verschlimmerung von:

- Kommunikationsfähigkeit
- Stimmgebung
- Atmung
- Mundfunktion
- Sprechen
- Sprache
- Schluckakt: → **Schluckdiagnostik**
  - Dysphagie mit dem Risiko der Aspiration stellt ein vitales Risiko dar.
  - Störungen der Nahrungsaufnahme bergen Risiken der Mangelernährung.

Indikationen

- Frühkindlicher Bereich: Sprachentwicklung, Wortschatz, Grammatik, Phonologie
- Stottern
- Poltern
- Dysarthrie
- Aphasie
- Sprechapraxie
- Störungen des Sprachverständnisses

Ursachen von Dysphagie und Sprach- und Sprechstörungen

- Neurologische Erkrankungen: Schlaganfall, Multiple Sklerose, Morbus Parkinson, nach Schädel-Hirn-Trauma, Mutismus, Autismus, Demenz
- Sprechstörungen nach Tumorbehandlungen im Hals-, Mund-, Kieferbereich, Operation- und Bestrahlungsfolgen
- Folgen von Langzeitbeatmung

Zusammenfassung

- Ergotherapie ist eine handlungsorientierte, rehabilitandenzentrierte Therapieform, die im interprofessionellen Reha-Team besonders auf die Wiederherstellung oder die Erhaltung von Alltagskompetenzen und Selbstständigkeit zielt.
- Ihre Domäne ist die alltagsbezogene Funktionsdiagnostik und die individuelle Hilfsmittelversorgung.
- Logopädie behandelt Sprach-, Sprech- und Schluckstörungen der unterschiedlichsten Ursachen.
- Beide Therapieformen sind in der Frühförderung von Kindern von besonderer Bedeutung.

→ 20 Weitere Therapiemethoden, Naturheilverfahren

Diese Übersicht erhebt keinen Anspruch auf Vollständigkeit. Die wichtigsten und häufigsten anerkannten Therapiemethoden aus der medizinischen Rehabilitation werden aufgeführt.
Naturheilverfahren zielen auf die Aktivierung der Selbstheilungskräfte des Körpers durch physikalische und phytotherapeutische Reize. Phytotherapie ist der Einsatz von Pflanzenbestandteilen zu therapeutischen Zwecken.

Inhalationen

- Inhalationen dienen der Unterstützung des Sekretabflusses aus dem Tracheobronchialsystem.
- Aerosole werden eingesetzt (z. B. Meeresluft, Wasserdampf, Ultraschallvernebler, Dosieraerosole).
- Physiologische Kochsalzlösung oder Sole lockern Sekret besser als destilliertes Wasser.
- Weitere Substanzen für Inhalationen: Kamille, Panthenol, ätherische Öle

Indikationen

- Rhinitis, Pharyngitis, Sinusitis, Laryngitis, Tracheitis
- Chronische Bronchitis
- Asthma bronchiale
- Pneumonie

Klimatherapie

Behandlung mit den physikalischen und chemischen Wirkungen eines bestimmten Klimas.

Bioklimatische Zonen mit Indikationen

- Seeklima: Reizklima durch Strahlung, Wind, Aerosole, Allergenfreiheit
  - **Indikationen:** Atemwegserkrankungen, atopische und dermatologische Erkrankungen
- Mittelgebirgsklima: 300–1.000 m Höhe, ausgeglichene Temperaturverläufe, Filterfunktion des Waldes
  - **Indikationen:** Herz-Kreislauf-Erkrankungen, Erkrankungen des Bewegungsapparats, Infektneigung, psychosomatische Erkrankungen
- Hochgebirgsklima: erhöhte UV-Strahlung, Wind, Luftreinheit, geringerer Sauerstoffpartialdruck, geringere Lufttemperatur und -feuchtigkeit
  - **Indikationen:** chronische Atemwegserkrankungen, Infektanfälligkeit, Rekonvaleszenz, Herz-Kreislauferkrankungen

Kontraindikationen

- Akute Infekte
- Fortschreitende Tumorerkrankungen

Trinkkuren

- Traditionelle Behandlungsmethode der physikalischen Medizin seit der Antike
- Klassifikation von Heilwässern: eisenhaltig, jodidhaltig, schwefelhaltig, fluoridhaltig

Physiologische Wirkungen

- Unmittelbar an den Schleimhäuten im Verdauungstrakt
- Mittelbar nach Resorption auf die ableitenden Harnwege
- Langzeitwirkungen mit adaptiven Umstellungen von Stoffwechselparametern, Verdauungsfunktion und Urinzusammensetzung

Akupunktur

Akupunktur ist ein jahrtausendealtes chinesisches Heilverfahren. Auf der Grundlage körpereigener Regulationsmechanismen werden Reize durch Setzen von Nadel-, Druck- oder Wärmereizen an spezifischen Hautpunkten gesetzt. Es entsteht eine überwiegend analgetische Wirkung auf entfernt liegende Organe. Ziel ist ein Gleichgewicht des Organismus, z. B. von Yin und Yang.

Akupunkturpunkte

- Die Punkte haben eine eigene Topografie und spezielle Morphologie. Sie werden in ihrer Lage auf den Leitbahnen durch anatomische Strukturen definiert.
- Häufig liegen sie an Faszienperforationsstellen mit dem Durchtritt von Gefäß-Nerven-Bündeln (z. B. Dickdarm 4, D4, zwischen dem Os metacarpale I und II) am Durchtrittsort sensibler Nerven durch die oberflächliche Körperfaszie oder an typischen Muskeltriggerpunkten (z. B. Gallenblase 21, Gb 21, auf dem M. trapezius).
- Verminderter elektrischer Hautwiderstand
- Sog. Nahpunkte (nahe am Ort der Störung) werden bei akuten Erkrankungen, Fernpunkte (weiter entfernt vom Ort der Störung) bei chronischen Erkrankungen eingesetzt.

Leitbahnen

- Leitbahnen oder Meridiane sind von Akupunkturpunkten gebildete Punkteketten, meist linear-vertikal angeordnet.
- Sie bilden Systeme, die durch Wechselwirkungen zu inneren Organen und Funktionen verbunden sind.
- In der Traditionellen Chinesischen Medizin (TCM) entsprechen sie Kanälen, in denen u. a. „Qi" (Energie, Lebenskraft) fließt, ohne gesichertes anatomisches Korrelat.
- Patient*innen beschreiben häufig die longitudinale Reizausbreitung entlang der Leitbahnen als Wärme, Kribbeln („Qi-Gefühl").

Wirkungsmechanismus

- Freisetzung von Endorphinen und Neurotransmittern (wie Serotonin) auf verschiedenen Ebenen des ZNS
- Analgetische Wirkung
- Wirkung auf funktionelle vegetative Störungen
- Muskelrelaxation

> Akupunktur kann zerstörte Strukturen nicht wieder herstellen, aber sie kann verschiedene Körperfunktionen fördern. Ihre Domäne ist die Beeinflussung des vegetativen Nervensystems, das in der modernen Medizin, z. B. durch Medikamente, oft schwierig zu beeinflussen ist. Funktionelle Störungen ohne Organschädigung können erfolgreich behandelt werden. Beispiele: Müdigkeit, Schmerzen, Verdauungsstörungen ohne organisches Korrelat, verschiedene Stresssymptome.

Akupunkturformen

- Körperakupunktur (→ Abb. 20.1)
- Mikrosysteme: somatotrop, d. h., der Körper kann über Areale an einer Region erreicht werden, z. B. Ohrakupunktur nach Nogier, Schädelakupunktur nach Yamamoto
- Erklärung für Wirksamkeit der Ohrakupunktur: sensible Versorgung der Ohrmuschel u. a. durch Äste des N. vagus, darüber Reizweiterleitung zum gesamten vegetativen Nervensystem

Indikationen

- Akute und chronische Schmerzzustände des Kopfes, z. B. Migräne, Neuritiden
- Funktionseinschränkungen und Schmerzen am Bewegungsapparat: z. B. Arthrosen, wirbelsäulennahe Schmerzsyndrome, Periarthropathien, Insertionstendopathien, Resorptionsstörungen nach Traumata oder Operationen

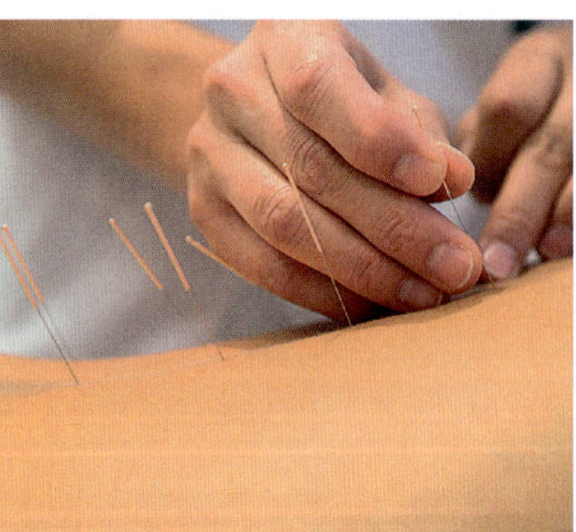

Abb. 20.1 Körperakupunktur: In entspannter Lage werden die Akupunktunturpunkte mit sterilen dünnen Einmalnadeln unterschiedlicher Länge punktiert. Die Nadeln bleiben meist ca. 20 Minuten liegen. Zusätzlich können Manipulationen wie Drehen oder Wärme am Metallgriff eingesetzt werden. [J787]

- Schwindelzustände ohne organisches Korrelat
- Funktionelle Beschwerden innerer Organe
- Psychosomatische Erkrankungen

Akupunktur kann irreversible Organschäden nicht beseitigen. Sie ist eine ausgezeichnete Ergänzung im multimodalen Rehabilitationskonzept.

Einsatzbeispiele für die Akupunktur
Akupunktur kann ergänzend eingesetzt werden:
- Zur Reduzierung von Analgetika (NSAR, Triptanen) bei Migräne
- Bei Reizzuständen einer Gonarthrose
- Bei Resorptionsstörungen und Schwellungen nach (verheilter) Knie-Totalendoprothese, Kreuzband-ersatzplastik oder Frakturen der Extremitäten
- Bei chronischen Lumbalgien und Lumboischialgien im Rahmen einer multimodalen Schmerztherapie
- Bei Migräne zur Anfallsreduktion
- Zur Unterstützung beim Nichtraucher-training

Kontraindikationen
- Blutungsneigung
- Frühschwangerschaft
- Schwere Erschöpfung (mit Vorsicht)

Yoga
Aus Indien stammende philosophische Lehre mit geistigen und körperlichen Übungen zur Vereinigung von Körper und Seele (Yoga = Anjochen, Zusammenspannen von Zugtieren). Der spirituelle Aspekt wurde für die Therapie zugunsten eines eher körperbetonten Trainings aufgegeben (Hatha-Yoga). Nachgewiesen sind positive Aspekte für die körperliche und psychische Gesundheit (→ Kap. 16). Yoga kann ein multimodales Therapieprogramm sinnvoll ergänzen.
- Einzelübungen in definierten Haltungen
- Die Übungen werden mit dem Atemrhythmus kombiniert.

Indikationen
- Stressabbau, Schlafstörungen
- Durchblutungsstörungen
- Chronische Schmerzen (Kopf, Rücken)
- Ängste, Depressionen (oft Reduktion der Antidepressiva möglich) als Ergänzung der Psychotherapie

Kontraindikationen
- Frische postoperative Zustände
- Floride Psychosen

Feldenkrais
- Feldenkrais ist eine schonende pädagogische Methode zur Erweiterung des Bewegungspotenzials, der Bewusstheit und Änderung des Selbstbildes.
- Die Therapie fördert die Reifung des Zentralnervensystems (ZNS) zur Weiterentwicklung erlernter Verhaltensmuster.
- Gerichtete Aufmerksamkeit auf die Propriozeption ermöglicht die Reorganisation von Handlungen, Wahrnehmung von Details.

Ziele/Indikationen
- Funktionale Verbesserung bei Bewegungseinschränkungen und Schmerzen
- Optimierung von Bewegungsabläufen
- Verbesserung von Haltung, Flexibilität, Koordination und Bewegungseffizienz
- Anregung der Persönlichkeitsentwicklung
- Verbesserung des emotionalen und physischen Wohlbefindens, der Vitalität
- Herabsetzung von Stress

Durchführung
- Einfache schmerzfreie Bewegungen ohne Kraftaufwand oder Ehrgeiz („schneller, höher, weiter“)
- Erzielen rascher Veränderungen bei Bewegungseinschränkungen und Schmerzen am Bewegungsapparat

ISG-Selbstmobilisation beim „Hexenschuss“ (→ Kap. 9)
Flache Rückenlage mit gestreckten Beinen. Ohne Beckenkippung lässt der oder die Rehabilitand*in auf der betroffenen Seite das Bein durch Muskeleigenzug, mehr in der Vorstellung, langsam und sanft „länger“ werden und ebenso wieder „kürzer“, mehrfach hintereinander. Diese schonende Übung kann auch bei bekannten Bandscheibenvorfällen, nach Wirbelsäulenoperationen und Arthritiden ohne Risiko eigenständig angewendet werden. Die Übung soll schmerzfrei durchführbar sein! Regelmäßiges Üben kann auch hartnäckige Beschwerden aus diesem Bereich lindern oder beseitigen.

- **Gruppenmethode** „Bewusstheit durch Bewegung“:
  - Übungen zunächst im Liegen zur Aufhebung des Drucks auf die Fußsohle mit den daraus folgenden Bewegungsmustern
  - Reduktion von Kraftaufwand bei Bewegungen bis zur reinen Vorstellung von Bewegung
  - Zunehmend differenzierte Haltungen und Bewegungen
- **Einzeltherapie** „Funktionelle Integration“: passives Lernen durch Bewegungsreize durch den bzw. die Lehrer*in

Phototherapie
Einsatz optischer Strahlen (UV, Infrarot) zu therapeutischen Zwecken (→ Kap. 38). Vorsichtsmaßnahmen bei der UV-Therapie für Haut und Augenlinsen sowie bei der Infrarotstrahlung gegen Verbrennungen müssen getroffen werden.

Indikationen
- Infrarotstrahlung: Sie wirkt hyperämisierend, analgetisch, muskeltonisierend, resorptionsfördernd.
- Heliotherapie (Sonnenlicht): bei Psoriasis, Acne vulgaris, Neurodermitis, Rachitis, Osteoporose
- UV-Strahlentherapie: bei Psoriasis (PUVA-Therapie), Neurodermitis, Pruritus

Kontraindikationen
- Lichtsensibilität, Photodermatosen
- Floride Entzündungen
- Dekompensierte Herzinsuffizienz
- Durchblutungs- und Sensibilitätsstörungen

Zusammenfassung
- Zusätzlich zu den Methoden der Physikalischen Therapie können weitere Therapiemethoden aus dem Bereich der Naturheilverfahren in der medizinischen Rehabilitation ergänzend und abgestimmt eingesetzt werden.
- Sie sind Teile eines multimodalen Reha-Konzepts.
- Keine Therapie kann für sich allein einem komplexen Rehabilitationsbedarf gerecht werden.
- In diesem Kapitel werden nur die häufigsten und in ihrer Wirksamkeit belegten Methoden aufgeführt.

→ 21 Soziale Arbeit

- Die soziale Arbeit hat folgende Mandate (→ Kap. 7):
  1. Gesellschaftlich: Reha vor Rente, Reha vor Pflege
  2. Von den Betroffenen ausgehend: persönliche Erwartungen der Rehabilitand*innen, z. B. Wunsch- und Wahlrecht
  3. Der Profession: u. a. Achtung der Autonomie, Solidarität, Gerechtigkeit, Effektivität; Tätigkeit auf wissenschaftlicher Grundlage; Kenntnisse im Sozialrecht
- Allgemeine Kompetenzen zur Durchführung von Interventionen:
  - Kompetenzen zur sozialen Sicherung – Inklusion in Erwerbsarbeit, Wohnen, Sozialversicherung
  - Kompetenzen zur sozialen Unterstützung – Integration in soziale Netzwerke, Aktivierung sozialer Ressourcen
  - Kompetenzen zur persönlichen Förderung – zum konstruktiven Umgang mit Krankheit und deren Folgen, Erschließung von Ressourcen, Förderung sozialer Kompetenzen bei Rehabilitand*innen

Aufgaben

- Tätigkeit in allen Indikationen der Rehabilitation (→ Abb. 21.1)
- Orientierung an den Ressourcen der Betroffenen für ein selbstbestimmtes Leben
- Umfassende Unterstützung und Förderung der Teilhabe am beruflichen und sozialen Leben
- Erarbeitung individueller Perspektiven zusammen mit den Rehabilitand*innen zur Bewältigung von Krankheitsfolgen und zur Teilhabe
- Rehabilitand*innen motivieren, sich mit ihrer beruflichen und Erwerbssituation auseinanderzusetzen
- Identifizierung und Klärung von Bedarfslagen und Kontextfaktoren beruflicher, sozialer, wirtschaftlicher und psychosozialer Art
- Berufsorientierte Diagnostik (→ Kap. 27, MBOR)
- Unterstützung der Entwicklung und Umsetzung von Bewältigungsstrategien
- Förderung der Hilfe zur Selbsthilfe
- Die Tätigkeit ist eingebettet im interprofessionellen Reha-Team.
- Vernetzung mit allen am Reha-Prozess Beteiligten als Lotse im oft unübersichtlichen Gesundheitssystem:
  - Reha-Träger
  - Leistungserbringer
  - Arbeitgeber*innen
  - Selbsthilfegruppen
- Analyse von individuellen Problemsituationen, vor allem der personbezogenen und Kontextfaktoren (ICF, → Kap. 2)
- Vermittlung von Informationen zur sozialen Rolle und ihrer Bedeutung für Erleben, Verhalten und körperliche Funktionen
- Entwicklung nachhaltiger Lösungsansätze und Umsetzungsstrategien
- Erschließen notwendiger Unterstützungsleistungen
- Handlungsspektrum zu weiterführenden Leistungen (Navigationskompetenz):
  - Information
  - Beratung
  - Anregung
  - Organisatorische Vorbereitung
- Mitwirkung an Konzepterstellungen
- Dokumentation für den Reha-Entlassungsbericht
- Schulungen und Fortbildungen für das Interprofessionelle Reha-Team
- Kontaktpflege zu Selbsthilfegruppen
- Kontaktpflege zu externen Einrichtungen

Methoden

Zur Erläuterung der sozialrechtlichen Fachbegriffe und zur Sozialmedizin vgl. → Kap. 7!

- Vorträge (mit Manualen und Curricula der Fachgesellschaft und der gesetzlichen Rentenversicherung) zur Information über:
  - Grundlagen und Ablauf von Leistungen/Maßnahmen
  - Stufenweise Wiedereingliederung und berufliches Eingliederungsmanagement (BEM)
  - Erwerbsminderungsrente, Altersrente, Themen der sozialen Sicherung (Übergangsgeld, Krankengeld, Arbeitslosengeld)
  - Förderung der Auseinandersetzung mit dem eigenen beruflichen Leistungsbild, Unterstützung für Lösungsstrategien
  - Grad der Behinderung (GdB)
  - Nachgehende Leistungen (s. u.)
- Seminar in der Kleingruppe:
  - Einführung Sozialrecht, Teilhabeeinschränkungen im Erwerbsleben, Möglichkeiten zu Leistungen zur Teilhabe am Arbeitsleben (LTA)
  - Psychoedukative Gruppe: Auseinandersetzung mit beruflichen Veränderungen, beruflichen Konflikten (→ Kap. 27 MBOR)
  - Klärung der beruflichen Perspektive bei Diskrepanzen zwischen sozialmedizinischer Einschätzung und Selbsteinschätzung der Leistungsfähigkeit der betreffenden Person
    - Hier fungiert der Austausch in der Gruppe als Korrektiv. Mit-Rehabilitand*innen sagen betreffenden Personen meist in deren Sprechweise unverblümt ihre Einschätzung gegenseitig, was von Therapeut*innenseite so direkt selten möglich ist.
    - Vielen Rehabilitand*innen fällt es dann viel leichter, eine realistische Selbsteinschätzung zur Leistungsfähigkeit zu entwickeln.
  - Training sozialer Kompetenzen
- Einzelberatung:
  - Zentrales Instrument in der sozialen Arbeit zur individuellen Situation der Ratsuchenden
  - Mehr als Weitergabe von Informationen:
    - Klärung und Lösung von gesundheitsbezogenen und betroffenenbezogenen Problemkonstellationen
    - Prozessorientierung
    - Motivierende und unterstützende Begleitung
    - Nutzung der Techniken der motivierenden Gesprächsführung (→ Kap. 3)
- Anregung, Vorbereitung, Organisation, Begleitung von nachgehenden Leistungen:
  - Stufenweise Wiedereingliederung
  - Leistungen zur Teilhabe am Arbeitsleben
  - Übergangs- und Fallmanagement
  - Arbeits- und Belastungserprobung
  - Berufliche Perspektivenbildung, ggf. in Zusammenarbeit mit externen Leistungserbringern
  - Betreuung/Pflege von Angehörigen
  - Beratung von Angehörigen
  - Organisation von Nachsorge (→ Kap. 23)
  - Beteiligung an der Umsetzung des Entlassmanagements für die gesetzliche Krankenversicherung

Steuerung des Zugangs

Die rechtzeitige **Zugangssteuerung** während der Reha-Maßnahme ist eine notwendige Voraussetzung für eine effektive Beratung und Unterstützung.

Die Zuweisung zum Sozialdienst der Reha-Einrichtung erfolgt durch:

- Ärztliche Verordnung
- Initiative der Rehabilitand*innen oder ihrer Angehörigen
- Einbestellung durch den Sozialdienst
- Veranlassung durch das Reha-Team
- Screening-Fragebögen oder entsprechende Fragen zur psychosozialen Situation und Arbeitsplatzanamnese im Anamnesebogen können frühzeitig Beratungsbedarf aufdecken.

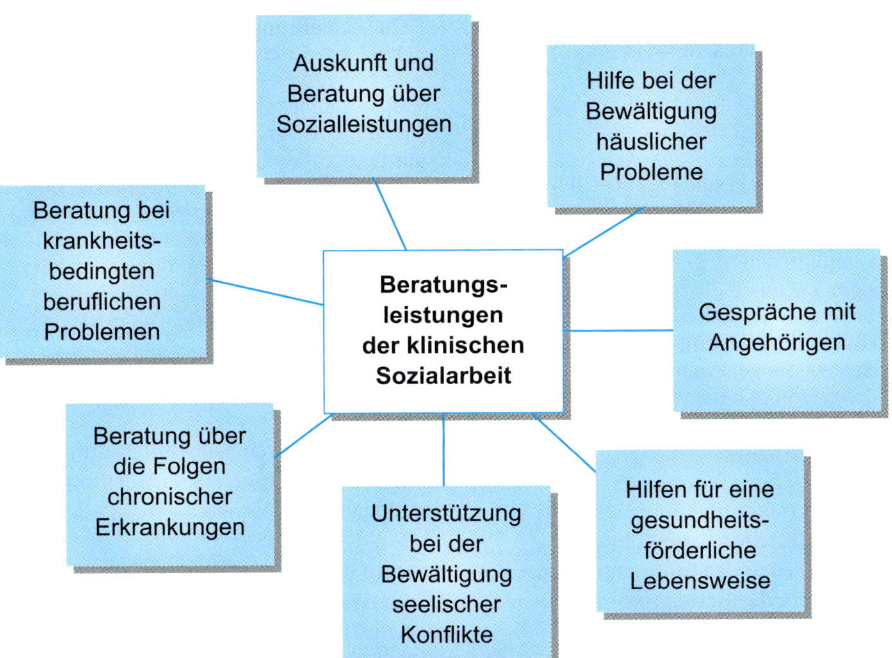

Abb. 21.1 Beratungsleistungen in der medizinischen Rehabilitation: Die Themenbereiche sind umfassend und geben einen Eindruck von den Aufgaben der klinischen Sozialarbeit. [E343/L157]

- Feste Behandlungspfade für bestimmte Konstellationen können einen zu späten Zugang zum Sozialdienst vermeiden helfen.

Beispiel aus der Praxis
In einer Reha-Einrichtung wird die Erstellung der Abschnitte „Sozialanamnese“ und „Berufliche Anamnese“ des einheitlichen Reha-Entlassungsberichts dem Sozialdienst übertragen. Dadurch erhalten alle Rehabilitand*innen, die noch im Erwerbsleben stehen, automatisch zu Beginn der Reha-Maßnahme einen ersten Termin im Sozialdienst. Dabei fallen Problemlagen den Fachkräften sofort auf, sodass zügige weitere Termine und andere Maßnahmen eingeleitet werden können. Natürlich geht auch der ärztliche Dienst bei der Anamnese mit den Rehabilitand*innen diese Abschnitte im Anamnesefragebogen durch, vertieft sie aber (zunächst) nicht weiter.

Soziale Diagnostik

Soziale und arbeitsbezogene Assessments

- Einbindung von Kontextfaktoren, erheblich konkreter als in den anderen Bereichen der medizinischen Rehabilitation: z. B. zum Umfeld, der privaten und beruflichen Situation, Belastung oder Unterstützung bei der Pflege von Angehörigen, Mobbing, finanziellen Sorgen, drohender oder bestehender Arbeitslosigkeit
- Zielformulierung, Bedarfsfeststellung und Leistungserschließung aus der Perspektive der betroffenen Person
- Entwurf eines Handlungs- und Bewältigungsplans während des Reha-Prozesses und mit Vorbereitung auf die Zeit nach der Rehabilitationsmaßnahme
- Erschließung von materiellen und sozialen Ressourcen
- Information der Rehabilitand*innen und deren Befähigung, selbstbestimmt zu entscheiden

Die Erfahrung sozialer Unterstützung hilft bei der Krankheitsbewältigung. Fehlende Unterstützung aus dem Umfeld wird teilweise durch den Sozialdienst kompensiert.

Sozial- und Arbeitsplatzanamnese, soziale Diagnostik

- Medizinische berufsorientierte Rehabilitation (MBOR, → Kap. 27):
  - Identifikation besonderer beruflicher Problemlagen mit Assessments (→ Kap. 5)
  - SIMBO-C
  - Würzburger Screening
  - Arbeitsbezogene Verhaltens- und Erlebensmuster (AVEM):
    - Typ A: übersteigertes berufliches Engagement.
    - Typ B: hohe Resignationstendenz.
    - Typ S: „Schonung“, geringe Arbeitsmotivation.
    - Typ G: ausgeglichene Einstellung, gesundheitsbezogenes Verhalten.
- Assessments zur Leistungsfähigkeit
  - Work Ability Index (WAI)
- ICF-basierte Instrumente ohne spezifischen Berufsbezug: Mini-ICF. Beurteilung von Funktionsstörungen und deren Folgen für die Partizipation: Identifikation von Barrieren und Ressourcen für die Planung von Interventionen zur Förderung der Teilhabe
- Hinweise auf psychosoziale Belastungen (→ Kap. 5)
  - UKS
  - PHQ-4

Zusammenfassung

- Soziale Arbeit hat in der medizinischen Rehabilitation eine zentrale Aufgabe bei der Erkennung von psychosozialen und berufsbezogenen Problemlagen durch Krankheit und deren Folgen im interprofessionellen Team.
- Sie stellt vorhandene Barrieren und Ressourcen in diesem Zusammenhang fest. Zudem informiert und entwickelt sie mit verschiedenen Methoden in Einzel- und Gruppentherapieformen lösungsorientierte Strategien zusammen mit den Rehabilitand*innen, damit diese ihre individuelle Situation verstehen und Lösungswege erkennen und beschreiten können.
- Soziale Arbeit unterstützt als Navigator die Kommunikation mit den unterschiedlichen Teilen des Gesundheits- und Sozialsystems, um soziale und berufliche Teilhabe zu fördern und zu sichern. Damit verbunden ist auch der Übergang zu nachgehenden Leistungen.
- Fehlende soziale Unterstützung wird durch sie teilweise kompensiert.

Aktivierende Pflege

Pflege in der medizinischen Rehabilitation ist in der Regel keine Versorgungs- oder Kompensationspflege. Der wichtigste Grundsatz ist die Aktivierung der Rehabilitand*innen unter Ausnutzung ihrer Ressourcen, um eine möglichst große Eigenständigkeit und Teilhabe in allen Lebensbereichen zu erreichen.

> Aktivierende Pflege leistet Hilfe zur Selbsthilfe. Sie trägt erheblich zur verbesserten Krankheitsbewältigung bei.

Unterschiede in der aktivierenden Pflege bestehen zwischen Akutbereich und Rehabilitation:

- **Akutmedizin:**
  - Pflegemaßnahmen zur Stabilisierung und Verbesserung des Gesundheitszustands
  - Assistenz bei diagnostischen und therapeutischen Maßnahmen
  - Manche Tätigkeiten, die Betroffene mit Geduld eigenständig durchführen könnten, werden ihnen aus Zeitgründen von Pflegekräften abgenommen.
- **Rehabilitationsmedizin:**
  - Hinführung zu größtmöglicher Selbstständigkeit in den Aktivitäten des täglichen Lebens (ADL)
  - Pflegeanamnese mit Erhebung der eigenständig durchführbaren Tätigkeiten, wo Hilfestellung nötig ist, wo komplette Unselbstständigkeit besteht.
  - Ergänzende Alltagsbeobachtung im Reha-Alltag
  - Manchmal geht man von Selbstständigkeit aus, wo (noch) keine vorhanden ist. Manche Rehabilitand*innen melden ihren Unterstützungsbedarf nicht an aus falsch verstandener Rücksichtnahme oder bei gestörter Selbstwahrnehmung.

> **Beispiel aus der Praxis**
> Der 73-jährige Rehabilitand mit einer Knietotalendoprothese kommt zur Anschlussheilbehandlung in die Reha-Einrichtung. Seine Frau begleitet ihn. Beide sind freundlich und freuen sich offenbar über das gute OP-Ergebnis und die nun anstehende Reha. Die Pflegekraft erhebt den Barthel-Index (→ Kap. 5) zunächst durch Befragung des sitzenden Rehabilitanden. Außer Treppensteigen („ich bin erst einmal einige Stufen nach der OP gestiegen") könne er schon alles wieder selbst. Auf die Bitte, nun aufzustehen und die Jacke abzulegen, stellt sich heraus: Das kann er ohne Hilfe nicht. Der Barthel-Index muss erheblich korrigiert werden. Auf Nachfrage merkt die Ehefrau an, dass ihr Mann auch vor der OP bei fast allen Verrichtungen zu Hause ihre Unterstützung benötigt habe.
> - Eigen- und Fremdwahrnehmung zur Selbstständigkeit können erheblich divergieren!
> - Noch eindrucksvoller kann es bei Menschen nach Schlaganfall mit Hemiparese aussehen, die sich als komplett selbstständig wahrnehmen, wenn sie durch die nicht gelähmte Seite alle Tätigkeiten kompensieren können. Hier kommt oft noch ein Neglect der gelähmten Seite hinzu – die gelähmte Seite wird nicht als Teil des Körpers wahrgenommen.

- Gezielte Anleitung hilft, eigene Aktivitäten ökonomischer zu gestalten.
- Das kann auch das Erlernen ungünstiger oder schädigender Bewegungsmuster verhindern.
- Gezielte Lernsituationen helfen, schrittweise Selbstständigkeit zu erreichen.
- Angehörige sind wichtige Ansprechpartner:
  - In der Funktion von Co-Therapeut*innen
  - Zur Bewertung der häuslichen Situation, die den oder die Rehabilitand*in nach Entlassung erwartet.
  - Zur Sicherung der erzielten Erfolge auch im häuslichen Umfeld
  - Qualifizierte Anleitung hilft, Pflegefehler oder falsch verstandene Überfürsorge, aber auch eine unnötige Belastung von Angehörigen zu verhindern.
  - Hilfsmitteltraining sollte auch Angehörige einbeziehen, wenn diese zu Hause die Betroffenen unterstützen.
  - Auch Angehörige haben oft Mühe mit der Bewältigung von chronischer Krankheit oder Behinderung. Sie dabei zu unterstützen, fördert oft auch die Krankheitsbewältigung bei den Rehabilitand*innen.
  - Die Kommunikation zwischen Rehabilitand*in, Angehörigen und Pflegekräften sollte auf Augenhöhe erfolgen und sensibel für Störungen sein. Dominanz auf jeder Seite kann sehr störend wirken!

> **Beispiel aus der Praxis**
> Der oberschenkelamputierte, 65-jährige Rehabilitand kommt zur Anschlussheilbehandlung in die Reha-Einrichtung. Er möchte mit einer Oberschenkelprothese gehen lernen. Da er sehr schwach und multimorbid ist, kann er das Ziel, wieder eigenständig eine Treppe zu steigen, nicht erreichen.
> Erst beim Besuch durch Verwandte stellt sich heraus: Er lebt allein in einer Wohnung über einem Lager, die nur über eine sehr schmale hohe Außentreppe erreichbar ist. Ein Aufzug oder Treppenlift kann nicht eingebaut werden. Der Rehabilitand kann nicht mehr in seine Wohnung zurückkehren! Er selbst hatte diese Situation nicht geschildert, konnte oder wollte sie nicht sehen. Die Reha-Ziele müssen nun angepasst werden, das Reha-Team muss die Therapiemaßnahmen erheblich verändern. Eine andere Wohnung muss für ihn rasch gefunden werden. Wo kann er sonst nach der Reha hin?

Pflegethemen

Pflege fördert durch Selbsthilfetraining Fähigkeiten und Eigenverantwortung bei den Rehabilitand*innen.

Konzept der Selbstpflege

- Aktivitäten der Selbstpflege umfassen die Selbstfürsorge bei den Grundbedürfnissen wie Nahrungsaufnahme, Verrichtung von Ausscheidungen, aber auch der persönlichen Entwicklung wie der beruflichen Qualifikation.
- Die Kompetenzen dafür werden erlernt und mit den gesellschaftlichen Werten abgestimmt.
- Selbstpflege wird bewusst und zielgerichtet durchgeführt.
- Sie dient dazu, Bedingungen bei sich selbst und in der Umgebung so zu steuern, dass sie die eigene Entwicklung und die Erhaltung lebenswichtiger Funktionen, Gesundheit und Wohlbefinden möglich machen.
- Selbstpflegeerfordernisse und Selbstpflegekompetenzen sollen so weit wie möglich ins Gleichgewicht gebracht werden, um ein Selbstpflegedefizit zu minimieren.

Kinästhetik

- Lehre der menschlichen Bewegung und der Bewegungswahrnehmung
- Unterstützung natürlicher, ursprünglicher und harmonischer Bewegungsabläufe
- Förderung von Gesundheit und Selbstständigkeit
- Von besonderer Bedeutung in der Neurologie, z. B. bei Paresen
- Handlungskonzept für die Pflege:
  - Pflegekräfte lernen Grundsätze, wie sie mit ihrem eigenen Körper Bewegung und Organisation des Körpers von Rehabilitand*innen unterstützen können.
  - Eigene und fremde Bewegungsfähigkeit und deren Wahrnehmung werden gefördert. Dies schützt zu Pflegende wie auch Pflegekräfte vor vermeidbarer Fehlbelastung!
  - Entwicklung von Handlungskompetenzen zur Unterstützung der Interaktion mit Rehabilitand*innen für Selbstständigkeit und Lernfähigkeit

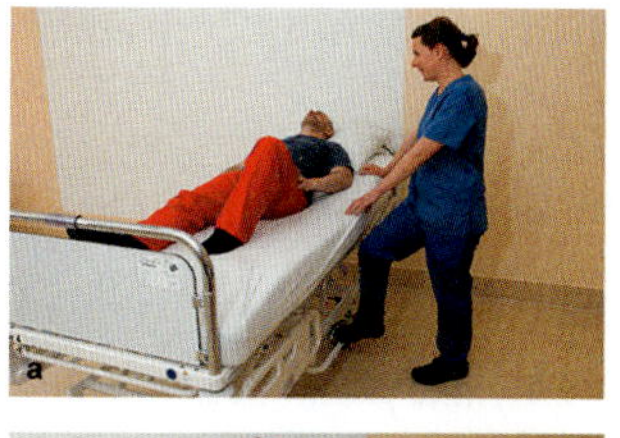
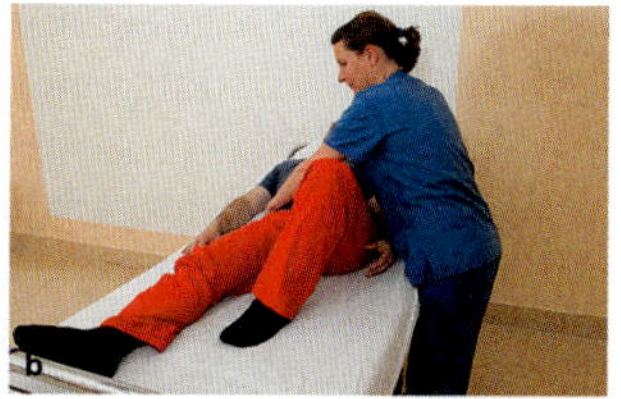
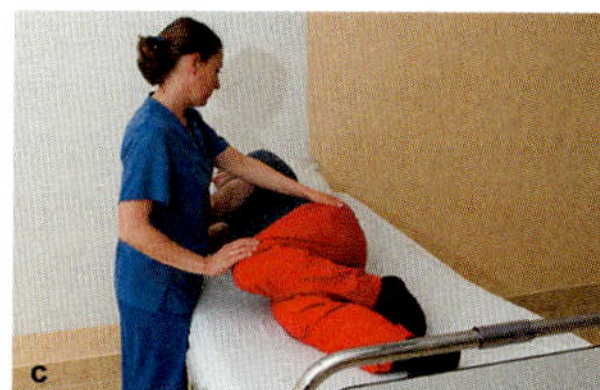
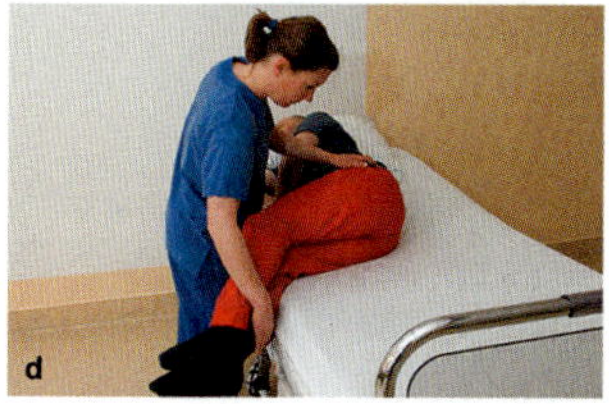
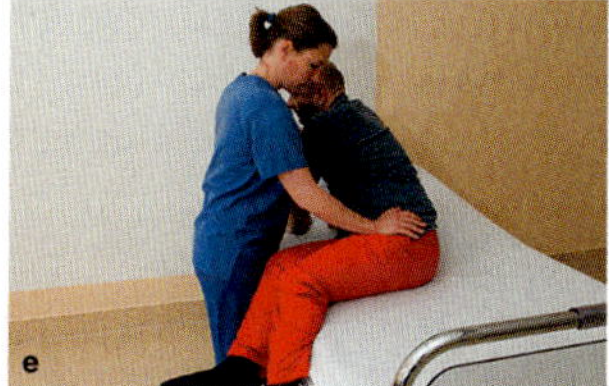
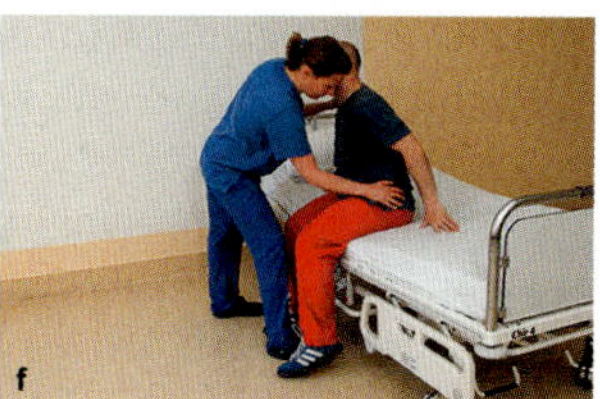
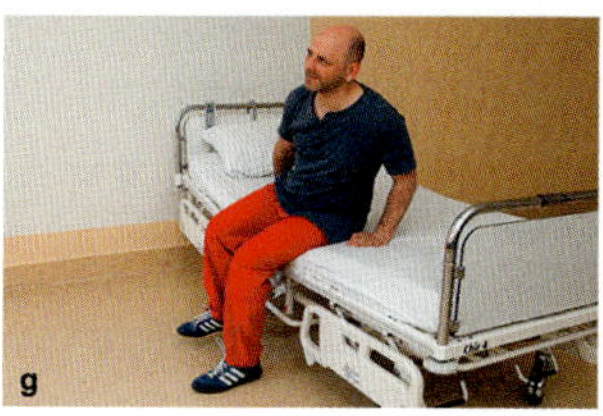
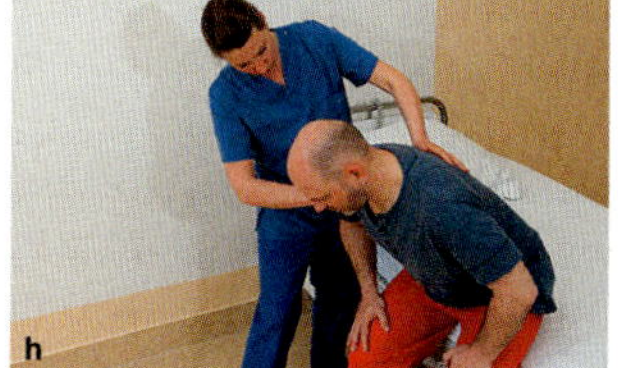
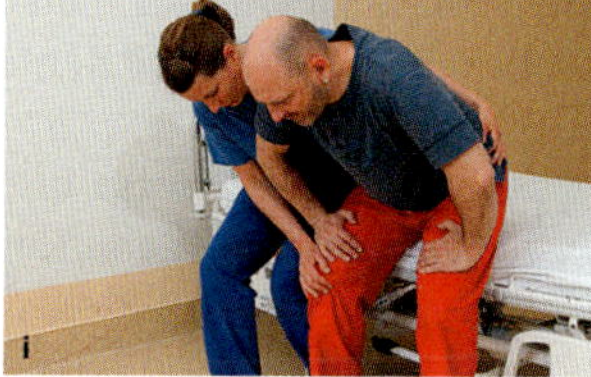

Abb. 22.1 Kinästhetik: postoperative Mobilisation: Die Bilder zeigen die einzelnen Schritte des Aufstehens aus dem Bett mit den Methoden der Kinästhetik. Dabei achtet die Pflegekraft auf eine rückengerechte Haltung und nutzt die Schwerkraft, damit der Rehabilitand möglichst eigenständig mit nur kleinen Hilfen aufstehen kann. [K115]

(→ Abb. 22.1). Praktische Beispiele: Angebote an die Sinne (Geschmack, Aromen, Töne und Gesang, Mobiles, Angebote für den Tastsinn).

Pflegerische Qualitätssicherung

- Konzept der aktivierenden Pflege
- Gesundheitspädagogische Aufgaben, wie Schulungen zur Blutzucker- oder Blutdruckselbstkontrolle
- Zusammenarbeit und Austausch mit dem interprofessionellen Reha-Team
- Einbeziehung von Angehörigen
- Mitgestaltung von Übergängen (Entlassmanagement) in das häusliche Umfeld oder andere Bereiche

Instrumente der Pflegequalität

- Das **Pflegeleitbild** definiert das Menschenbild und die Philosophie der Pflege.
- **Pflegedokumentation** dient als Informationssystem, Arbeitsmittel, ermöglicht ein nachvollziehbares Leistungsgeschehen.
- **Pflegestandards** beschreiben detailliert und themenbezogen die Voraussetzungen für das Erbringen von Pflegeleistungen und deren konkreten Ablauf.
  - Beispiele: Legen eines urethralen Blasenkatheters, Dekubitusprophylaxe, Thromboembolieprophylaxe, Sturzprophylaxe
- **Pflegediagnosen** sind Diagnosen, bei denen die Pflege für Diagnostik, Intervention, Prophylaxe und Ergebnis verantwortlich ist.
- Die **Pflegevisite** bedeutet hohe Selbstverantwortung bei den Pflegekräften, verbessert die Pflegequalität, die Arbeitsbedingungen und die Motivation der Pflegekräfte.

Psychosoziale Aufgabenbereiche

Gesundheitstraining in der Rehabilitation

- Individuelle Beratung: Beratung im persönlichen Gespräch, mit Angehörigen
- Konkrete Anleitung: Anlegen einer Beinprothese, eines Kompressionstrumpfes, Stomapflege
- Gruppenschulungen: Mitwirkung bei der Rückenschule, Entspannungstraining

Hilfestellung bei der Krankheitsverarbeitung

- Ressourcenorientierung
- Ablauf und Stadien der Krankheitsverarbeitung erfassen
- Unangemessene Strategien erkennen: Fatalismus, Resignation, Passivität
- Angebot angemessener Hilfe und Interventionen (→ Kap. 21)
- Selbsthilfetraining
- Empowerment: Ermutigung, sich selbst Fortschritte zuzutrauen
- Verbesserung der Krankheitsbewältigung bei Angehörigen

Kommunikation

- Partnerzentrierte Grundhaltung: Zuhören, Wertschätzung, Authentizität, Empathie
- Konfliktlösung

Anleitung als zentrales Element

- Aktivitäten, die den Rehabilitand*innen Lernerfahrungen ermöglichen
- Ermitteln des Selbstpflegebedarfs und der Selbstpflegefähigkeiten durch Befragung und gezielte Beobachtung
- Festlegung der Anleitungsziele, z. B. bei dem Thema „selbstständiger Umgang mit der Beinprothese". Anleitungsziel: Hautpflege und Stumpfformung mit einem Liner selbst beherrschen (→ Abb. 22.2, → Kap. 9).
- Planung der Anleitung:
  - Orientierung an den vorhandenen Fähigkeiten, Über- und Unterforderung vermeiden
  - Gemeinsame Grundlage schaffen, Wissensdefizite ausgleichen
  - Sinnvolle Reihenfolge einhalten, um Verwirrung zu vermeiden, schrittweise Vermittlung, möglichst unkomplizierte Routinen entwickeln
  - Alltagsnahe und realistische Gestaltung, Anleitung mit häuslichen Bedingungen abstimmen
  - Großzügige Zeitplanung nimmt Stress.
- Umsetzung der Anleitung: Die Aktivität geht Schritt für Schritt mehr von den Anleitenden auf die Rehabiltand*innen über.

Spezielle Pflegeinhalte

Hier sei auf die Kapitel zu den jeweiligen Indikationen verwiesen. Einige Beispiele besonders bedeutender Themen:

Pflege nach Amputation

Wundmanagement und Stumpfformung sind wichtige Aufgaben der Pflege nach Amputation (→ Abb. 22.2). Auch der Umgang mit den häufigen Phantomschmerzen und dem Stumpfschmerz soll vermittelt werden. Dabei wird eine vorsichtige Stumpfabhärtung, z. B. mit sanften Bürsten oder Frottee-Tüchern, bei geschlossener Amputationswunde angewendet.

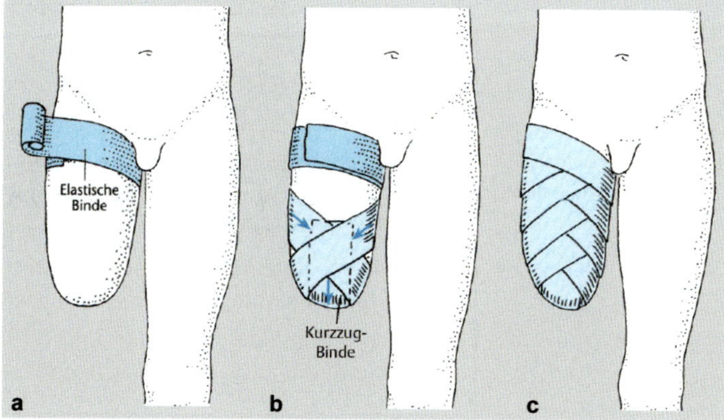

Abb. 22.2 Stumpfformung: Das Wickeln eines Oberschenkelstumpfs im Stand ist wesentlich für die Wundheilung und die Prothesenversorgung. Später, wenn die Stumpfformung fortgeschritten ist, wird das aufwendige Wickeln durch den Liner, einen maßangefertigten Silikonstrumpf, ersetzt. [L190]

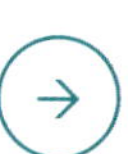

Pflege in der neurologischen Rehabilitation

- Wesentliche Ziele: Restitution, Kompensation, Adaptation, Förderung der Krankheitsverarbeitung
- Beispiele: Schlaganfall, Querschnittlähmung
- Nutzung des **Bobath-Konzepts** (→ Kap. 9)
  - Bewegungen mit der gelähmten Seite ausführen, weil sonst die vorhandene Funktion durch Nichtgebrauch „verlernt" wird
  - Einüben und Automatisieren neuer Bewegungsmuster (Neuroplastizität) (→ Abb. 30.2)
  - 24-Stunden-Management: möglichst gleichartige Bewegungsabläufe während des ganzen Tags unterstützen neurologische Heilungsvorgänge (Synapsenanpassung, Umorganisationsvorgänge im Zentralnervensystem)
  - Biofeedback
  - Stimulation des ZNS durch Laufbandtraining
- **Phasenmodell** neurologischer Reha-Maßnahmen, hier unter pflegerischen Aspekten (→ Kap. 29, → Kap. 30): Nicht alle Phasen werden nacheinander durchlaufen.
  - Phase A: medizinische Akutbehandlung, ggf. mit Beatmung (stationär)
  - Phase B: Frührehabilitation, noch erhebliche Bewusstseinsstörungen; Ziel: zurück in ein bewusstes Leben (stationär)
  - Phase C: weitgehend bewusstseinsklare Rehabilitand*innen mit Kooperationsbereitschaft; Ziel: Reha vor Pflege (stationär)
  - Phase D: klassische medizinische Reha; Ziel: Reha vor Rente (auch teilstationär)
  - Phase E: Nachsorge und Langzeitbegleitung; Ziel: Stabilisierung, Kompensation von Funktionsdefiziten und Behinderungen (ambulant)
  - Phase F: zustandserhaltende Dauerpflege, z. B. bei Langzeitbeatmung, Vermeidung von Sekundär- und Tertiärkomplikationen (zu Hause oder in einer Pflegeeinrichtung)

Wichtige Inhalte der Reha-Pflege (fachübergreifend)

- Sturzprophylaxe
- Dekubitusprophylaxe oder -behandlung
- Umgang mit Hilfsmitteln
- Umgang mit Inkontinenz
- Umgang mit einem Anus praeter
- Compliance bei der Medikamenteneinnahme
- Umgang mit psychischen Erkrankungen
- Behandlung von Ödemen
- Behandlung von Ulcera cruris
- Wundmanagement (Wundmentor*innen)
- Diabetesmanagement
- Blutdruckeigenkontrolle
- Wasch- und Anziehtraining (in Kooperation mit der Ergotherapie)

Zusammenfassung

- Reha-Pflege bedeutet vor allem Hilfe zur Selbsthilfe.
- Dazu gehören Training der Aktivitäten des täglichen Lebens (ADL), Compliance bei der Medikamenteneinnahme, Umgang mit chronischen Krankheitsfolgen, Selbstmessung von Blutdruck und Blutzucker, Umgang mit Hilfsmitteln.
- Psychosoziale Aufgaben sind wesentlich, um Rehabilitand*innen einen selbstbestimmten Alltag im heimischen Umfeld zu ermöglichen.
- Auch Themen der Sekundär- und Tertiärprophylaxe zur Stabilisierung des Gesundheitszustands sind pflegerische Aufgaben.

E-Health

Digitale Programme können die moderne medizinische Rehabilitation sehr gut unterstützen und erweitern. Dies ist nicht nur ein Trend der Entwicklung hin zu mehr Digitalisierung in allen Lebensbereichen und ein Wunsch vieler Rehabilitand*innen, sondern es kann auch folgende Bereiche der Rehabilitation ergänzen:
Internet- und mobilebasierte Gesundheitsinterventionen können zur Verbesserung der funktionalen Gesundheit beitragen. Beispiele:
- Vollautomatisierte Selbsthilfeinterventionen
- Unterstützung klassischer Behandlungen („Verzahnung"), z. B. Entspannungsanleitungen, bewegungstherapeutische „Hausaufgaben"
- Fernbehandlung mit Videochat

Alle Indikationsbereiche können unterstützt werden:
- Indikationsspezifisch (z. B. Glukosemonitoring, Einsatz von Robotik bei Schlaganfallpatient*innen)
- Indikationsübergreifend:
  - Integration psychologischer Interventionen in der somatischen Rehabilitation
  - Reduktion psychischer Belastungen
  - Unterstützung der Krankheitsbewältigung
  - Stressmanagement
  - Aufbau von gesundheitsförderlichem Verhalten
  - Stärkung von Selbstmanagementkompetenzen
  - Stärkung von Behandlungsadhärenz
  - Reduktion von Erwartungsängsten

Informationen und andere Daten können vermittelt oder erfasst werden:
- Spezielle Internetseiten oder Apps mit Zugang zu interaktiven Text-, Audio- und Videoelementen
- Erinnerungs- und Feedbackfunktionen
- Erfassung von **aktiven** gesundheitsbezogenen Daten (z. B. Stimmungstagebücher) oder **passiv** Bewegungsdaten, Schlafqualität

Die Kosteneffektivität bei einem hohen Automatisierungsgrad ist nachgewiesen. Technische Angebote sollen konventionelle Diagnostik- und Therapieangebote ergänzen, nicht ersetzen! Dadurch soll das Reha-Team nicht verkleinert werden.

Diagnostik und Therapieeinleitung

Digital unterstützte Diagnostik der funktionalen Gesundheit:
- Sie ist schon vor Reha-Beginn samt der Auswertung möglich, unterstützt die Einleitung gezielter Reha-Therapien und verkürzt die Diagnostikphase.
- Sie erhöht die Behandlungsmotivation!

Phasen der Behandlung

- Einstimmung auf die medizinische Rehabilitation
- Training von Kompetenzen
- Vorbereitung und Erleichterung der Reha-Zielformulierung
- Reduktion von Erwartungsängsten
- Flankierung von Reha-Therapien
- „Hausaufgaben"-Übungsprogramme mit Anleitung, speziell und individuell von Bezugstherapeut*innen zusammengestellt (Beispiel Therapie-App)

Nachsorge

- Integration des erlernten Gesundheitsverhaltens im Alltag (→ Abb. 23.1)
- Reha-Nachsorgeprogramme, wenn diese zeitlich (Schichtarbeiter*innen!) oder räumlich (auf dem Lande) nicht umsetzbar sind
- Verkürzung der Wartezeit auf ambulante Therapien, z. B. auf einen Psychotherapieplatz
- Poststationäres Monitoring, Verhinderung von Rückfällen
- Support durch Online-Therapeut*innen, z. B. Bezugstherapeut*innen aus der Reha-Maßnahme regelmäßig oder nach Bedarfsmeldung an die Reha-Einrichtung (Zeitversatz, aber fester Ansprechpartner)
- Veränderung von Gesundheitsverhalten
- Verbessertes Selbstmanagement und bessere Behandlungsadhärenz

Reintegration in Alltag und Beruf (→ Kap. 27, MBOR)

- Informationen zu psychischen Belastungen am Arbeitsplatz
- Screening und Diagnostik psychischer Störungen im beruflichen Kontext
- Maßnahmen zur Gesundheitsförderung, Stressbewältigung
- Rückfallprophylaxe und Unterstützung bei Rückkehr an den Arbeitsplatz

Beispiel aus der Praxis

Klinik-App

Mit Einbestellung in die Reha-Einrichtung erhalten die Rehabilitand*innen den Probelink. Alles ist kostenlos, aber nicht komplett barrierefrei.
- Abschnitt **Vorbereitung auf die Reha-Maßnahme:**
  - Was gehört in den Koffer? Was erwartet mich?
  - Orientierender Gang durch die Einrichtung
  - Wie stelle ich meine Reha-Ziele zusammen?
  - Screening-Fragebögen zum Ausfüllen; die Ergebnisse liegen bei Aufnahme im System vor und können vom Reha-Team sofort genutzt werden.
- Während der Reha-Maßnahme:
  - Einführung in die Klinik-App als Schulungsseminar
  - Praktische persönliche Anleitung mit Therapeut*innen im MTT-Raum mit spezieller App-Ecke (vier Monitor-Plätze), Termine werden in den Behandlungsplan terminiert.
  - Individuelle Übungen werden vor Ort von Therapeut*innen persönlich angeleitet, geübt und per App

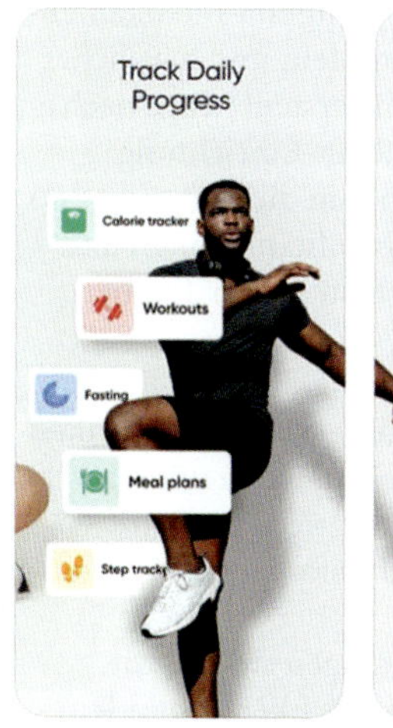

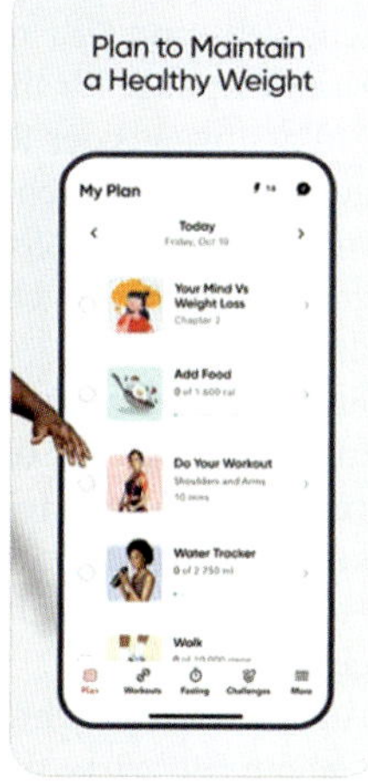

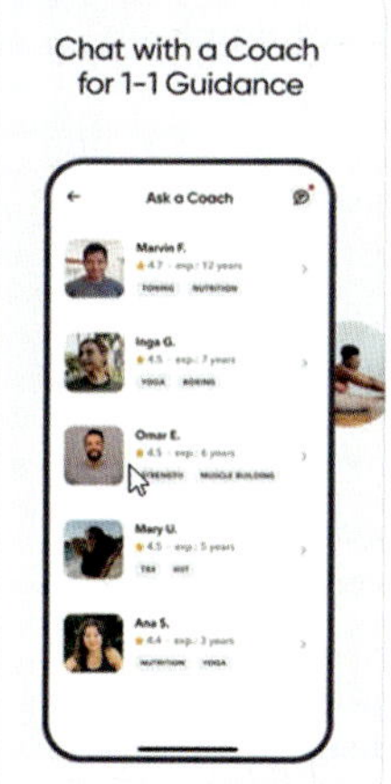

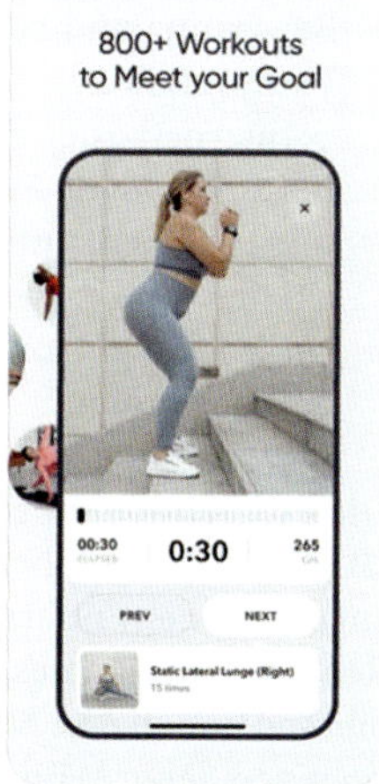

Abb. 23.1 Trainings-App: Das Beispiel einer amerikanischen App zeigt die persönliche Ansprache und die konkreten Themen, um ein bestimmtes Trainingsziel motiviert zu verfolgen. [X406]

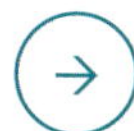

zur Verfügung gestellt („Hausaufgaben").
- Weitere Themen wie Schulungsvorträge, Entspannungsanleitungen, Kochrezepte werden durch den bzw. die App-Koordinator*in entsprechend der Verordnung durch das Team freigegeben.
- Nachsorgethemen werden individuell hinterlegt.
- Rehabilitand*innen können mit ihren Physio- und Sporttherapeut*innen ihren Nachsorgeplan vereinbaren. Fragen an Bezugstherapeut*innen sind per Chatfunktion nach Entlassung zeitlich versetzt möglich.

- **E-Nachsorge** (als IRENA, T-RENA oder Psy-RENA) via Rentenversicherung kann verordnet werden, falls konventionelle Nachsorge räumlich und zeitlich nicht möglich ist.

Nachsorge

Rehabilitation bei chronischen Krankheiten soll meist eine Lebensstiländerung anstoßen. Das ist durch eine meist 3 Wochen dauernde Maßnahme nur selten dauerhaft nachhaltig, obwohl die Wirksamkeit der Rehabilitation wissenschaftlich erwiesen ist. Die Deutsche Rentenversicherung bietet für ihre Versicherten Programme zur Reha-Nachsorge an, die von der Reha-Einrichtung verordnet werden. Diese sind differenzierter als die Programme der gesetzlichen Krankenversicherung (Reha-Sport und Funktionstraining). Die Nachsorgemaßnahme muss innerhalb von 6 Wochen nach dem Ende der Reha-Maßnahme begonnen werden, IRENA innerhalb von 3 Monaten. Die Dauer ist in der Regel auf 6 Monate begrenzt. Bei aufgehobenem Leistungsvermögen (< 3 Stunden pro Tag) besteht kein Anspruch auf Nachsorge durch die Rentenversicherung.
Voraussetzungen für eine Teilnahme sind:

- Das jeweilige Reha-Ziel wurde zwar erreicht, bedarf aber noch der Stabilisierung.
- Das jeweilige Reha-Ziel wurde teilweise erreicht. Zur vollständigen Erreichung sind noch weitere Maßnahmen notwendig.

Nachsorgeprogramme der Rentenversicherung

Multimodale Programme

- Intensive Reha-Nachsorge (IRENA). Indikationen: Orthopädie (90 %), Herz-Kreislauf-Erkrankungen, Neurologie, Stoffwechselerkrankungen, psychische Störungen.
- Inhalte einer IRENA für den Bewegungsapparat:
  - Physiotherapie in der Gruppe: Das kann eine thematische Gruppe sein, z. B. mit Wirbelsäulen- oder Atemgymnastik.
  - Bewegungsbad in der Gruppe
  - Störungsspezifische psychologische Gruppe, Entspannungstraining
  - Sonstige problemorientierte Gruppe
  - Ernährungsberatung
  - Standardisierte Schulung bei nichtentzündlichen Erkrankungen des Bewegungsapparats
  - Standardisierte Schulung bei chronischem Schmerz
- IRENA für psychische Störungen:
  - Sport- und Bewegungstherapiegruppe mit psychischer Zielsetzung
  - Interaktionelle psychoanalytische Gruppe
  - Verhaltenstherapeutische Gruppe: Training sozialer Kompetenzen und Fertigkeiten
  - Standardisierte Schulung bei depressiven Störungen
  - Standardisierte Schulung bei Angststörungen

Unimodale Programme (RENA)

- T-RENA: medizinische Trainingstherapie
- Psy-RENA bei psychischen Erkrankungen: Training der in der Reha-Maßnahme erlernten Strategien zur Stress- und Konfliktbewältigung
- Sucht-Nachsorge

Weitere Angebote (auch über die gesetzliche Krankenversicherung)

- Funktionstraining (als Trocken- oder Wassergymnastik in Gruppen, wird von der Rheuma-Liga auch bei nichtrheumatischen Erkrankungen organisiert)
- Reha-Sport (wird über Sportvereine organisiert)
- Angebote im Versuchsstadium:
  - Telefonische Nachsorge
  - Begleitete Nachsorge: eigenverantwortlich mit Tagebüchern der Rehabilitand*innen und Rückmeldung an die vorbehandelnde Reha-Einrichtung mit Bewertung und Feedback durch ein Teammitglied
  - Internetbasierte Trainings: orts- und zeitunabhängig, Live-online-Nachsorge mit Therapeut*innen-Anbindung
  - Diese Angebote können auch bei aufgehobenem Leistungsvermögen verordnet werden.

Die Programme sollen neben der Berufstätigkeit durchgeführt werden und in angemessener Entfernung erreichbar sein. Reha-Ärzt*innen besprechen mit den Rehabilitand*innen den Nachsorgeplan, berücksichtigen deren Wünsche und beraten zur konkreten Umsetzung. Sozialarbeiter*innen fungieren oft als Nachsorgemanager*innen und unterstützen Auswahl und Kontaktaufnahme zu Nachsorgeeinrichtungen.
Der Nachsorgebedarf wird vom Reha-Team festgestellt. Mit den Rehabilitand*innen wird ein Nachsorgeplan mit Nachsorgezielen erstellt.
Die Verordnung über die Rentenversicherung erfolgt am Ende der Reha-Maßnahme durch den oder die behandelnde/n Ärzt*in. Die Dokumentation erfolgt auf speziellen Formularen. Im besten Fall nimmt der/die Versicherte bereits am Ende der Reha-Maßnahme Kontakt zur Nachsorgeeinrichtung auf und vereinbart den ersten Termin. Damit soll ein nahtloser Übergang in die Nachsorge erzielt werden.
Die nachträgliche Verordnung nach Entlassung aus der medizinischen Reha-Maßnahme ist in der Regel nicht möglich. Nachsorgemaßnahmen über die Rentenversicherung können nicht von weiterbehandelnden Ärzt*innen verordnet werden.
Die Dokumentation erfolgt im Reha-Entlassungsbrief.

Entlassmanagement

Seit 2019 gibt es Rahmenverträge zum strukturierten Entlassmanagement der gesetzlichen Krankenversicherung für ihre Versicherten bei Entlassung aus der medizinischen Rehabilitation.
Ziel ist die **nahtlose Versorgung** der Versicherten für die erste Zeit nach der medizinischen Rehabilitation, ohne gleich verschiedene Haus- und Fachärzt*innen aufsuchen zu müssen, um an die notwendigen Weiterverordnungen zu kommen. Bisher durften Weiterbehandler*innen keine Rezepte ausstellen, solange sich die Versicherten noch in Reha-Einrichtungen befanden. Damit war die Vorbereitung eines nahtlosen Übergangs in die weitere ambulante Behandlung schwierig.
Hier wird die Versorgung mit Medikamenten, Heil- und Hilfsmitteln und häuslicher Krankenpflege für die ersten 7 Tage nach Entlassung aus der Reha-Einrichtung geregelt. Ebenso gehören die Beratung und Information der Rehabilitand*innen und ggf. der Angehörigen zu diesen Themen dazu.
Erstmals dürfen medizinische Reha-Einrichtungen **Rezepte für die gesetzliche Krankenversicherung** ausstellen. Diese unterliegen keinen Budgets. Damit werden auch etwaige spätere Regressforderungen ausgeschlossen.
Auch Reha-Einrichtungen sind an die Gebote der Wirtschaftlichkeit gebunden.

Bei Medikamentenverordnungen für 7 Tage kann man sich überlegen, ob die dafür geeigneten Packungsgrößen (z. B. die kleinste Packungsgröße N1) dieser Anforderung entsprechen kann.
Reha-Einrichtungen mussten sich technisch darauf einstellen, die entsprechenden Formulare zu drucken, Versichertendaten von Versichertenkarten auszulesen, Stempel anzuschaffen und KV-Nummern dafür zu beantragen.

Von besonderer Bedeutung sind **Pflegeüberleitungsbögen,** die wichtige Informationen zum Pflegebedarf, erforderlichen Pflegemaßnahmen und Hilfsmitteln kommunizieren. Das ist neu in der Rehabilitation.

Bei Aufnahme wird mit den Rehabilitand*innen schriftlich vereinbart, ob diese Maßnahmen des Entlassmanagements seitens der Reha-Einrichtung wünschen. Dazu bedarf es ggf. auch der zusätzlichen Schweigepflichtentbindung gegenüber Vor- und Nachbehandler*innen.
Aktuell entwickelt auch die gesetzliche **Rentenversicherung** Übergangsmanagementprogramme. Hier liegt der Schwerpunkt, gemäß der Zielsetzung und dem Auftrag der Rentenversicherung, Menschen im Erwerbsleben zu halten, auf der **Stabilisierung der Erwerbsfähigkeit.**

- Das früher von einigen Rentenversicherungsträgern angebotene **Fallmanagement** und der regelmäßige Besuch von **Reha-Fachberater*innen** in den Reha-Einrichtungen zum Gespräch mit Rehabilitand*innen und dem Reha-Team zu besonderen beruflichen Problemlagen bzw. bei beruflichen Gefährdungs- und Belastungssituationen wurde aus Kostengründen weitgehend reduziert.
- In diesem Rahmen wurde z. B. die Beantragung von **Leistungen zur Teilhabe am Arbeitsleben (LTA)** bis hin zur Umschulung (→ Kap. 7) konkret besprochen und eine entsprechende Planung eingeleitet. Damit konnten Anträge ohne Aussicht auf Bewilligung mit nachfolgender Enttäuschung der Rehabilitand*innen in vielen Fällen vermieden werden.

Auch die stufenweise Wiedereingliederung (SWE, ehemals Hamburger Modell, → Kap. 7) am bisherigen Arbeitsplatz gehört im weiteren Sinne zum Entlassmanagement.

- Sie dient der Wiedereingliederung nach längerer Arbeitsunfähigkeit.
- Voraussetzung: Versicherte, Arbeitgeber*innen und Krankenkasse sind einverstanden.
- Der Stufenplan kann innerhalb von 4 Wochen nach der Entlassung aus der Rehabilitation begonnen werden.
- Der ärztliche Dienst der Reha-Einrichtung erstellt den Stufenplan, der Sozialdienst meldet ihn an Arbeitgeber*in und Krankenkasse. Der Stufenplan kann von weiterbehandelnden Ärzt*innen modifiziert werden.
- Während der Wiedereingliederung besteht Arbeitsunfähigkeit. Damit gibt es ggf. einen Anspruch auf Übergangsgeld als Lohnersatzleistung.

Gegebenenfalls kann die individuelle Organisation von Assistenz, Anpassungen des Arbeitsplatzes oder der Wohnung bei bleibenden Behinderungsfolgen erforderlich sein. Dies wird im Reha-Team kommuniziert und in der psychosozialen Beratung mit den Rehabilitand*innen besprochen. Autonomieförderung steht dabei stets im Vordergrund.

Zusammenfassung

- E-Health kann eine sinnvolle Ergänzung zur Vorbereitung, Diagnostik, Therapie und Nachsorge zur medizinischen Rehabilitation darstellen. Reha-Einrichtungs-Apps können die Adhärenz der Rehabilitand*innen zur Reha verstärken und ihnen bei der Umsetzung ihrer Reha-Ziele und Übertragung des Erlernten in den Alltag bis zum beruflichen Wiedereinstieg Unterstützung bieten.
- Nachsorgeprogramme helfen Rehabilitand*innen, Reha-Erfolge zu stabilisieren und erlernte Verhaltensänderungen in den Alltag zu integrieren. Sie sollen berufsbegleitend umgesetzt werden können.
- Das Entlass- und Überleitungsmanagement unterstützt den Übergang der Rehabilitand*innen in den heimischen Alltag und hilft, Schnittstellen zu überwinden.

→ 24 Reha-Entlassungsbericht

Der **einheitliche Reha-Entlassungsbericht** nach den Vorgaben der gesetzlichen Rentenversicherung ist das wesentliche Kommunikationsmedium über den Inhalt und Verlauf der medizinischen Rehabilitation (→ Abb. 24.1). Er hat das Gewicht eines sozialmedizinischen Gutachtens und damit Konsequenzen für die versicherungsrechtliche Bewertung von Anträgen der Betreffenden auf Versicherungsleistungen verschiedener Art im deutschen Sozialsystem.

Der Entlassungsbericht dient der **Dokumentation** der Reha-Anamnese, der Reha-Diagnostik, der Reha-Ziele, des Reha-Verlaufs, des Reha-Ergebnisses, der sozialmedizinischen Epikrise und den Empfehlungen zur weiteren Diagnostik, Therapie und Nachsorge. Es werden jeweils die für die Rehabilitation relevanten Befunde und Ergebnisse dokumentiert. Damit spielt der Bericht eine große Rolle in der **Übergabe** an weiteren Stellen und dient damit der **Vernetzung** der verschiedenen Akteure im Gesundheitswesen.

Er wird in für möglichst alle medizinischen Berufsgruppen **verständlicher Fachsprache** verfasst.

Ein **Kurzbericht** wird bei Entlassung bereits mitgegeben. Häufig verzögert sich die Fertigstellung des gesamten Entlassungsberichts auch in Zeiten der zunehmenden Digitalisierung und der elektronischen Rehabilitand*innenakte, weil noch nicht alle Reha-Ergebnisse vorliegen und mehrere Mitglieder des interprofessionellen Teams an der Berichterstellung beteiligt sind.

Der Bericht geht an den Reha-Träger (nur bei der gesetzlichen Renten- und Unfallversicherung!), die Rehabilitand*innen und an die Vor- und Nachbehandler*innen. Auch mit Zustimmung des/der Versicherten darf kein vollständiger Bericht an die gesetzliche Krankenversicherung gesendet werden, an den Medizinischen Dienst der Krankenkasse jedoch schon.

Er wird zur **Qualitätsbewertung** der Reha-Einrichtung durch die Rentenversicherungsträger genutzt (externes Qualitätsmanagement), weil man davon ausgeht, dass die Qualität des Reha-Prozesses und der Entlassungsbericht direkt miteinander verknüpft sind. Dafür gibt es zahlreiche wissenschaftliche Nachweise. Es resultiert eine einrichtungsübergreifende Vergleichbarkeit. Basisdaten werden für Statistiken und damit für die Planung der rehabilitativen Versorgung des Landes genutzt.

Reha-Qualitätssicherung der Deutschen Rentenversicherung

Der ärztliche Reha-Entlassungsbericht

→ Leitfaden zum einheitlichen Entlassungsbericht in der medizinischen Rehabilitation der gesetzlichen Rentenversicherung 2015

Deutsche Rentenversicherung

Abb. 24.1 Deutsche Rentenversicherung: der ärztliche Reha-Entlassungsbericht. Der Leitfaden dient der Vereinheitlichung und Vergleichbarkeit des Berichtswesens. Weil er auch viele Begriffe, z. B. der Sozialmedizin, erläutert, ist er sehr gut bei der Einarbeitung neuer Teammitglieder nutzbar. [W983]

Qualitätsmerkmale des Berichts

- Personenorientierte Darstellung
- Knappe Darstellung des individuellen Reha-Verlaufs
- Beschreibung der eigenen und aus der Umgebung der Rehabilitand*innen stammenden Ressourcen für den Umgang mit Funktionsstörungen
- Nennung der Therapieziele, deren Verständnis durch den/die Rehabilitand*in, Zielerreichungsgrad und Begründung, wenn Ziele nicht ausreichend erreicht wurden.
- Beschreibung von Fähigkeiten im Sinne des Begriffs der Funktionsfähigkeit der ICF (→ Kap. 2) im Hinblick auf Gesundheitsproblem und Kontextfaktoren
- Medizinische und sozialmedizinische Korrektheit:
  - Reha-relevante Beeinträchtigungen, bedeutsame Daten zu Anamnese, Befunden, Funktionsdiagnostik
  - Apparative Diagnostik nur bei unklarer Schädigung oder als Verlaufsdiagnostik (z. B. vor Aufbelastung einer Osteosynthese)
  - Bewertung Reha-relevanter Vorbefunde
  - Daraus Erkennbarkeit von Funktionsstörungen
  - Wichtige Aspekte des therapeutischen Verlaufs
  - Nachvollziehbarkeit der Empfehlungen
  - Sinnvolle Auswahl der Therapieelemente, Berücksichtigung der Reha-Therapiestandards
  - Änderung der Vormedikation nur bei medizinischer Notwendigkeit mit Begründung, vor allem bei Rehabilitand*innen in Disease-Management-Programmen (DMP)
- Nutzerorientierung: klare Sprache und Gliederung, sprachliche Prägnanz, Kürze, zeitnahe Erstellung. Allerdings hat ein Reha-Entlassungsbericht in der somatischen Indikation immer noch einen Umfang von etwa 5 Seiten.
- Sozialmedizinische Nutzbarkeit: Bei einem Antrag zur Teilhabe am Arbeitsleben (LTA, → Kap. 7) muss der Bericht innerhalb von 2 Wochen beim Reha-Träger vorliegen.

Beispiel aus der Praxis

Die zeitnahe Erstellung eines Reha-Entlassungsberichts ist, auch mit modernen technischen Hilfsmitteln (aber nicht – bisher – mit künstlicher Intelligenz!), durchaus zu schaffen. Allerdings setzt das große Disziplin aller beteiligten Teammitglieder voraus. Wenn man bedenkt, dass der ärztliche Dienst z. B. pro Person um die 40 Rehabilitand*innen betreut, fallen also etwa pro Woche 13 Aufnahmediktate und ebenso viele Entlassungsdiktate an. Da die Berichte zahlreichen Qualitätsvorgaben genügen müssen (s. Peer Review und → Kap. 25), muss ein Spagat gelingen zwischen der Darstellung der individuellen Situation der Rehabilitand*innen und einer hohen strukturellen Standardisierung.

- Die Bewertung des Reha-Entlassungsberichts erfolgt im Vergleich mit den Ergebnissen der anderen Einrichtungen der gleichen Fachrichtung.

Tab. 24.1 Funktionsdiagnosen im Reha-Entlassungsbericht

Klinische Diagnose	Funktionsdiagnose
Z. n. Ablatio mammae re.	Abgeschlossene chirurgisch-onkologische Behandlung eines Mammakarzinoms rechts, brusterhaltende OP am ..., Radiatio am ..., ohne Organkomplikationen
Z. n. Hüft-TEP re.	Geringe Bewegungseinschränkungen in der rechten Hüfte nach Einsetzen einer Totalendoprothese rechts am ...
Diabetes mellitus Typ 2, medikamentös eingestellt	Medikamentös kompensierter Stoffwechsel bei Diabetes mellitus Typ 2 mit guter Blutzuckereinstellung ohne Komplikationen
Obstruktive Ventilationsstörung bei infektallergischem Asthma bronchiale	Nach akuter Atemwegsinfektion der Lunge wiederhergestellte gute Lungenfunktion bei lange bekanntem Asthma bronchiale

- Auf den Statistikblättern des Berichts werden eingetragen: Klinikadresse, Aufenthaltsdaten, Personalien des/der Rehabilitand*in, Art der Durchführung (z. B. stationär), besondere Behandlungsform (z. B. VOR).

Funktionsdiagnosen

Die **Reihenfolge** soll nach der sozialmedizinischen Bedeutung erfolgen. Das Wichtigste zuerst!

Die Diagnosen werden als **Funktionsdiagnosen** formuliert (→ Tab. 24.1):

- Für die Reha-Maßnahme nicht relevante Diagnosen aus der Vorgeschichte werden auf dem Statistikblatt nicht erwähnt, sondern in der Anamnese im Fließtext.
- Verschlüsselung nach ICD-10 mit Seitenlokalisation und Diagnosesicherheit
- Krankheitsursache (z. B. Berufskrankheit), Entlassungsform (z. B. regulär/Verlegung) und Arbeitsfähigkeit (z. B. arbeitsfähig/arbeitsunfähig/Hausfrau/Hausmann), Arbeitsunfähigkeitszeiten der letzten 12 Monate und Arbeitsunfähigkeit bei Aufnahme müssen angegeben werden.
- Empfehlungen zur weiteren Diagnostik oder Therapie und Nachsorge, auch zur Lebensstiländerung

Sozialmedizinische Leistungsbeurteilung und Epikrise

Begriffserläuterungen erfolgen in → Kap. 7.

- Leistungsvermögen im Erwerbsleben (→ Abb. 24.2):
  - Es bezieht sich auf Auswirkungen über mehr als 6 Monate.
  - Qualitatives Leistungsvermögen: positives und negatives Leistungsvermögen in Bezug auf Arbeitsschwere, Arbeitshaltung und Arbeitsorganisation
  - Quantitatives Leistungsvermögen:
    - Kategorien 6 Stunden und mehr, 3 bis unter 6 Stunden, unter 3 Stunden arbeitstäglich
    - Jeweils bezogen auf die letzte sozialversicherungspflichtige Tätigkeit und für den allgemeinen Arbeitsmarkt
  - Kann die letzte berufliche Tätigkeit dauerhaft nicht mehr ausgeführt werden, prüft der Rentenversicherungsträger die Möglichkeit von Leistungen zur Teilhabe am Arbeitsleben (LTA).

> Das Leistungsbild bezieht sich darauf, was eine Person von ihren Fähigkeiten her noch leisten könnte, nicht darauf, wie ihr Arbeitsvertrag aussieht. Wenn jemand z. B. aus familiären Gründen nur im Tagdienst und in Teilzeit tätig ist, heißt das nicht, dass diese Person nicht vollzeitig und im Schichtdienst arbeiten könnte. Dies wissen Rehabilitand*innen meist nicht und reklamieren das nach Erhalt des Berichts, wenn sie darüber nicht aufgeklärt werden.

- Arbeitsfähigkeit und Leistungsvermögen im Erwerbsleben müssen unterschieden werden. Das Leistungsvermögen einer Person, die arbeitsunfähig aus der Reha-Maßnahme entlassen wird (z. B. nach Durchführung einer Anschlussheilbehandlung nach Implantation einer Hüftgelenksendoprothese), ist keineswegs unbedingt im letzten Beruf oder auf dem allgemeinen Arbeitsmarkt (also für jede denkbare legale Tätigkeit) eingeschränkt.
- Angabe der **Tätigkeit:**
  - Sie bezieht sich auf die letzte sozialversicherungspflichtige Tätigkeit und muss auch bei Hausfrauen und -männern, Arbeitslosen oder Erwerbsminderungsrentner*innen sowie Personen in Altersteilzeit angegeben werden.
  - Die Tätigkeit sollte möglich genau angegeben werden: Der Maurer im Baumarkt hat andere Belastungen als der auf der Großbaustelle oder der als Betriebshandwerker.
- **Arbeitsschwere:** leicht, leicht bis mittelschwer, mittelschwer, schwer (Erläuterung in → Kap. 7)
- **Sozialmedizinische Epikrise:** Sie soll aus den Funktionseinschränkungen abgeleitet werden.

Dokumentation der therapeutischen Leistungen

- Diese erfolgt durch Dokumentation der tatsächlich durchführten Leistungen nach der Klassifikation der therapeutischen Leistungen (KTL), einer Liste herausgegeben von der Deutschen Rentenversicherung.
- Diagnostik wird nicht verschlüsselt.
- Die KTL-Daten werden im Rahmen der Qualitätssicherung vom Rentenversicherungsträger erfasst und im Vergleich von Einrichtungen mit gleicher Indikation ausgewertet (→ Kap. 25).

Freitext des Reha-Entlassungsberichts

1. Anamnese
1.1 Jetzige Beschwerden
1.2 Bisheriger Verlauf mit Reha-relevanten Beeinträchtigungen
1.3 Biografische Anamnese (bei psychischen Störungen)
1.4 Vegetative Anamnese
2. Sozialmedizinische Anamnese
2.1 Sozialanamnese mit Kontextfaktoren: Partnerschaft, Familie, pflegebedürftige Angehörige, Freizeit, finanzielle Situation, Wohnsituation, Risikoverhalten
2.2 Arbeitsanamnese mit Kontextfaktoren: Beruflicher Werdegang, Abschlüsse, Brüche in der Erwerbsbiografie, aktuelle berufliche Stellung, Beschreibung aktueller Arbeitsplatz, Arbeitsschwere, -haltung, -organisation, Arbeitsunfähigkeitszeiten und zugehörige Diagnosen.
2.3 Subjektive Beeinträchtigung der Aktivitäten und Teilhabe (→ Kap. 2 ICF): Mobilität, Lernen, Konzentration, Umgang mit Anforderungen, Beeinträchtigungen

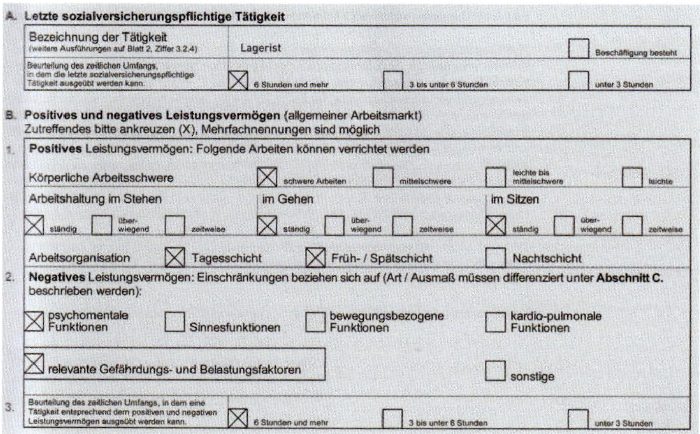

A. **Letzte sozialversicherungspflichtige Tätigkeit**

Bezeichnung der Tätigkeit (weitere Ausführungen auf Blatt 2, Ziffer 3.2.4)	Lagerist		☐ Beschäftigung besteht
Beurteilung des zeitlichen Umfangs, in dem die letzte sozialversicherungspflichtige Tätigkeit ausgeübt werden kann.	☒ 6 Stunden und mehr	☐ 3 bis unter 6 Stunden	☐ unter 3 Stunden

B. **Positives und negatives Leistungsvermögen** (allgemeiner Arbeitsmarkt)
Zutreffendes bitte ankreuzen (X), Mehrfachnennungen sind möglich

1. **Positives** Leistungsvermögen: Folgende Arbeiten können verrichtet werden

Körperliche Arbeitsschwere: ☒ schwere Arbeiten ☐ mittelschwere ☐ leichte bis mittelschwere ☐ leichte

Arbeitshaltung im Stehen: ☒ ständig ☐ überwiegend ☐ zeitweise | im Gehen: ☒ ständig ☐ überwiegend ☐ zeitweise | im Sitzen: ☒ ständig ☐ überwiegend ☐ zeitweise

Arbeitsorganisation: ☒ Tagesschicht ☒ Früh- / Spätschicht ☐ Nachtschicht

2. **Negatives** Leistungsvermögen: Einschränkungen beziehen sich auf (Art / Ausmaß müssen differenziert unter **Abschnitt C.** beschrieben werden):

☒ psychomentale Funktionen ☐ Sinnesfunktionen ☐ bewegungsbezogene Funktionen ☐ kardio-pulmonale Funktionen

☒ relevante Gefährdungs- und Belastungsfaktoren ☐ sonstige

3. Beurteilung des zeitlichen Umfangs, in dem eine Tätigkeit entsprechend dem positiven und negativen Leistungsvermögen ausgeübt werden kann.: ☒ 6 Stunden und mehr ☐ 3 bis unter 6 Stunden ☐ unter 3 Stunden

Abb. 24.2 Ausschnitt aus der sozialmedizinischen Leistungsbeurteilung aus dem ärztlichen Reha-Entlassungsbericht der Deutschen Rentenversicherung: Das qualitative und das quantitative Leistungsbild werden genau angegeben. Bei der letzten versicherungspflichtigen Tätigkeit ist die konkrete Tätigkeit gemeint, nicht das Berufsbild, z. B. „Pflegefachkraft in der ambulanten Dialyse", nicht „Pflegefachkraft". [W983]

im häuslichen und beruflichen Alltag, in Beziehungen zu anderen Personen.
3. Aufnahmebefund, Diagnostik während der Rehabilitation
3.1 Allgemeiner körperlicher Befund
3.2 Allgemeiner psychischer Befund
3.3 Fachspezifischer Befund
3.4 Diagnostik
4. Reha-Prozess und -Ergebnis
4.1 Individuelle Reha-Ziele (→ Kap. 4)
4.2 Besonderheiten des Reha-Verlaufs
4.3 Abschlussbefund und Reha-Ergebnis
5. Empfehlungen für weiterführende Maßnahmen

Peer-Review-Verfahren

Die Bewertung der Qualität des Reha-Prozesses und dessen Abbildung im Entlassungsbericht liegen nicht allein bei den Einrichtungsbetreuer*innen der Versicherungsträger, sondern erfolgt strukturiert seit den 1990er-Jahren durch das sich stetig weiter entwickelnde **Peer-Review-**Verfahren der Rentenversicherung. Dabei werden Expert*innen als **Gutachter*innen** eingesetzt, die als sozialmedizinisch erfahrene Fachärzt*innen an den am Verfahren beteiligten anderen Reha-Einrichtungen, in der Regel als Chef- oder Oberärzt*innen, tätig sind und Verantwortung für die Entlassungsbrieferstellung haben. Sie werden in standardisierten Schulungen der Rentenversicherung in der Begutachtung der Berichte mithilfe einer Checkliste indikationsbezogen geschult.
Im Abstand von 2–3 Jahren fordert die Rentenversicherung bei jeder Reha-Einrichtung zufällig ausgewählte Berichte bestimmter dort behandelter Rehabilitand*innen an. Die Reha-Einrichtung muss die Berichte nach genauen Vorgaben anonymisieren, sodass weder Rückschlüsse auf den Namen der Versicherten noch auf die Reha-Einrichtung möglich sind. Jede*r als „Peer" ausgebildete Fachärzt*in erhält ein Kontingent zufällig zugeordneter Berichte anderer Einrichtungen zugeteilt und muss diese mithilfe der Checkliste bewerten (→ Abb. 25.1).
Falls ein „Peer" einen Bericht bzw. die dazugehörige Person oder die Reha-Einrichtung als die eigene erkennt, darf er/sie diesen nicht bewerten. Das ist der Autorin als „Peer" und „Schulungs-Peer" selbst passiert.
Die Reha-Einrichtung wird dabei mit den Ergebnissen der anderen Einrichtungen derselben Fachrichtung verglichen.
Seit einigen Jahren erfolgen die Versendung der Berichte und die Auswertung nicht mehr auf Papier, sondern in elektronischer Form.

Zusammenfassung

- Der Reha-Entlassungsbericht ist ein wichtiges Medium der Vernetzung und Informationsweitergabe im Reha-Prozess.
- Er folgt einer standardisierten Gliederung, hat für die Rentenversicherung sozialmedizinischen Gutachtencharakter, enthält die Diagnosen in Form von Funktionsdiagnosen und muss die Funktionsfähigkeit in Bezug auf die Alltags- und berufliche Teilhabe im Kontext der aktuellen Lebensumstände der Person deutlich machen.
- Er soll in verständlicher Sprache verfasst sein, den Reha-Prozess knapp und präzise darstellen, zügig fertiggestellt und versendet werden.
- Das Peer-Review-Verfahren der Rentenversicherung ist ein wichtiges Qualitätssicherungsverfahren, durch Fachgutachter*innen aus anderen Einrichtungen derselben Indikation die Qualität des Reha-Prozesses der Einrichtungen, aber auch die Berichtsqualität sicherzustellen.

Internes QM Die Reha-Einrichtung baut ein systematisches Qualitätsmanagement (QM) auf und lässt sich nach einem etablierten Reha-spezifischen Qualitätssicherungssystem zertifizieren. Aus der Akutmedizin bekannte Verfahren sind oft für die Reha nicht geeignet.

Externes QM Dieses wird meist durch die Belegungsträger durchgeführt und von diesen vorgegeben. Im Fall der medizinischen Rehabilitation sind dies in erster Linie die gesetzlichen Rentenversicherungsträger und die gesetzliche Krankenversicherung.

> Seit 2001 müssen die Rehabilitationsträger gemeinsame Empfehlungen zur Sicherung und Weiterentwicklung der Qualität der Leistungen erarbeiten und vergleichende Qualitätsanalysen für ein effektives Qualitätsmanagement der Leistungsanbieter durchführen (§ 37, Sozialgesetzbuch IX).

Internes Qualitätsmanagement

Reha-Einrichtungen führen internes Qualitätsmanagement durch und lassen sich durch z. B. an den TÜV angeschlossene Zertifizierer zertifizieren und regelmäßig fachlich auditieren (Audit: fachliches Gespräch mit den beteiligten Personen). Gängige **Zertifizierungsverfahren** für Reha-Einrichtungen sind (Auswahl):

- ISO 9001
- IQMP-Reha: Integriertes Qualitätsmanagement-Programm Rehabilitation
- DEGEMED Zertifizierungsverfahren

Die Einrichtungen benennen QM-Beauftragte und lassen sie durch Zertifizierer speziell für das angestrebte Zertifizierungsverfahren schulen. Die **QM-Beauftragten** koordinieren die QM-Aktivitäten der Einrichtung. Sie bilden in der Regel eine Stabsstelle des QM-Leitungsgremiums, das aus der Einrichtungsleitung (Verwaltung und Medizin) besteht.

Für die Einrichtung wird ein **Qualitätshandbuch** erstellt und fortlaufend aktualisiert. Es kann z. B. neue Teammitglieder rasch informieren und auf den neusten Stand bringen. Es dient der Dokumentation auch von Dienst- und Handlungsanweisungen in der jeweils aktuellen Form, z. B. im Intranet der Einrichtung und ist dort allen Teammitgliedern zugänglich. Zu den **Qualitätsmanagementaktivitäten** zählen die Erfassung von Qualitätsmerkmalen, Definition von Qualitätsindikatoren und die regelmäßige Erstellung, Begleitung und Bewertung von Qualitätszielen, z. B. den Jahreszielen einer Abteilung. Ziele sollten **SMART** sein, d. h. Spezifisch – Messbar – Attraktiv – Realistisch – Terminiert, d. h. innerhalb einer sinnvollen Zeit erreichbar.

Die Abteilungen stellen ihre (Teil-)**Prozesse** dar, sammeln ihre **Standards,** erstellen Projektskizzen, formulieren als Team Prozesse (z. B. Aufnahmeprozess, Entlassungsprozess).

Einarbeitungschecklisten helfen bei der raschen und vollständigen Einarbeitung neuer Teammitglieder.

Kennzahlen werden gesammelt, z. B. zu Bezugsarzt- oder -therapeutenwechsel, Dauer der Entlassungsberichterstellung, Analyse des Beschwerdemanagements, Reha-Zielerreichung mit Veränderung des Staffelstein-Scores (→ Kap. 5) bei Rehabilitand*innen mit Endoprothesen oder der Schmerzintensität (NRS- oder VAS-Skala). Auch Ergebnisse interner Befragungen von Rehabilitand*innen fließen ein.

Das **Formularwesen** stellt sicher, dass an allen Stellen die gültigen aktuellen Formulare benutzt werden.

Regelmäßig werden **interne Audits** abgehalten. Dabei fungieren Teammitglieder anderer Abteilungen oder aus anderen Prozessen als Auditoren. Es gibt z. B. Abteilungsaudits oder Prozessaudits. Die Ergebnisse werden dem Lenkungsgremium und den betreffenden Abteilungen oder Teams vorgelegt. Ziel ist es, Abläufe der Einrichtung transparent zu machen, Schwachstellen aufzudecken und Entwicklungen anzustoßen und zu systematisieren. Dadurch erreicht die Einrichtung mehr Struktur.

Fehler und Beinahe-Fehler werden als Chancen zur Verbesserung gesehen, aus der alle lernen können. Vor allem die Sicherheit der Rehabilitand*innen soll verbessert werden. Dazu dient z. B. die Auswertung von Stürzen, Verlegungen, Reha-Abbrüchen. Grundlage ist der **P-D-C-A-Zyklus:** Plan – Do – Check – Act.

Qualitätsmanagement ist **kein Selbstzweck,** sondern eine Unterstützung der Führung und aller Bereiche der Einrichtung. Es gibt allen Mitarbeitenden die Möglichkeit, Vorschläge einzubringen (Vorschlagswesen) und zur Verbesserung auch der eigenen Arbeitszufriedenheit beizutragen und dient damit auch der Teambildung (→ Kap. 3). Das kann eine gute Unterstützung der Personen in Leitungsaufgaben darstellen.

Weitere Themen sind **Hygiene** und **Arbeitssicherheit** in Zusammenarbeit mit dem arbeitsmedizinischen/betriebsärztlichen Dienst, den Sicherheitsfachkräften, den hygienebeauftragten Ärzt*innen und Pflegekräften. Dabei werden Kennzahlen zu Infektionen, Antibiotika-Surveillance, Arbeitsunfälle wie Stichverletzungen etc., Entwicklung von Arbeitsunfähigkeitszeiten in bestimmten Bereichen oder Ergebnisse von Mitarbeiterbefragungen erfasst und bewertet.

Datenschutz (→ Kap. 46), IT-Sicherheit, Bereitstellung von modernen Arbeitsmaterialien (z. B. App zum aktuellen raschen Abgleich von möglichen Arzneimittelinteraktionen) oder die Begleitung von Projekten wie der Umstellung auf die elektronischen Rehabilitand*innen-Akte, die Einführung neuer Konzepte wie MBOR (→ Kap. 27) sind weitere Themen des QM.

Reha-Qualitätssicherung der Rentenversicherung

Es ist ein gesetzlicher Auftrag der Deutschen Rentenversicherung, die fachlichen, strukturellen, personellen und technischen Voraussetzungen für eine effektive und effiziente Rehabilitation sicherzustellen. Dabei werden Routinedaten extern ausgewertet. Es gibt regelmäßige Visitationen der Reha-Einrichtungen. Regelmäßig werden Befragungen der Rehabilitand*innen durchgeführt.

Die Qualitätsergebnisse wirken sich auf die Belegungssteuerung der Reha-Einrichtungen aus und sind damit für das wirtschaftliche Ergebnis von großer Bedeutung.

Man hat zahlreiche automatisierte Methoden entwickelt und evaluiert, die eine willkürliche Beurteilung der Einrichtungen ausschließen.

Befragung der Rehabilitand*innen

Erhebung der Reha-Qualität aus Sicht der Rehabilitand*innen:

- Subjektive Einschätzung zur Zufriedenheit und dem Ergebnis der Rehabilitation
- Dabei erfolgt eine sog. Adjustierung mithilfe von Merkmalen der Rehabilitand*innen, die als Einflussfaktoren für das Antwortverhalten gelten können, als Kontrollvariablen.

> **Beispiel aus der Praxis**
> Menschen mit Rentenwunsch, aber erhaltenem Leistungsvermögen in der sozialmedizinischen Beurteilung, fühlen sich oft unverstanden und werden die Reha-Maßnahme eher schlecht bewerten. Sie hatte ja nicht den (von ihnen) gewünschten Erfolg.

Abgefragt werden u. a.:

- Die Zufriedenheit mit der ärztlichen, pflegerischen und therapeutischen Betreuung, den Therapien, Schulungen, Beratungen und dem Freizeitprogramm, ggf. der Unterbringung und der Ernährung

- Das Eingehen auf die individuellen Anliegen und Reha-Ziele
- Die Zielerreichung
- Die subjektive Einschätzung der Gesundheit, des psychosozialen Befindens und der Leistungsfähigkeit im Arbeitsleben und im Alltag

Peer Review

Der Reha-Prozess wird aus Expertensicht beurteilt (→ Abb. 25.1). Man geht davon aus, dass der Reha-Entlassungsbericht (→ Kap. 24) alle qualitätsrelevanten Aspekte jedes individuellen Reha-Verlaufs wiedergibt und den Reha-Prozess spiegelt. Eine gelungene Reha und ein guter Entlassungsbericht hängen direkt zusammen. Ist der Bericht wenig sorgfältig und individuell erstellt, geht man davon aus, dass auch der Reha-Prozess nicht optimal war, und umgekehrt.
Es erfolgt eine einrichtungsvergleichende Bewertung der gleichen Fachrichtung.

Therapeutische Versorgung (KTL)

Die im einheitlichen Entlassungsbericht dokumentierten therapeutischen Leistungen mit KTL-Code (Katalog der therapeutischen Leistungen) werden ausgewertet. Sie ergeben Kennzahlen für die Leistungsverteilung und -menge.
Die Erfüllung der Reha-Therapiestandards und ggf. spezieller Reha-Anforderungsprofile für die verhaltensmedizinisch orientierte Rehabilitation (VOR, → Kap. 28) oder die medizinisch-berufsorientierte Rehabilitation (MBOR, → Kap. 27) wird erfasst.
Auch hier erfolgt der Vergleich mit den anderen Einrichtungen der gleichen Fachrichtung.

Reha-Therapiestandards

In den Reha-Therapiestandards (RTS) hat die Deutsche Rentenversicherung Qualitätsanforderungen für diagnosebezogene Standards für die Reha-Therapien formuliert.
Reha-Therapiestandards existieren für folgende Indikationen:

- Alkoholabhängigkeit
- Brustkrebs
- Chronischer Rückenschmerz
- Hüft- und Knie-Totalendoprothese
- Depressive Störungen
- Diabetes mellitus Typ 2
- Reha für Kinder und Jugendliche
- Koronare Herzkrankheit
- Schlaganfall – Phase D

In den Therapiestandards werden Mindestmengen, Dauer und Art bestimmter Therapieformen, auch Schulungen und Nachsorgeempfehlungen, aufgelistet, einschließlich der zugehörigen KTL-Codes. Die Vorgaben gelten stets nur für einen Prozentsatz der Rehabilitand*innen, da natürlich nie alle zu 100 % denselben Therapieplan erhalten können. Es muss ausreichende Flexibilität für eine individuell indizierte Therapieverordnung bleiben. Zusätzliche Therapien für Begleiterkrankungen sind möglich.
Ziele sind:

- Förderung einer evidenzbasierten rehabilitativen Versorgung
- Qualitative Verbesserung der medizinischen Rehabilitation
- Reduktion auffälliger und unplausibler Unterschiede der therapeutischen Versorgung in den Reha-Einrichtungen
- Systematische Überprüfung der therapeutischen Versorgung
- Überprüfung der Erfüllung der Anforderungen der RTS ermöglicht die Bewertung der Prozessqualität der Reha-Einrichtung.

Die RTS helfen den Einrichtungen dabei, ihre Konzepte stabil in Behandlungspfade und in konkrete Therapiedurchführung umzusetzen. Gerade im ärztlichen Dienst sind solche Behandlungspfade ausgesprochen hilfreich für die Teammitglieder, die sich erst neu in der Rehabilitationsmedizin einarbeiten. In der Einarbeitungsphase, die je nach Vorerfahrung unterschiedlich lange dauert, besteht sonst das Risiko, wesentliche Therapieformen nicht einzubeziehen. Die Therapie kann immer entsprechend dem individuellen Reha-Bedarf und den Reha-Zielen angepasst werden. Das sollte aber auf einer bewussten fachlichen Entscheidung fußen und nicht „zufällig" erfolgen.

Zusammenfassende Bewertung des Bereichs B – Diagnostik

Mängelbewertung:	keine Mängel	leichte Mängel	deutliche Mängel	gravierende Mängel
	☐	☐	☐	☐

Bei deutlichen oder gravierenden Mängeln des Bereiches bitte Zutreffendes ankreuzen:

- ☐ Der klinische Gesamtstatus der Rehabilitandin/des Rehabilitanden ist nach der orientierenden körperlichen und psychischen Befunderhebung nicht erkennbar.
- ☐ Die beschriebenen reha-relevanten Beeinträchtigungen der Körperstrukturen und -funktionen sind nicht mit adäquatem Aufwand diagnostisch geklärt.
- ☐ Die Diagnostik im Bereich der Körperstrukturen und -funktionen orientiert sich nicht an der Klärung subjektiv angegebener Beeinträchtigungen bezogen auf Aktivität und Teilhabe.
- ☐ Die gestellten Diagnosen sind durch Anamnese und Untersuchungsbefund nicht hinreichend fundiert.
- ☐ Sonstiges

Bewertungspunkte:	☐	☐	☐	☐	☐	☐	☐	☐	☐	☐	☐
	10	9	8	7	6	5	4	3	2	1	0
	sehr gut										sehr schlecht

Abb. 25.1 Auszug aus der Checkliste des Peer Review, somatische Indikation, der Deutschen Rentenversicherung: Der Ausschnitt macht deutlich, welche Fragen bei der Begutachtung zu stellen sind. [W983]

Sozialmedizinischer Verlauf

Dieser wird für 2 Jahre nach der Reha-Maßnahme dargestellt. Daraus ergeben sich Hinweise für das Reha-Ergebnis. Inhalte der Darstellung sind:

- Wie viele Rehabilitand*innen sind im Erwerbsleben verblieben?
- Wie viele Rehabilitand*innen sind durch Alters- oder Erwerbsminderungsrente ausgeschieden oder verstorben?

Rehabilitandenstruktur

Einordnung der Reha-Ergebnisse durch Betrachtung von Merkmalen des Spektrums der Rehabilitand*innen, wie:

- Diagnosen
- Leistungsfähigkeit
- Nachsorgeempfehlungen
- Informationen zu soziodemografischen Merkmalen

Strukturierter Qualitätsdialog

Es handelt sich um ein Instrument der Qualitätssicherung, das mehrere Qualitätsdimensionen abbildet und die Ergebnisse anderer QS-Instrumente einfließen lässt. Zwischen Rentenversicherungsträger und Fachabteilung werden die auffälligen Qualitätsergebnisse im partnerschaftlichen Dialog besprochen.
Ziele sind die Analyse der Situation mit Stärken und Schwächen und die mittelfristige Verbesserung der Qualität in der betreffenden Fachabteilung.

QS-Reha-Verfahren der Krankenversicherung

Auch die gesetzliche Krankenversicherung führt seit 2000 vor dem Hintergrund der gesetzlichen Anforderungen ein kontinuierliches Reha-Qualitätssicherungsverfahren durch, das QS-Reha-Verfahren. Es ist extern, einrichtungsübergreifend und vergleichend für Einrichtungen der medizinischen Vorsorge und Rehabilitation.
Geprüft werden Struktur-, Prozess-, Ergebnisqualität und Zufriedenheit der Rehabilitand*innen:

- Strukturqualität und Prozessqualität:
  - Strukturerhebung mit einem Einrichtungsbogen
  - Ggf. Visitation
  - Rehabilitand*innenbogen
- Ergebnisqualität
- Zufriedenheit der Rehabilitand*innen
- Die Ergebnismitteilung erfolgt fachrichtungsbezogen und wird risikoadjustiert, d. h., Merkmale der Belegungsstruktur werden berücksichtigt.
- Die Berichte erfassen jeweils einen Dreijahreszeitraum.

Zusammenfassung

- Qualitätsmanagement (QM) dient der Strukturierung, Transparenz und kontinuierlichen Verbesserung aller Bereiche einer Reha-Einrichtung.
- Man unterscheidet internes QM durch die Einrichtung selbst mithilfe der Zertifizierung und externes QM durch den Rentenversicherungsträger oder die gesetzliche Krankenversicherung.
- QM ist ein Führungsinstrument, das das interprofessionelle Team einbezieht und zur Behandlungssicherheit der Rehabilitand*innen, aber auch zur Arbeitszufriedenheit des Teams beitragen sollte.

Duale Rehabilitation

Das Konzept der dualen Rehabilitation der Deutschen Rentenversicherung Bund (2020) sieht eine echte interdisziplinäre Rehabilitation zweier Fachgebiete gemeinsam „auf Augenhöhe" vor. Nicht die konsiliarische Begleitung, sondern eine komplette Zuständigkeit beider betreffender medizinischer Fachrichtungen ist damit gemeint.

- Die Reha-Maßnahme wird gleichberechtigt durch die Leitungen beider Fachrichtungen umgesetzt.
- In strukturierter Zusammenarbeit von zwei Fachabteilungen einer Reha-Einrichtung wird ein spezifisches Reha-Angebot gemacht für Rehabilitand*innen mit zwei gleichwertigen Reha-bedürftigen Erkrankungen,
  - die von einem indikationsübergreifenden Angebot profitieren gegenüber der Reha in einer der beiden Fachrichtungen,
  - deren Funktionseinschränkungen sich aufeinander beziehen und
  - bei denen der Bedarf einer abteilungsübergreifenden sozialmedizinischen Leistungsbeurteilung besteht.

Grundlagen

Nur mit Kompromissbereitschaft und mit dem Ziel, über den eigenen fachlichen „Tellerrand" zu schauen, ist eine solche Zusammenarbeit möglich. Dabei entsteht daraus eine neue eigenständige Rehabilitationsart: Beide Reha-Fachgebiete werden miteinander verschmolzen. Intensive Kommunikation ist eine Grundvoraussetzung. Sie wird durch gemeinsame Visiten und Teambesprechungen erreicht. Dadurch entsteht eine interdisziplinäre individualisierte Rehabilitation. Bisher werden Konzepte erprobt, bei denen die eine Fachrichtung die Psychosomatik ist. Weitere Kombinationen sind aber denkbar.

Beide Fachrichtungen sollten in einer Einrichtung zur Verfügung stehen. Kurze Wege erleichtern die Umsetzung. Zuweisungsvoraussetzung sind zwei gleichwertige Reha-Diagnosen aus beiden Fachgebieten. Durch das spezielle Programm sollte ein größerer Reha-Erfolg erzielt werden können als bei Durchführung der Reha in einem der betreffenden Fachgebiete mit konsiliarischer Mitbehandlung.

In der Regel beziehen sich die behandlungsbedürftigen Funktionseinschränkungen aufeinander. Auch bei der sozialmedizinischen Beurteilung wird den wechselseitigen Beziehungen der Funktionseinschränkungen aus beiden Fachgebieten Rechnung getragen. Im Rahmen einer Anschlussheilbehandlung (AHB) ist eine duale Rehabilitation ebenso möglich.

Im Rahmen des Pilotprojekts wird die Indikation durch die Rentenversicherung gestellt. In der Reha-Einrichtung überprüfen die leitenden Ärzt*innen beider betreffenden Abteilungen die Indikation. Umstellungen innerhalb der Einrichtung, z. B. in ein anderes Konzept wie medizinisch-beruflich orientierte Rehabilitation (MBOR, → Kap. 27), sind möglich, wenn die Aufnahmediagnostik den Bedarf zeigt.

Durchführung

Die Reha-Maßnahme wird in der Regel für 5 Wochen bewilligt und ist damit deutlich länger als eine übliche somatische Rehabilitation (3 Wochen) oder eine verhaltensmedizinisch orientierte Rehabilitation (VOR, → Kap. 28) mit 4 Wochen.

Beide Fachabteilungen arbeiten strukturiert zusammen im Kernangebot:

- Abteilungsübergreifende Aufnahmeuntersuchung und Diagnostik:
  - Stationsärztliche somatische, psychotherapeutisch psychosomatische Bezugstherapeut*innen
  - Standardisierte Psychodiagnostik mit Verlaufskontrolle, z. B. zu Angst, Depression, Erleben beruflicher Belastung (HADS, BDI, AVEM, → Kap. 5) oder zur Lebensqualität
- Abteilungsübergreifende fachärztliche Fallbesprechungen mit Teilnahme der interdisziplinären Teams und Visiten
- Abteilungsübergreifende Therapieverordnungen
- Abteilungsübergreifende sozialmedizinische Leistungsbeurteilung
- Spezifische psychotherapeutische Gruppe durch die psychosomatische Abteilung: Die Gruppe thematisiert biopsychosoziale Zusammenhänge (→ Abb. 26.1), Salutogenese, Bedingungen chronischer Krankheiten, Ängste und Depressionen im Zusammenhang mit chronischer Krankheit.
- Psychotherapeutische Einzelgespräche in höherer Frequenz als in anderen Reha-Bereichen
- Sport- und Bewegungstherapie (Ziele und Inhalte, → Kap. 40, → Kap. 41)
- Entspannungstraining
- Fachspezifische Angebote in geschlossener Gruppe für die Rehabilitand*innen der dualen Reha
- Sozialmedizinische Leistungsbeurteilung durch die Mitglieder der Fallbesprechungen, einschließlich der Pflegekräfte

Das abteilungsübergreifende Konzept wird den Rehabilitand*innen durch die ärztlichen Leitungen vermittelt. Zur Dokumentation von Fallbesprechungen bieten sich Übersichtstabellen mit den wesentlichen Angaben zu beiden Indikationen, individuellen Besonderheiten und Reha-Zielen und zur beruflichen Situation an.

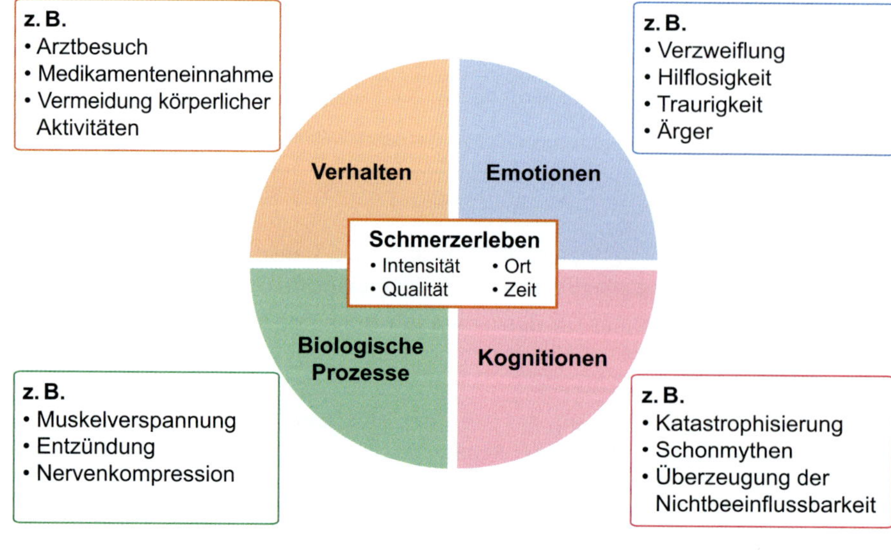

Abb. 26.1 Biopsychosoziales Modell chronischer Schmerzen: Chronische Schmerzen sind sehr komplex und haben viele Dimensionen, auf die die Rehabilitation eingehen muss. [L143]

Die Facharztvisiten der Rehabilitand*innen sind mit Bezugsärzt*innen, Bezugspsychotherapeut*innen, Sozialarbeiter*innen und den leitenden Ärzt*innen beider Fachabteilungen besetzt. Das stellt einen hohen organisatorischen Aufwand dar. Diese sollen zweimal pro Reha-Maßnahme stattfinden. Inhalt ist ein ganzheitliches Krankheitsverständnis aller Beteiligten.
Die Unterbringung soll möglichst auf einer gemeinsamen Station erfolgen. Räumliche Stationszuordnung ist in Reha-Einrichtungen nicht in allen Bereichen üblich. Als Nachsorge kann z. B. Psy-RENA wie in der VOR (→ Kap. 23, → Kap. 28) verordnet werden.
Interne und externe Supervision dienen der Qualitätssicherung. Externe Supervision erfolgt abteilungsübergreifend für die Teams.

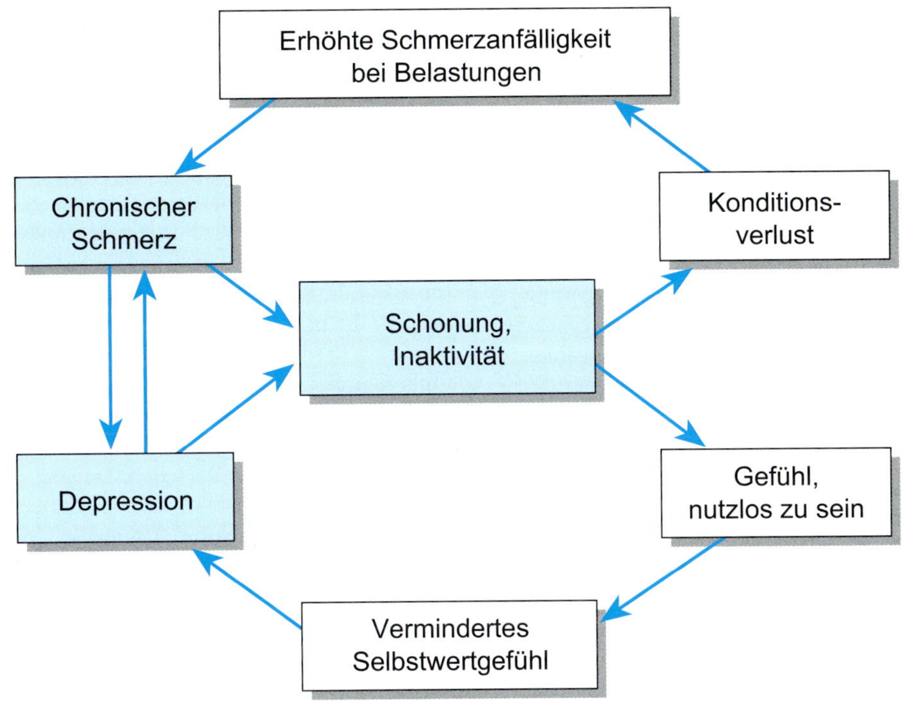

Abb. 26.2 Zusammenhang zwischen chronischen Rückenschmerzen und Depression [L106]

Indikationen und Ausblick

Duale Rehabilitation wird bisher in folgenden Indikationen durchgeführt:

- Psychosomatik und Kardiologie
- Psychosomatik und Pneumologie
- Psychosomatik und Gastroenterologie
- Psychosomatik und Endokrinologie
- Psychosomatik und Dermatologie (→ Kap. 38)
- Psychosomatik und Orthopädie (→ Abb. 26.2)

Erfahrungen liegen auch für diese Kombinationen bzw. Krankheitsbilder vor:

- Psychosomatik und Rheumatologie
- Psychosomatik und Onkologie: Die Spezielle psychoonkologische Rehabilitation (SPOR) gehört zu den Formen der verhaltensmedizinisch orientierten Rehabilitation (VOR, → Kap. 28), kann aber auch in Zusammenarbeit mit einer psychosomatischen Abteilung durchgeführt werden.
- Onkologie und Orthopädie: Diese Kombination kann bei der Rehabilitation bei Knochentumorerkrankungen und Knochenmetastasen sinnvoll sein, wenn z. B. nach Osteosynthese noch eine Chemotherapie während der Reha-Maßnahme weitergeführt werden muss. Hier reicht die Reha in einer der beiden Fachrichtungen mit konsiliarischer Mitbetreuung durch die andere Abteilung unter Umständen nicht aus. Ärzt*innen und Therapeut*innen müssen sich hier fachlich mit dem Reha-Team der anderen Abteilung austauschen und ergänzen.
- Post-COVID-Syndrom (→ Kap. 39): Das Krankheitsbild kann bekanntlich sehr vielfältig sein. Nicht immer ist die Zuordnung zur pneumologischen, kardiologischen, neurologischen oder psychosomatischen Indikation eindeutig. Sicher können viele Rehabilitand*innen von einer dualen Reha-Maßnahme in zwei dieser Indikationen profitieren.
- Adipositas (→ Kap. 33): Auch bei der Adipositas kann eine duale Reha-Maßnahme in den Abteilungen Psychosomatik und Stoffwechselerkrankungen sinnvoll sein.
- Geriatrische Rehabilitation: häufige Multimorbidität, auch Demenz und damit psychiatrischer Therapiebedarf
- Kinder- und Jugendrehabilitation: Kombination u. a. von pulmologischen, Stoffwechsel- und psychosomatischen Erkrankungen
- Medizinisch-berufsorientierte Rehabilitation (MBOR) und Arbeitsmedizin (→ Kap. 27): Die Einbeziehung der Arbeitsmedizin kann die MBOR nicht nur ergänzen, sondern auch verstärkt an der konkreten Arbeitssituation anknüpfen. Sie hat damit noch mehr Realitätsbezug auch im Hinblick auf die Umsetzbarkeit der Empfehlungen beim Wiedereinstieg ins Arbeitsleben. Arbeitsmedizin ist keine Rehabilitationsfachrichtung. Darum ist dabei die Kooperation z. B. mit einem arbeitsmedizinischen Zentrum vor Ort mit Reha-Expertise denkbar.

Zusammenfassung

- In der dualen Rehabilitation werden Rehabilitand*innen behandelt, deren Reha-Bedarf gleichzeitig von zwei Funktionsstörungen aus zwei Fachgebieten bestimmt wird, die sich gegenseitig beeinflussen und der übergreifenden Behandlung und sozialmedizinischen Beurteilung bedürfen.
- Die intensive Vernetzung in Diagnostik, im Reha-Verlauf und in der Therapie ist für die betreffenden Abteilungen einer Einrichtung sehr aufwendig zu organisieren. Klare Strukturen und eine gute Kommunikation sind Voraussetzung für das Gelingen.
- Die Konzepte befinden sich überwiegend noch in der Pilotphase. Es gibt aus verschiedenen Bereichen aber bereits Erfahrungen dazu.

Definition

Die medizinisch-beruflich orientierte Rehabilitation (MBOR) ist ein multimodales interprofessionell durchgeführtes spezialisiertes **Rehabilitationsprogramm mit berufsbezogenem Schwerpunkt. Zielgruppe** sind Rehabilitand*innen mit **besonderer beruflicher Problemlage.** Sie wird in verschiedenen Indikationen durchgeführt. **Ziel** ist die Verringerung von gesundheitsbedingten Diskrepanzen zwischen arbeitsplatzbezogenen Fähigkeiten und Anforderungen, um berufliche Teilhabe zu ermöglichen. Die **Methode** dient der Veränderung der Fähigkeiten und/oder der Anpassung der Anforderungen im Arbeitsleben.

MBOR ist eine Form der medizinischen Rehabilitation und **keine** berufliche Rehabilitation. Wird die Reha-Maßnahme im Rahmen einer Bezugsgruppe angeboten, können sie Gruppeneffekte nutzen, die sich wesentlich unterstützend auf den Reha-Verlauf und das Rehabilitationsergebnis der Rehabilitand*innen positiv auswirken.

Begriffe der MBOR

- **Besondere berufliche Problemlage:** Krankheitsbedingt bestehen körperliche, psychische und/oder geistige Einschränkungen bezüglich der beruflichen Tätigkeit, oft mit beruflichen Gefährdungs- und Belastungssituationen und/oder mit psychosozialen und arbeitsbezogenen Konflikten.
- **Fähigkeitsprofil:** Liste der Fähigkeiten einer Person für arbeitsplatzbezogene Aktivitäten
- **Anforderungsprofil:** Liste der Anforderungen an Aktivitäten, die eine Person an einem bestimmten Arbeitsplatz erbringen können muss
- **Profilabgleich:** Aussage, inwieweit Fähigkeitsprofil und Anforderungsprofil übereinstimmen. Daraus folgt, was verändert werden muss, um eine Person (wieder) in einen bestimmten beruflichen Kontext zu integrieren.

In der MBOR wird die medizinische Rehabilitation um **vier zusätzliche Elemente** ergänzt:

- Berufsbezogene anforderungsorientierte Diagnostik
- Intensivierte Sozial- und Berufsberatung
- Berufsbezogene psychosoziale Gruppen
- Arbeitsplatztraining

Spezielle Elemente

Anforderungsorientierte Diagnostik

Es wird geklärt, ob bestimmte Arbeitsaktivitäten durchgeführt werden können. Daraus entstehen Aussagen zu den Therapieanforderungen für die Rückkehr an den Arbeitsplatz oder zur Gestaltung eines neuen, am erhobenen Fähigkeitsprofil orientierten Arbeitsplatzes.

Es erfolgt eine Bewertung der Leistungsfähigkeit im Kontext der beruflichen Anforderungen. Voraussetzung dafür ist die gute Kenntnis der beruflichen Anforderungen und Erfassung der dafür relevanten Fähigkeiten. Methoden: Systeme zur Functional Capacity Evaluation/körperlichen Leistungsdiagnostik (z. B. EFL-Test nach Isernhagen, → Kap. 5) für Erkrankungen des Bewegungsapparats, kardiologische Erkrankungen, onkologische Erkrankungen. Damit werden arbeitsbezogene Körperhaltungen auf ihre Durchführbarkeit durch den/die Rehabilitand*in geprüft, z. B. Heben, Tragen, Über-Kopf-Arbeiten.

Das Instrumentarium zur Diagnostik von Arbeitsfähigkeiten (IDA) dient der Beurteilung von psychischer und kognitiver Arbeitsfähigkeit mit Schlüsselqualifikationen (Konzentration, Arbeitsplanung, Sorgfalt). Zuverlässige Informationen zu konkreten Arbeitsplatzanforderungen liegen selten vor. Meist muss man sich auf die Angaben der Rehabilitand*innen verlassen.

Beispiel aus der Praxis

Ein Rehabilitand berichtete der Autorin, er müsse für einen Supermarkt volle Containerwagen mit Waren aus einem Lkw schieben. Die Autorin musste denken, es seien u. a. Konservendosen. Ein Foto zeigte und die Nachfrage bestätigte: Es handelte sich ausschließlich um Toilettenpapierpackungen. Der Rehabilitand empfand das als schwere Arbeit. Es lag kein Täuschungsversuch vor, sondern die spezielle subjektive Einschätzung des Rehabilitanden.

Bei „Heben und Tragen von Gewichten" geben Menschen oft „über 100 kg" an, z. B. in Pflegeberufen. Dabei meinen sie das Gewicht zu lagernder Personen, während bei der Frage gemeint ist, welche Gewichte frei getragen werden müssen. Man muss genau nachfragen oder, ergänzend, sich einen Kurzbericht mit Arbeitsplatzbeschreibung von Betrieben vorlegen lassen.

Außerdem ist die Erfassung des individuellen Bewältigungsverhaltens erforderlich, z. B. das arbeitsbezogenes Erleben und Verhalten (AVEM, → Kap. 5), die Reaktion auf Stressoren, der Umgang mit Konflikten oder kritischen Situationen.

Intensivierte Sozial- und Berufsberatung

Die Einbindung des Arbeitgebers und des sozialen Umfeldes werden besprochen. Die Möglichkeit der stufenweisen Wiedereingliederung wird geprüft: Ziel ist die baldige, dem Gesundheitszustand angepasste Wiederaufnahme der Arbeit. Noch während der Reha-Maßnahme können weitere Handlungsmöglichkeiten wie Eingliederungszuschüsse oder Qualifizierungsleistungen von den Rehabilitand*innen beantragt werden.

Berufsbezogene psychosoziale Gruppen

Ziel ist eine realistische Selbsteinschätzung der eigenen Kompetenzen und Ressourcen, aber auch der Grenzen. Strategien zur Bewältigung von Arbeitsplatzängsten und belastenden Arbeitsplatzsituationen werden entwickelt. Die Rückkehr an die Arbeit wird konkret geplant.

Soziales Kompetenztraining (→ Abb. 27.1): Die Teilnehmer*innen haben

BEDEUTUNG / WERT
der
ARBEIT
Eigenständigkeit
Entwicklung
Spiegelung
geregelter Tagesablauf
Abwechslung
seelische Ausgeglichenheit
Bestätigung
mit anderen Kulturen in Kontakt kommen
Lebensqualität
Schöne Dinge tun und erleben
Sozialer Kontakt
Aufgaben
EIGENE WERTSCHÄTZUNG
HILFE ANDERER LEUTE
Sozialerkontakt
Anerkennung
Wertigkeit
Aufgabe / Beschäftigung
Sozialkontakte

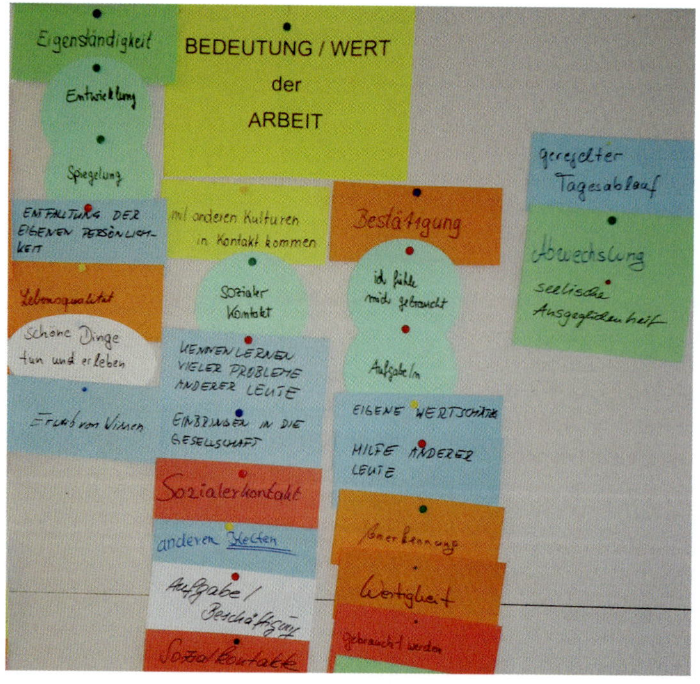

Abb. 27.1 Rehabilitand*innenseminar „Beruf und Gesundheit": Welchen Wert hat Arbeit für das eigene Leben? Spontane Äußerungen der Teilnehmer*innen, die alle eine besondere berufliche Problemlage haben. Es ist eindrucksvoll, wie sie wesentliche Aspekte der Arbeit als einen wichtigen und sinnstiftenden Lebensbereich benennen. [T672]

unterschiedliche Erfahrungen, wie sie mit schwierigen beruflichen Anforderungen und Stresssituationen umgehen können. Beispielsweise lernen sie in Rollenspielen Perspektivwechsel und verschiedene Verhaltensmöglichkeiten kennen.

Beispiel aus der Praxis
Eine MBOR-Gruppe entwickelte Tendenzen, sich in Jammern über die eigenen Leistungseinschränkungen und eine passiv-aggressive Grundhaltung zu verstricken. Die jüngste Teilnehmerin sprach aus, was für die Therapeut*innen schwierig anzusprechen war: „Stellt euch doch nicht so an! Ihr seid viel fitter als ich, die Jüngste, und ich will unbedingt wieder arbeiten, weil mir das viel bedeutet! Seid doch froh über die Möglichkeiten hier." Die Gruppe war beeindruckt, fing an zu reflektieren und begann, sich motiviert auf die Therapieangebote einzulassen.
Das ist ein wesentlicher Gruppeneffekt, der für die Therapie unersetzlich ist: Rehabilitand*innen sind oft ausgezeichnete Co-Therapeut*innen. Der umgekehrte Fall (ein*e Teilnehmer*in verbreitet schlechte Stimmung in der Gruppe und mindert die Motivation, die eigene Lebensgestaltung aktiv anzugehen) ist viel seltener.

Arbeitsplatztraining
Hier geht es um die Erprobung und das Training arbeitsplatzbezogener relevanter Fähigkeiten (→ Abb. 27.2). Tatsächliche Arbeitsaufgaben werden in Ausführung und körperlicher Beanspruchung geübt, z. B. an Modellarbeitsplätzen. Bei psychischen Erkrankungen werden die Interaktion mit anderen Personen und kooperatives Arbeiten trainiert.

Zielgruppe
Rehabilitand*innen mit gesundheitsbedingt eingeschränkter beruflicher Leistungsfähigkeit haben den speziellen Bedarf der berufsorientierten Reha. Die rein krankheits- und symptomorientierte Reha ist nicht ausreichend für einen anhaltenden Reha-Erfolg. Eine frühzeitige Bedarfsfeststellung ist notwendig.

Indikatoren
- Lange Arbeitsunfähigkeitszeiten
- Arbeitslosigkeit
- Ungünstige (negative) **subjektive Erwerbsprognose:** Der/die Rehabilitand*in sieht sich selbst nicht mehr in Arbeit.
- Aus sozialmedizinischer Sicht erforderliche Änderung des Arbeitsplatzes
- Es besteht ein deutlich erhöhtes Risiko, keine dauerhafte Rückkehr in Arbeit mehr zu schaffen.

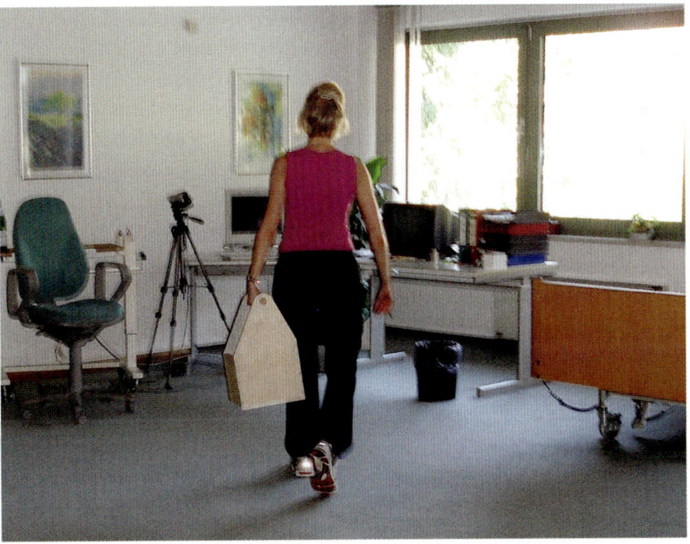

Abb. 27.2 MBOR: arbeitsbezogenes Training. In der Gruppe werden Körperhaltungen unter Anleitung trainiert, die am konkreten Arbeitsplatz vorkommen, hier korrektes Tragen. Rechts ein Pflegebett. Im Hintergrund ein Sitzarbeitsplatz und die Kamera, um später die Bewegungsabläufe mit den Rehabilitand*innen durchzusprechen. [T672]

MBOR-Bedarf
- In der Orthopädie und Kardiologie: ca. 30 % der Rehabilitand*innen
- In der Onkologie, Psychosomatik, Neurologie: bis zu 50 % der Rehabilitand*innen
- Der Anteil ist abhängig vom Tätigkeitsbereich (höher, je manuell schwerer und je einfacher die Tätigkeit ist) und dem Wohnort.
- Der Bedarf sollte möglichst früh erkannt werden.
- Screeninginstrumente, z. B. der SIMBO, helfen bei der Identifizierung (→ Kap. 5).

Beispiel SIMBO
- 0 bis 100 Punkte können erreicht werden. Bei einem Wert von mindestens 30 Punkten können 8 von 10 Personen nicht in Arbeit zurückkehren. Das gilt für die verschiedenen Indikationen. Diese Rehabilitand*innen benötigen mehr als die herkömmliche medizinische Reha-Maßnahme, um in den Beruf zurückzukehren. Die MBOR ist indiziert.

Wirksamkeit
Unter anderem für Erkrankungen des Bewegungsapparats liegen wissenschaftliche Ergebnisse vor, die zeigen, dass ein Vorteil der MBOR von 20 % gegenüber der konventionellen Reha-Maßnahme besteht. Das heißt, von fünf Rehabilitand*innen mit MBOR-Bedarf, die sonst aus dem Erwerbsleben ausgeschieden wären, erreicht eine/r wieder die dauerhafte Eingliederung in Arbeit.
Durch die direkte Einbindung des Arbeitsplatzes und eine engere Vernetzung mit den beteiligten Akteuren kann die Effektivität der MBOR noch deutlich gesteigert werden. Die Zusammenarbeit des Reha-Teams mit der betroffenen Person, dem sozialen Umfeld, Arbeitgeber*innen, Arbeitsmediziner*innen und dem Rentenversicherungsträger kann den Effekt der Reha deutlich erhöhen. Ein Fallmanagement, z. B. durch den Rentenversicherungsträger, kann sinnvoll sein, um die Rehabilitand*innen im Alltag weiter bei der Rückkehr ins Arbeitsleben zu unterstützen.

Zusammenfassung

- Die medizinisch-berufsorientierte Rehabilitation ist sinnvoll, wenn eine besondere berufliche Problemlage bei Rehabilitand*innen mit einem hohen Risiko der Erwerbsminderungsberentung besteht.
- Der Bedarf sollte durch Screenings möglichst bereits vor Antritt der Reha-Maßnahme festgestellt werden. Dadurch können MBOR-Gruppen zusammengestellt werden. Die Gruppe trägt wesentlich zur Wirkung der Maßnahme bei.
- Durch zusätzliche Module (berufsbezogene Leistungsdiagnostik, intensivierte Sozialberatung, berufsbezogene psychosoziale Gruppen und Arbeitsplatztraining) kann das Risiko des Ausscheidens aus dem Erwerbsleben deutlich gesenkt und die Chance auf Rückkehr in die letzte Tätigkeit erhöht werden.
- Die Vernetzung mit dem realen Arbeitsumfeld, dem arbeits- oder betriebsmedizinischen Dienst und Rentenversicherungsträgern kann die Chance auf Rückkehr an den Arbeitsplatz weiter erhöhen.

Interprofessionelle Rehabilitation: VOR

Definition

Die verhaltensmedizinisch orientierte Rehabilitation (VOR) wurde Anfang der 2000er- Jahre zunächst in der orthopädischen Rehabilitation entwickelt und erforscht. Sie wendet sich an Rehabilitand*innen mit medizinischem Reha-Bedarf und psychischen Begleiterkrankungen oder chronischen Schmerzen. Ein Rahmenkonzept der Rentenversicherung steht seit 2015 zur Verfügung und erstreckt sich auf die verschiedenen Indikationen.

Kernmerkmal ist die Ausrichtung auf eine **Bezugsgruppe** und intensivierte psychologische Mitbehandlung außerhalb der Psychosomatik. Es gibt einen erhöhten Stellenplan für Psycholog*innen und Psychotherapeut*innen für die VOR. Auch bewegungsbezogene Therapieformen erfolgen in der Bezugsgruppe. Das fördert die Entwicklung von Gruppenkohäsion („Selbsthilfegruppe auf Zeit").

Weitere Merkmale sind eine interprofessionelle Aufnahme mit Eingangsdiagnostik, interprofessionellen Fallbesprechungen und Supervision. Diese Merkmale kommen sonst in der somatischen Rehabilitation nicht explizit vor.

Die Aufnahmeuntersuchungen erfolgen ärztlich, psychologisch und durch Sport- und Bewegungstherapeut*innen mit einer Bewegungsanamnese. Die erhobenen Befunde werden in den **Fallbesprechungen** zusammengetragen. Vor allem werden die Reha-Ziele abgestimmt, um ein einheitliches Vorgehen mit den Rehabilitand*innen in allen Therapien und Interventionen zu ermöglichen. Indikationsspezifische Module ergänzen das VOR-Konzept, wobei rein symptomatische Therapien eher im Hintergrund stehen, um die Chronifizierung nicht durch Aufmerksamkeitslenkung auf einzelne Symptome zu verstärken.

Die VOR-Dauer beträgt in der Regel 4 Wochen statt der in der Somatik üblichen dreiwöchigen Rehabilitation (→ Tab. 28.1). Verlängerungen sind möglich.

Placebo und Nocebo (→ Kap. 5): Zur Chronifizierung von Beschwerden, vor allem von Schmerzen, tragen fachliche Aussagen von Ärzt*innen oder Therapeut*innen zum Krankheitsbild bei, die unabhängig vom tatsächlichen Tatbestand eine starke Wertung enthalten: „Damit landen Sie im Rollstuhl!" Eine solche Nocebo-Aussage erschwert die Krankheitsbewältigung erheblich und sollte vermieden werden. Umgekehrt können ermutigende Aussagen eine positive Wirkung entfalten („Placebo"), den Rehabilitand*innen Mut machen und ihnen die Wahrnehmung von eigener Handlungskompetenz erleichtern (→ Abb. 28.1).

Diagnostik und Therapiemodule

Das Screening erfolgt psychologischerseits standardisiert, ergänzt durch eine Stufendiagnostik zu Reha-Beginn, am Reha-Ende und ggf. weitere indikationsspezifische Diagnostik. In der Orthopädie sind dies Instrumente zur Erfassung der Schmerzchronifizierung, der Schmerzverarbeitung, schmerzbedingter Beeinträchtigungen oder schmerzbezogenen Persönlichkeitsstilen.

In den Fallbesprechungen sind alle behandelnden Bezugsärzt*innen und -therapeut*innen vertreten, ebenso die Pflegekräfte, die häufig als Ko-Therapeut*innen fungieren. Optimal ist die Beteiligung des interprofessionellen Reha-Teams (→ Kap. 3), also auch der Ernährungsfachkräfte und des Sozialdienstes.

Eine Aufgabe der ärztlichen Leitung ist die Vermittlung einer ganzheitlichen Sichtweise des Krankheitsverständnisses im Sinne der ICF über die Krankheitssymptomatik hinaus und der Ansatz der selbstbestimmten und eigenverantwortlichen Krankheitsbewältigung, z. B. in den Facharztvisiten. Darum wird von ärztlichen Leitungskräften in der VOR auch eine psychotherapeutische Qualifikation zusätzlich zum Facharztstatus verlangt, zumindest aber die psychosomatische Grundversorgung.

Alle Teammitglieder nehmen an den Teamsupervisionen, an psychosozialen Schulungen und Fortbildungen teil.

Zielgruppe

Rehabilitand*innen mit somatischer Erkrankung im Vordergrund des Reha-Bedarfs und
- Psychischer Komorbidität
- Psychosozialer Belastung in Beruf und Familie, aber keiner besonderen beruflichen Problemlage (MBOR, → Kap. 27!)
- Problemen im Umgang mit der chronischen Krankheit und den daraus resultierenden Beeinträchtigungen

Bei primärer psychischer Belastung besteht die Indikation zur psychosomatischen Rehabilitation!

Ziele

- Verbesserung des körperlichen und psychischen Wohlbefindens
- Fortschritte in der Krankheits- und Schmerzbewältigung, Verhinderung weiterer Schmerzchronifizierung (→ Abb. 28.2)

Zuweisungssteuerung

Fast 30 % der orthopädischen Rehabilitand*innen weisen deutliche psychosoziale Belastungen auf.

Der Patient Health Questionaire-4 (PHQ-4) ist als Screening-Instrument für die Zuweisung speziell in VOR geeignet, besonders in seiner Erweiterung Ultra-Kurzscreening (UKS) (→ Kap. 5).

Da sich die Durchführung der VOR in einer sog. geschlossenen Bezugsgruppe (Gruppenbezug in einer bestimmten Gruppe während der gesamten Reha) wissenschaftlich als wirksamer erwiesen hat als in sog. offenen Gruppen (wechselnde Teilnehmer*innen), sind ein zielgenaues Zuweisungsverfahren oder ein Screening vor Einbestellung durch die Reha-Einrichtung sinnvoll.

Die Reha-Einrichtung muss ihr gesamtes Therapieangebot „um die geschlossenen Gruppen herum" organisieren, um das Konzept umzusetzen. Das bedeutet einen hohen organisatorischen Aufwand und den festen Willen, VOR sinnvoll umzusetzen.

PHQ-4

Er fragt Personen für den Verlauf der vergangenen 2 Woche nach:
- Wenig Interesse oder Freude an ihren Tätigkeiten
- Niedergeschlagenheit, Schwermut oder Hoffnungslosigkeit
- Nervosität, Ängstlichkeit oder Anspannung
- Nicht in der Lage zu sein, Sorgen zu stoppen oder zu kontrollieren

Falls eines oder mehrere Probleme aus der Liste vorliegen, wird nachgefragt, ob das dazu führte, dass es für die Person Probleme bei der Erledigung der Arbeit oder des Haushalts dadurch gab, oder ob es ihr erschwert war, mit anderen Menschen zurechtzukommen.

Damit können Hinweise auf eine Angststörung oder Depression schnell erfasst und genauer abgeklärt werden.

Tab. 28.1 Anforderungen an die VOR im Vier-Wochen-Konzept (Rahmenkonzept VOR der Rentenversicherung)

Therapiemodul	Mindestfrequenz	Mindestdauer pro Reha
Psychologische Bezugsgruppe	6-mal pro Reha	8 Stunden
Bewegungstherapeutische Bezugsgruppe	Täglich 1 Stunde	18 Stunden
Entspannungstherapie	2- bis 3-mal wöchentlich	4 Stunden
Psychologisches Einzelgespräch	2-mal pro Reha (Aufnahme-, Abschlussgespräch), nach Bedarf wöchentliche Zwischengespräche	100 Minuten
Fallbesprechungen	1-mal wöchentlich	
Externe Supervision	1-mal monatlich	

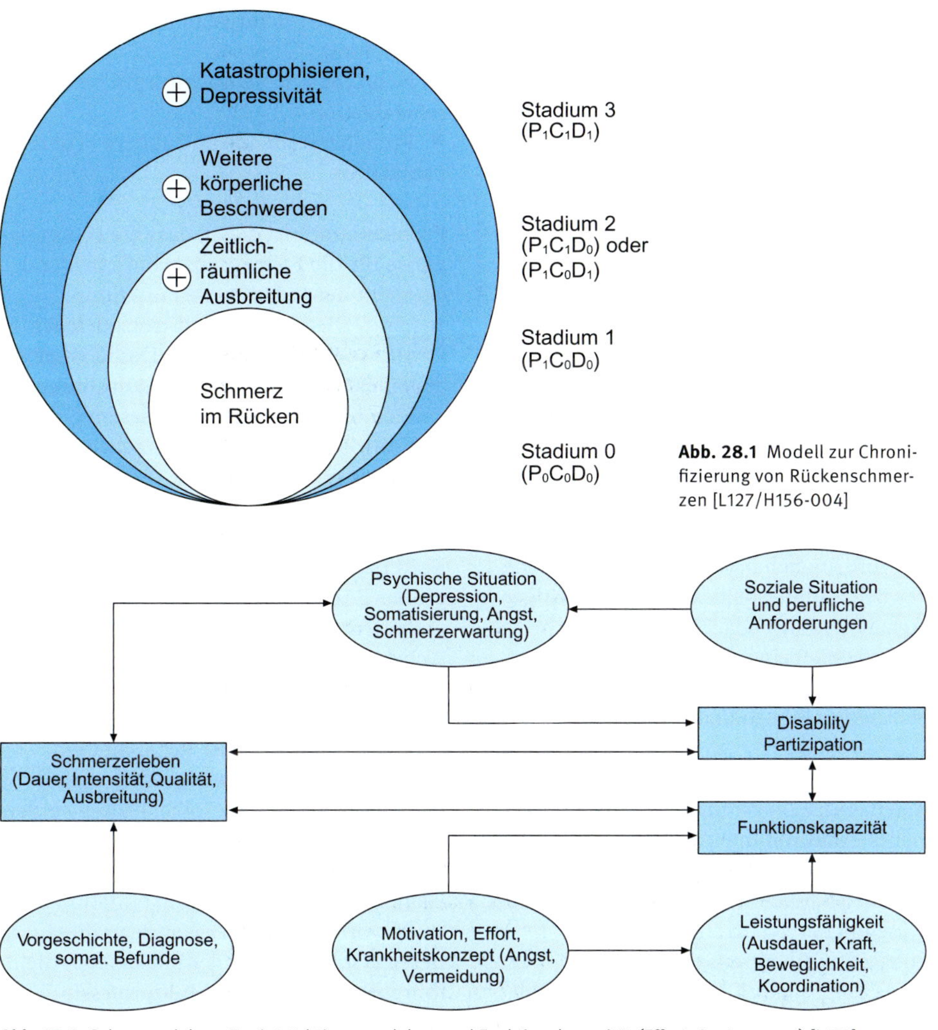

Abb. 28.1 Modell zur Chronifizierung von Rückenschmerzen [L127/H156-004]

Abb. 28.2 Schmerzerleben, Beeinträchtigungserleben und Funktionskapazität (Effort: Anstrengung) [L127]

Beispiele aus der Praxis

DOLORES-Programm

- DOLORES (Dolor: Schmerz, Resistenz: Widerstand) ist ein Schmerzbewältigungsprogramm, das in einer orthopädischen Reha-Einrichtung entwickelt und manualisiert wurde (Küch und Herbold 2019).
- Inhalt DOLORES: resilienzfördernde Faktoren
  - Akzeptanz
  - Lösungsorientierung (statt Problemorientierung)
  - Eigenverantwortung
  - Selbstwirksamkeit
  - Zukunftsplanung
  - Netzwerkorientierung
  - Optimismus
- Basisprogramm VOR:
  - Schmerzbezogene psychologische Gruppe (6 einstündige Module)
  - Fünf Rehabilitand*innen-Vorträge:
    - Schmerz und Psyche
    - Stress: Grundlagen
    - Stress am Arbeitsplatz
    - Psychische Komorbidität
    - Psychologische Nachsorge
  - Entspannungsgruppe
  - Psychologisches Aufnahme- und Abschlussgespräch mit Psychodiagnostik
- Bedarfsweises psychologisches Zusatzprogramm:
  - Vertiefende Stufendiagnostik
  - Weitere Einzelkontakte
  - Gruppenangebote zum Nichtrauchen oder zu Schlafstörungen
  - Vertiefungskurse zum Aufbau berufsbezogener Kompetenzen:
    - Training sozialer Kompetenzen („SOKO Klinikname", erhöht die Teilnahmemotivation!)
    - Kreatives Problemlösen

DEBORA-Programm

- DEBORA: Depressionsbewältigungstraining in der verhaltensmedizinischen **o**rthopädischen **Reha**bilitation (Hampel et al. 2023)
- Ziel: langfristige Einstellungs- und Verhaltensänderung durch Förderung von Selbstmanagementkompetenzen und Empowerment
- Module der psychologischen Gruppe:
  - Verhalten und Schmerz
  - Aktivitätsmanagement
  - Gefühle und Schmerz
  - Schmerzkommunikation und Gefühle
  - Gedanken und Schmerz
  - Positive Veränderung von Gedanken
  - Stress und Schmerz
  - Stressverarbeitung

Die Studie zeigte, dass Depressivität eine hohe Relevanz für den Rehabilitationserfolg hat, besonders für die sozialmedizinischen Ergebnisse. Daher ist es sinnvoll, spezielle Programme für spezifische Untergruppen von orthopädischen Rehabilitand*innen mit chronischen Schmerzen und psychischen Belastungen anzubieten. Es handelt sich um Maßnahmen zur Depressionsprophylaxe bei depressiver Stimmungslage und chronischen Schmerzen. Bei echter Depression ist die psychosomatische Rehabilitation indiziert.

Zusammenfassung

- Verhaltensmedizinisch orientierte Rehabilitation (VOR) ist für Rehabilitand*innen mit somatischen Erkrankungen und psychischen Komorbiditäten zielführender und effektiver als die rein somatische Rehabilitation im jeweiligen Indikationsbereich.
- Ein einfaches Screening, möglichst noch vor Beginn der Reha-Maßnahme, und weitere psychologische Stufendiagnostik sind für die spezifische Behandlungseinleitung und -durchführung wichtig.
- Grundbestandteile sind eine psychologische und eine sport- und bewegungstherapeutische Bezugsgruppe. Diese werden durch Entspannungstraining und weitere psychologischen Einzel- und Gruppenangebote ergänzt. Das Programm ist eingebettet in die fachspezifische Rehabilitation. Körpersymptombezogene Therapieformen sind eher reduziert einzusetzen, weil sie sonst zur Chronifizierung beitragen können.
- Ziele sind die körperliche und seelische Stabilisierung, Erhöhung der Selbstwirksamkeit und der verbesserte Umgang mit Krankheitsfolgen und Schmerzen.

→ 29 Frührehabilitation im Krankenhaus

Grundlagen

Frührehabilitation ist Teil der Krankenhausbehandlung und damit der Akutbehandlung. Sie wird daher bei medizinischer Notwendigkeit seit 2001 (§ 19 SGB V) von der Krankenkasse übernommen. Sie beginnt bereits während der akutstationären Behandlung und wird ggf. in spezialisierten Einrichtungen weitergeführt (→ Abb. 29.1).

Ziele der Frührehabilitation
- Frühzeitige Mobilisierung
- Vermeidung späterer Komplikationen
- Klärung und Planung weiterer Rehabilitations- und Versorgungsmaßnahmen

Menschen mit sehr schweren Gesundheitsstörungen erhalten Leistungen zur Frührehabilitation ab dem frühestmöglichen Zeitpunkt, um Spätfolgen so gering wie möglich zu halten, die Fähigkeiten der Personen besser erhalten zu können und nicht durch krankheitsbedingte Immobilität sekundär zu verlieren. Beispiele: Menschen nach Polytrauma, Schädel-Hirn-Trauma, Herz-Kreislauf-Stillstand oder COVID-19-bedingter Langzeitbeatmung haben oft lagerungsbedingte Dekubitalulzera, schwere Kontrakturen, einen massiven Rückgang der Muskelmasse und ausgeprägte Kommunikationsstörungen. Damit wird zusätzlich zur schweren Grunderkrankung die Remobilisierung extrem erschwert.
Während in der medizinischen Rehabilitation ein gewisser Grad an Mitwirkungsfähigkeit und -bereitschaft Voraussetzung ist, ist diese bei der Frührehabilitation meist nicht gegeben. Die Frührehabilitation soll die Betroffenen in die Lage versetzen, an einer Reha-Maßnahme teilnehmen zu können.

Frührehabilitation darf nur so lange durchgeführt werden, wie eine akutstationäre Behandlung erforderlich ist und eine gleichzeitige Frührehabilitationsnotwendigkeit besteht.

Als Voraussetzung für die Anschlussrehabilitation ist die Frühmobilisation bereits erfolgt und eine grundlegende Selbsthilfefähigkeit gegeben. Es bestehen Rehabilitationsbedürftigkeit und -fähigkeit sowie eine positive Reha-Prognose.
Frührehabilitation ist sinnvoll in folgenden Situationen:
- Vordringlich bestehender akutstationärer Behandlungsbedarf und gleichzeitiger Rehabilitationsbedarf
- Erheblich eingeschränkte Rehabilitationsfähigkeit
- Unklare Rehabilitationsprognose

Auch in der Frührehabilitation muss ein gut aufeinander abgestimmtes multiprofessionelles Team mit intensiver Kommunikation tätig werden. Insbesondere spielt die Pflege eine bedeutende Rolle. Die Pflege ist ein wesentlicher Teil der Therapie.
Indikationsübergreifend werden im Bedarfsfall weitere medizinische Disziplinen hinzugezogen.
Es gibt drei Prozedurenschlüssel im OPS, die frührehabilitative Leistungen im **DRG-System** abbilden:
- Geriatrisch-frührehabilitative Komplexbehandlung
- Neurologisch-neurochirurgische Frührehabilitation
- Fachübergreifende und andere Frührehabilitation

Problematisch ist dabei, dass die Hauptdiagnose für die Fallpauschale entscheidend ist, nicht der individuelle Funktionszustand. Dieser kann aber trotz gleicher Diagnose extrem variieren. Damit ist eine angemessene Vergütung in Akutkliniken einfach nicht möglich. Aus diesem Grund ist Frührehabilitation nicht flächendeckend eingerichtet und für viele Betroffene nicht verfügbar. Bestimmte Indikationen werden praktisch nicht angeboten, z. B. Kardiochirurgie, obwohl dabei häufig großer Bedarf besteht. Auch für Polytraumapatient*innen gibt es kaum adäquate Angebote.
Die geriatrische Frührehabilitation kompensiert in vielen Regionen die nicht vorhandene geriatrische Rehabilitation, eine teure Variante, die eigentlich nicht mehr erforderlich sein sollte. Damit werden Versorgungsmöglichkeiten für die dafür Bedürftigen blockiert.
Fachübergreifende Frührehabilitation ist kaum vorhanden. Aber gerade in diesem Bereich sollte das Indikationsdenken nicht führend sein, sondern Multiprofessionalität im Behandler*innenteam gelebt werden.
Reha-Einrichtungen dürfen keine Frührehabilitation erbringen.

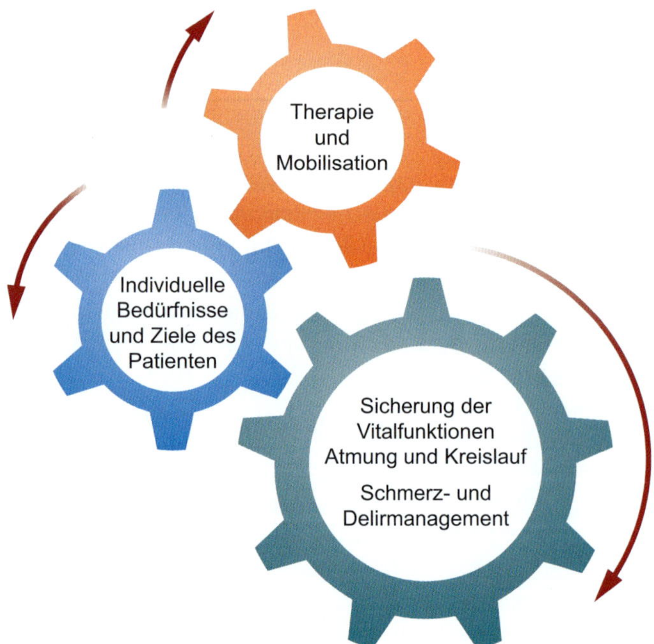

Abb. 29.1 Inhalte der Frührehabilitation [P232, L231]

Indikationen

- Hirnblutungen und Hirninfarkte
- Schädel-Hirn-Trauma
- Schlaganfall
- Schäden des zentralen und peripheren Nervensystems
- Tumoren des Gehirns und des Rückenmarks
- Zustand nach hypoxischen Hirnschäden, Wachkoma
- Akute Verschlechterung bei Multipler Sklerose
- COVID-19 mit Langzeitbeatmung und anderen schweren Langzeitfolgen

Weitere Indikationen sind komplexe Polytraumafolgen oder Folgen großer operativer Eingriffe, z. B. in der Kardiochirurgie. Diese können aber oft nicht angemessen abgerechnet werden.

Maßnahmen und Ziele

Maßnahmen der Frührehabilitation sind u. a.:

- Frühmobilisation
- Sprach- und Sprechtraining
- Kau-, Schluck-, Esstraining
- Förderung der Motorik und Sensorik
- Beratung, Anleitung und Betreuung der Angehörigen

Ziele der Frührehabilitation sind u. a.:

- Verbesserung des Bewusstseinszustands
- Verbesserung der Fähigkeit zu Kommunikation und Kooperation
- Verhinderung weiterer Komplikationen
- Minderung von Schädigungen und Schädigungsfolgen
- Vermeidung oder Reduzierung von Behinderung oder Pflegebedürftigkeit
- Klärung des weiteren Reha-Bedarfs
- Einleitung weiterer Reha-Maßnahmen

Pflege ist ein wesentlicher Teil der Therapie.
Sie umfasst:

- Basispflege mit Körperpflege, Hygiene, Lagerung, Mobilisierung
- Prophylaxe von Pneumonien, Thrombosen, Dekubiti, Spastik, Kontrakturen

Phasenmodell in der Neurologie

Eine Übersicht gibt → Abb. 29.2.
In der Frührehabilitation bestehen meist noch schwere Bewusstseinsstörungen und/oder Hirnschädigungen. Die Betroffenen sind komplett von Pflegemaßnahmen abhängig und zu Beginn nicht zur kooperativen Mitarbeit in der Lage.
Ähnlich zum neurologischen Phasenmodell wird von Unfallchirurgen im Akut- und Rehabilitationsbereich ein Phasenmodell für Unfallverletzte befürwortet. Dies ist jedoch noch nicht mit den Kostenträgern abgestimmt. Es würde die Behandlungsbedarfe transparenter machen und wäre für alle Beteiligten eine Erleichterung in Organisation und Umsetzung der Rehabilitation.

Geriatrische Frührehabilitation

Die geriatrische Rehabilitation und die Rolle der Frührehabilitation dabei werden in → Kap. 44 beschrieben.
Aufgrund der großen Vulnerabilität älterer Menschen mit häufigen chronischen

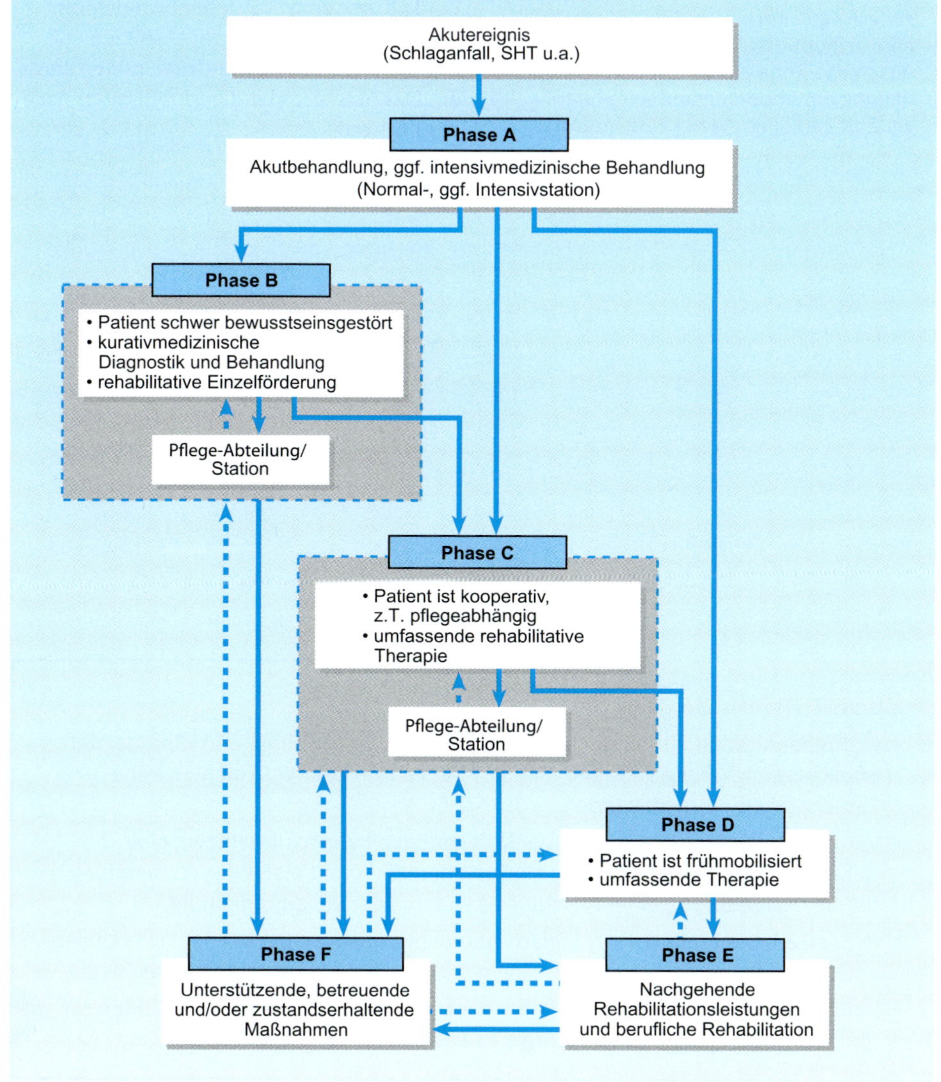

Abb. 29.2 Flussdiagramm der Behandlungs- und Reha-Phasen in der Neurologie [W789-009]

Vorerkrankungen, verzögerter Mobilisierbarkeit aufgrund des meist auch schon vor der aktuellen Erkrankung schlechten Trainingszustands und häufigen Komplikationen kann die geriatrische Reha-Maßnahme oft erst verzögert angetreten werden.

Aufgaben der geriatrischen Frührehabilitation sind:

- Rasche individuell angepasste Mobilisation („Use it or loose it!"), um den bisherigen Zustand nicht zu verschlechtern und Funktionsfähigkeit sekundär zu verlieren
- Behandlung eines vorübergehenden Durchgangssyndroms oder Verschlechterung einer vorbestehenden Demenz
- Rekompensation des Kreislaufs durch Anpassung der Medikation an den aktuellen Bedarf
- Behandlung verzögert heilender oder infizierter Wunden
- Stabilisierung weiterer vorbestehender und durch das aktuelle Geschehen veränderter chronischer Erkrankungen

Andere Indikationen

Auch in der Orthopädie und Unfallchirurgie sind frührehabilitative Maßnahmen, oft im interdisziplinären Bereich, notwendig. Diese Maßnahmen werden im Akutkrankenhaus erbracht, sind aber nicht im Rahmen der DRG abrechenbar.

Beispiele:

- Polytrauma
- Amputationen bei schwerer Grunderkrankung wie peripherer arterieller Verschlusskrankheit, entgleistem Diabetes mellitus, Tumoren des Bewegungsapparats oder bei Skelettmetastasen
- Schwere großflächige Verbrennungen
- Schwere Durchgangssyndrome mit psychiatrischer und geriatrischer Behandlungsnotwendigkeit

Bei solchen schwerwiegenden Erkrankungen liegen oft schwere Organschädigungen vor. Die Kooperation mit spezialisierten Internist*innen, Onkolog*innen, Geriater*innen, Psychiater*innen ist erforderlich.

Beispiel aus der Praxis

Der 42-jährige Motorradfahrer erleidet einen schweren Sturz. Er hat ein Polytrauma mit Verletzungen im Bauchraum, ein nur geringes Schädel-Hirn-Trauma, Frakturen am rechten Arm und muss am linken Oberschenkel amputiert werden. Seine Partnerin war Beifahrerin und hat den Unfall nicht überlebt. Er ist aufgrund der schweren Verletzungsfolgen noch nicht in der Lage, eine orthopädisch-unfallchirurgische Anschluss-Reha anzutreten. Die Wundheilung am Abdomen und am Stumpf verläuft verzögert. Weil keine interdisziplinäre Früh-Reha-Abteilung verfügbar ist, wird er zunächst in einer geriatrischen Früh-Reha noch akutmedizinisch behandelt. Dann kommt er vorübergehend in eine Kurzzeitpflegeeinrichtung. Er wird ambulant psychiatrisch mitbetreut, weil er sich große Vorwürfe zum Tod seiner Partnerin macht und sehr depressiv ist. Erst danach kommt er, kaum mobilisiert und mit Kontrakturen, aber einigermaßen psychisch stabil, in der Anschluss-Reha-Einrichtung an. Er fühlte sich in der Geriatrie und Kurzzeitpflege völlig fehl am Platz. Nun erst wird mit der Mobilisation mit der Oberschenkelprothese begonnen, er erhält ergotherapeutische Stumpfbehandlung und Ergo- und Physiotherapie für die obere Extremität, stützende psychologische Gespräche und Sozialberatung zu seiner beruflichen Wiedereingliederung.

In vielen Regionen gibt es bereits Kooperationen zwischen operierender Akutklinik und Reha-Einrichtung zur Vorbereitung auf die Operation und die Anschluss-Reha. Das ist natürlich nur bei Wahleingriffen möglich. So bieten Akutkrankenhäuser und Reha-Einrichtungen z. B. vorbereitende Kurse zum Aufstehen, Ankleiden und Gehen mit Unterarmgehstützen vor Implantation einer Hüft-Totalendoprothese an. Das beschleunigt die Mobilisation nach dem Eingriff.

Zusammenfassung

- Frührehabilitation ist Teil der akutmedizinischen Behandlung und wird von der Krankenversicherung getragen. Sie darf nur im Krankenhaus, nicht in Reha-Einrichtungen erbracht werden.
- Voraussetzung ist die gleichzeitige Notwendigkeit von akutmedizinischer Behandlung und rehabilitativen Maßnahmen. Sie dient meist der Vorbereitung für die Durchführung einer Anschluss-Reha in einer Reha-Einrichtung.
- In der Geriatrie und im neurologisch-neurochirurgischen Bereich ist sie etabliert, auch wenn keine flächendeckende Versorgung angeboten werden kann.
- Indikationsübergreifende Früh-Reha ist kaum verfügbar. Sie wäre z. B. häufig für kardiochirurgische oder Polytrauma-Patient*innen sinnvoll.

Phasenmodell der neurologischen Rehabilitation

Während bis in die 1990er-Jahre die **Liegezeiten** im akutstationären Bereich nach schwerem Schlaganfall um die 4–6 Wochen betrugen, bis die Rehabilitand*innen die Voraussetzungen für den Antritt einer Anschlussheilbehandlung (AHB, → Kap. 6) erfüllten, lag 2018 die durchschnittliche Verweildauer zwischen 6 und 11 Tagen. Diese Entwicklung wurde durch das Phasenmodell ermöglicht. Analoge Entwicklungen, z. B. für die Rehabilitation nach Polytrauma (→ Kap. 36), werden diskutiert. Bisher ist das Phasenmodell für die Neurologie einzigartig.

Neurologische Rehabilitation hat eine **Sonderstruktur** in der Reha-Landschaft der anderen Indikationen. Das liegt an der Besonderheit der Rehabilitand*innen:
- Es werden überwiegend **Folgezustände** abgelaufener Defekte behandelt.
- Motivation und **Kooperationsfähigkeit** der Rehabilitand*innen sind in der neurologischen Früh-Reha nur eingeschränkt oder nicht gegeben.
- Die Kompensation von Defiziten ist aufgrund der **Plastizität** des Gehirns durch Training möglich.
- 1995 wurde von der Bundesarbeitsgemeinschaft für Rehabilitation (BAR) eine Einteilung der neurologischen Rehabilitation in **fünf Phasen** durchgeführt (→ Tab. 30.1).

Hauptindikationen

- Phase A und B: Schlaganfälle, Hirnverletzungen, Querschnittslähmungen, entzündliche und immunologische Erkrankungen (Meningoenzephalitis, Guillain-Barré-Syndrom), neurologische Folgeschäden nach Intensivbehandlungen (hypoxische und septische Enzephalopathien, Critical-Illness-Neuro- und -Myopathie)
- Phase C und D: zusätzlich chronische Erkrankungen (Morbus Parkinson, Multiple Sklerose)

Lernfähigkeit des Zentralnervensystems

Krankheitsfolgen können kompensiert werden durch:
- Plastizität (Ausbildung neuer Synapsen)
- Zerebrale Reorganisation
- Kompensation gestörter Funktionen durch Hilfsmittel (z. B. Gehhilfen, elektronische Geräte)

Lernprozesse sind abhängig von der intensiven und konzentrierten Mitarbeit der Rehabilitand*innen. Sie werden immer wieder an ihre Leistungsgrenzen herangeführt, um diese zu erweitern. Anfangs ist eine solche Kooperationsmöglichkeit meist nicht gegeben. Störungen des Bewusstseins, der Aufmerksamkeit, des Antriebs, des Verhaltens und Komorbiditäten sind nach Hirnschädigungen die Regel.
Die Frührehabilitation bei akuter Hirn- und Rückenmarksschädigung soll so rasch wie möglich im Akutkrankenhaus beginnen und dann baldmöglichst in einer spezialisierten Rehabilitationseinrichtung fortgeführt werden. Die Art der AHB richtet sich nach der klinischen Phase (Phasen A bis D).
Häufigste Indikationen sind: 40 % neurovaskuläre Erkrankungen, neurodegenerative Erkrankungen (14 % Morbus Parkinson), demyelinisierende Erkrankungen (9 % multiple Sklerose) und Traumafolgen (6,5 %). Bei den neurovaskulären Erkrankungen stehen der ischämische Schlaganfall und die spontane oder traumatische intrazerebrale Blutung (vor allem Subarachnoidalblutung) im Vordergrund. Zu Querschnittssyndromen bei vaskulären, entzündlichen oder mechanischen Läsionen am Rückenmark → Abb. 30.1.
Folgen von Bandscheibenläsionen werden eher im Rahmen von orthopädischen Reha-Einrichtungen behandelt.

Tab. 30.1 Phasenmodell der neurologischen Rehabilitation (nach: Bundesarbeitsgemeinschaft für Rehabilitation 1995)

Phase	Beschreibung	Ziele	Interventionen
A	Akutbehandlungsphase (Neurochirurgie, Stroke Unit)	Schadensbegrenzung, Überleben	Lyse, Stillung der Blutung, Entfernung des Hämatoms, Komplikationsprävention
B	Behandlungs-/Reha-Phase mit Intensivbehandlungsmöglichkeit	Stabilisierung, Kooperationsfähigkeit	u. a. Beatmungsentwöhnung, Pflege zur Weckung, Training der Aufmerksamkeit, Physio-, Ergotherapie, Logopädie, Schlucktherapie
C	Behandlungs-/Reha-Phase mit Kooperationsmöglichkeit, kurativmedizinischer und hoher pflegerischer Bedarf	Selbstständigkeit für basale ADL-Fähigkeiten	Therapeutische Pflege, Einzel- und Gruppentherapien, Hilfsmittelversorgung, -training
D	Reha nach Abschluss der Frühmobilisation, entspricht medizinischer Reha wie bei anderen Indikationen	Berufs- und Alltagskompetenz	Physio-, Ergotherapie, Logopädie, Neuropsychologisches Training
E	Reha-Phase nach Abschluss der medizinischen Reha	Berufs- und Alltagskompetenz	Berufliche Reha, Neuropsychologie, Heil- und Hilfsmittel zur Erhaltung des funktionellen Niveaus, soziale Teilhabeinterventionen
F	Dauerhafte Pflege	Vermeidung weiterer Komplikationen	Aktivierende Pflege, Erhaltung des funktionellen Niveaus, ggf. Heimbeatmung

Beeinträchtigungen

Circa 800.000 Menschen mit schweren Hirnschädigungsfolgen leben in Deutschland. Folgende Beeinträchtigungen sind möglich:
- **Schlaganfall:** Lähmungen, meist als Hemiparese, Kommunikationsstörungen (Aphasie, Dysarthrie), Depressionen in 25 %, Schluckstörungen, Hemineglekt (Vernachlässigung einer Körperhälfte und der Hälfte des Raumes in der Wahrnehmung) bei Störungen im Versorgungsgebiet der A. cerebri media. Im chronischen Stadium Aufmerksamkeitsstörungen und Gesichtsfeldausfälle (Fahrtüchtigkeit!). Etwa ein Viertel der Menschen nach Schlaganfall überlebt mit schweren Behinderungen (persistierende körperliche, affektive und kognitive Einschränkungen und Einschränkungen der Sinneswahrnehmung).
- **Schädel-Hirn-Trauma:** Vor allem handelt es sich um Verletzungen des Frontal- und Temporallappens. Dadurch bestehen Störungen der Aufmerksamkeit, des Gedächtnisses und des Handelns, Wesensveränderungen und Störungen der Impulskontrolle.
- **Multiple Sklerose:** einseitige Sehstörungen, Missempfindungen, Gehstörungen, Doppelbilder, Störungen der Feinmotorik, Blasenentleerungsstörungen, Fatigue, Konzentrationsstörungen, depressive Verstimmung
- **Morbus Parkinson:** Akinese, Rigor, Tremor, motorische, vegetative, Vigilanz-, Schlaf- und psychische Störungen. Dadurch Veränderungen der Körperhaltung, der Mobilität, der Sprechfunktion, des Gleichgewichts, der Handfunktion, der ADL, des Selbstwerts, Verminderung der emotionalen Belastbarkeit, Ängste, demenzielle Entwicklung.

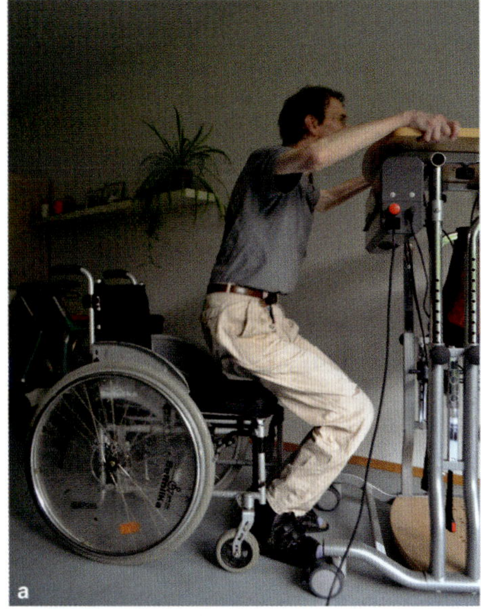

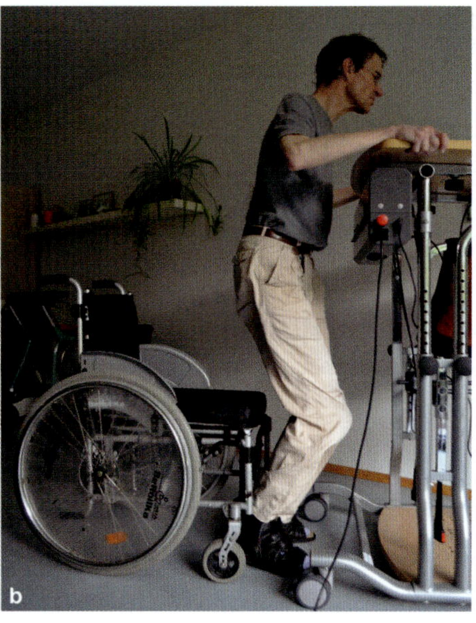

Abb. 30.1 Stehen mit Kompensation: Die Bilder zeigen das Aufstehen mit Geräteunterstützung und den Stand eines unterhalb der Arme querschnittsgelähmten Rehabilitanden in einer speziellen Halterung. Stehen ist für den Erhalt der Herzfunktion, den Kreislauf und die Muskulatur vor großer Bedeutung. [P388]

- **Querschnittslähmung:** Tetraplegien, Paraplegien. Komplette oder inkomplette Querschnittssyndrome können alle Qualitäten der Sensibilität, Willkürmotorik, Fremd- und Eigenreflexe sowie die Willkürkontrolle von Blasen- und Mastdarmfunktion und vegetative Funktionen betreffen. Auch neuropathische Schmerzen treten auf.

Aktivität und Teilhabe

Fast die Hälfte der Betroffenen in Phase B erreicht Phase C. Fast die Hälfte der Rehabilitand*innen von Phase C erreicht Phase D nicht auf Anhieb. Das bedeutet weitgehende Unselbstständigkeit im Alltag mit weiter hohem Pflegebedarf bei Entlassung. Dabei ist ambulante Heilmittelerbringung bei Spastik, Inkontinenz, Sprechstörungen, Störungen beim Schlucken, Affekt und Kognition sehr wichtig. Die weitere Wohn- und Betreuungssituation muss geklärt werden. Gegebenenfalls könnte eine weitere ergänzende Phase-C-Maßnahme noch Besserungen erbringen. Das ist im Einzelfall zu klären. Ein strukturiertes Entlassmanagement ist hierbei hilfreich, um Versorgungslücken zu schließen.
Phase-D-Maßnahmen sind besonders ambulant oder in Wohnortnähe sinnvoll, um die Reintegration im Alltag besser anbahnen zu können. Dazu sollte auch das direkte Umfeld einbezogen werden können. Auch Maßnahmen der medizinisch-beruflich orientierten Rehabilitation (MBOR, → Kap. 27) werden in der neurologischen Rehabilitation erbracht.

Kontextfaktoren

Man unterscheidet in der ICF (→ Kap. 2) personbezogene und umweltbezogene Faktoren als Barrieren oder Förderfaktoren für den Ausgang der Rehabilitation:

- **Personbezogene Faktoren** mit negativen Auswirkungen können sein: Persönlichkeitsfaktoren, Komorbidität, Scham, Biografie und kultureller Hintergrund, affektiver Status, Anpassungsfähigkeit, Coping-Stil. **Lernprozesse** und intensive Mitarbeit der Rehabilitand*innen, die ständig an ihre Grenzen stoßen, um diese erweitern zu können, sind wesentlich für den Reha-Erfolg. Dem kann die Persönlichkeit Grenzen setzen, vor allem **Scham.** Diese spielt für rund 55 % der Rehabilitand*innen eine Rolle, im Vergleich zu Rehabilitand*innen in der Orthopädie mit 17 %.

Beispiele aus der Praxis

- Eine Rehabilitandin nach Schlaganfall sagte zu jeder Person, der sie begegnete, freundlich: „Ja, mein Gutster!" Sie konnte das nicht kontrollieren und schämte sich schrecklich, als sie mehrfach den Chefarzt der Einrichtung so angesprochen hatte.
- Eine Rehabilitandin mit ausgeprägtem Morbus Parkinson konnte sich kaum sprachlich äußern. Man brauchte sehr viel Geduld, um ihr zuzuhören. Im Gespräch (sie nickte bzw. schüttelte den Kopf) stellte sich heraus, dass sie stets sehr lebhaft und aktiv gewesen war. Nun konnte sie das nicht mehr äußern, fühlte sich vom Umfeld völlig unverstanden und in ihrem Körper eingesperrt, weil sie innerlich noch genauso lebhaft sei wie vor der Erkrankung. Sie schämte sich sehr für ihren hilflosen Zustand.

- Relevante **umweltbezogene Kontextfaktoren** können sein: Treppen, fehlender Lift, nicht behindertengerechte Ausstattung von Bad und Toilette; Transportmöglichkeiten, überfürsorgliche Angehörige, familiäre Belastungen, Vorurteile, wirtschaftliche Belastungen

Rehabilitationsziele

Die individuellen Reha-Ziele sind ICF-orientiert (→ Kap. 2). Die Zuordnung der allgemeinen Ziele zu den einzelnen Reha-Phasen erfolgt entsprechend (→ Tab. 30.1).
Stellen sich keine Reha-Erfolge ein, sollten die Ursachen ermittelt werden, z. B. Neglekt, Anosognosie (Nichtwahrnehmung der Krankheit und ihrer Folgen mit organischen oder psychischen Ursachen), Depression, ggf. sekundärer Krankheitsgewinn.
Individuelle Coping-Stile können funktional oder dysfunktional sein:

- Funktional: Fokussierung, Sinngebung, Entspannung, Resilienz
- Dysfunktional: Verleugnung, Vermeidung der Auseinandersetzung mit den Krankheitsfolgen

Besonderheiten zu Therapien

Zahlreiche Leitlinien zur Therapiedurchführung liegen indikationsbezogen zu Reha-Aspekten vor (Beispiele):

- Nach Schlaganfall:
  - Sensomotorische Störungen: früher Beginn der Reha-Maßnahmen, aktives Training an der Leistungsgrenze, forcierter Gebrauch des gelähmten Arms, hohe Therapieintensität
  - Mobilitätsstörungen: intensives Gehtraining, Ausdauertraining, Therapie nach Bobath (→ Abb. 30.2)
  - Dysphagie: frühes Screening, intensive Schlucktherapie
  - Aphasie: früher Beginn systematischer Sprachtherapie, 5–10 Stunden pro Woche. Besserungen können auch noch 12 Monate nach dem Ereignis eintreten.

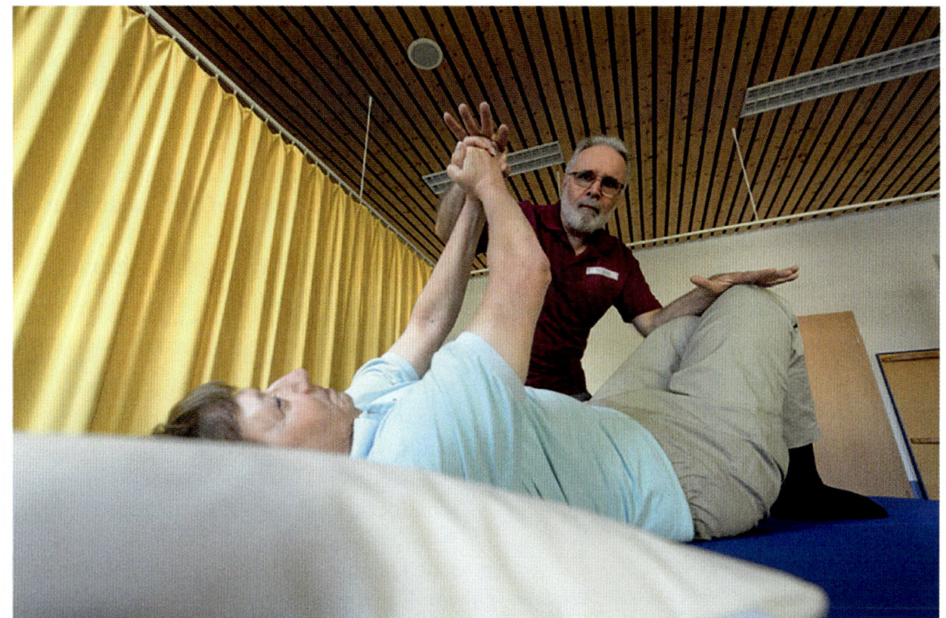

Abb. 30.2 Therapie nach dem Bobath-Konzept: Die Rehabilitandin führt mit dem nichtgelähmten Arm den gelähmten. Der Therapeut setzt Reize, die Bewegungsabläufe über Reflexe anbahnen bzw. hemmen. Ziel ist das Wiedererlernen des physiologischen Bewegungsablaufs. [W905-001]

- Neurogene Sprechstörungen bei Morbus Parkinson: intensive Logopädie, ggf. Einsatz von Botulinum-Toxin lokal bei Sprechkrampf
- Aufmerksamkeitstraining: mit Computerunterstützung (z. B. Fahrsimulator)
- Gedächtnisstörungen: Training von Lern- und Merkstrategien
- Chronische Kopfschmerzen: Für das Management chronischer Kopfschmerzen existieren Schulungscurricula für Rehabilitand*innen, um Migräne, Spannungskopfschmerz und andere Schmerzformen besser verstehen und im Alltag bewältigen zu können.

Zusammenfassung

- Neurologische Rehabilitation unterscheidet sich von allen anderen Reha-Indikationen durch den Einsatz eines Phasenmodells (Phase A bis E), das sich über den akutmedizinischen, den Reha- und den Nachsorgebereich erstreckt. Das erleichtert die Vernetzung der Glieder der Versorgungskette, die Zielklärung und den Einsatz erforderlicher Maßnahmen.
- Zügig einsetzende frührehabilitative Maßnahmen sind für das Gesamtergebnis bei akuten neurologischen Erkrankungen von großer Bedeutung.
- Bei vielen Rehabilitand*innen ist die für die erforderlichen Lernprozesse zur Nutzung der Neuroplastizität notwendige Kooperations- und Motivationsfähigkeit in der ersten Zeit nach dem Akutereignis noch nicht gegeben. Dennoch müssen Maßnahmen wie Schluck- und Sprechtraining zügig beginnen.
- Behinderungen durch chronische neurologische Erkrankungen wie Multiple Sklerose oder Morbus Parkinson werden durch spezifische Therapien in der Reha behandelt.

Dazu gehört ein umfassendes **Assessment** zur Feststellung der körperlichen und psychosozialen Krankheitsfolgen für Aktivitäten und Teilhabe im Alltag. Das individuell abgestimmte **Therapieprogramm** enthält u. a. Module des körperlichen Trainings, Schulungen der Rehabilitand*innen und Maßnahmen zur Verhaltensmodifikation.

> Pulmologische Rehabilitation richtet sich an Menschen mit chronischen symptomatischen Atemwegserkrankungen und damit zusammenhängenden Einschränkungen ihrer Alltagsaktivitäten.

Ziele sind die Besserung des physischen und des psychischen Zustands und eine dauerhafte Verbesserung gesundheitsfördernder Verhaltensweisen.

Indikationen

Hauptzielgruppe sind Menschen mit chronisch obstruktiven Atemwegserkrankungen (Chronisch obstruktive Lungenerkrankung COPD und Asthma bronchiale). Davon sind ca. 10 Millionen Menschen in Deutschland betroffen.
Beim **Asthma bronchiale** ist das Hauptbehandlungsziel die **Asthmakontrolle** (→ Abb. 31.1):

- Maximal zweimal pro Woche leichtere asthmatische Symptome mit der Notwendigkeit, das inhalative Bedarfsmedikament zu nutzen
- Kein nächtliches Erwachen wegen Asthmasymptomen
- Keine Einschränkungen normaler Alltagsaktivitäten
- Keine Asthmaanfälle oder Exazerbationen.

Asthma bronchiale ist gekennzeichnet durch eine bronchiale Hyperreagibilität und variable Atemwegsobstruktion, gutes Ansprechen auf Bronchodilatatoren und Steroide. Leitsymptome sind wechselnde Dyspnoe und Reizhusten, z. B. im Kontakt mit Reizstoffen oder Allergenen.
Bei der **COPD** ist das Ansprechen auf Bronchodilatatoren und Steroide nicht ausreichend. Leitsymptom ist die Belastungsdyspnoe.
Bei folgenden Erkrankungen wird pulmologische Rehabilitation empfohlen, wenn trotz adäquater Therapie keine ausreichende Symptomkontrolle im Alltag erreicht werden kann:

- COPD
- Asthma bronchiale
- Bronchiektasen
- Zystische Fibrose
- Interstitielle Lungenerkrankungen wie Lungenfibrose, Asbestose, Sarkoidose
- Restriktive Ventilationsstörungen
- Anschlussheilbehandlung nach Lungenoperationen (z. B. Abszess, maligne Tumoren, Lungentransplantation)
- Anschlussheilbehandlung nach Pneumonie, Pleuritis, Pleuraempyem
- Pulmonale Hypertonie, abgelaufene Lungenembolie
- Adipositas-assoziierte oder schlafbezogene Atmungsstörungen
- Persistierende pulmonale Symptomatik nach COVID-19

Indikation zur pulmologischen Reha besteht auch, wenn notwendige **nichtmedikamentöse Therapieverfahren** ambulant nicht durchgeführt werden können, z. B. Schulungen, Atemphysiotherapie, medizinische Trainingstherapie, Tabakentwöhnung, Allergen- und Schadstoffkarenz, psychotherapeutische Maßnahmen.

Module der pulmologischen Rehabilitation

- Internistisch-pulmologische Basisdiagnostik
- Reha-Assessments
- Sozialmedizinische Leistungsbeurteilung
- Überprüfung und ggf. Anpassung der Medikation
- Umfassende Schulung der Rehabilitand*innen mit dem Ziel des optimierten Selbstmanagements (→ Abb. 31.2)
- Atem-Physiotherapie
- Bewegungs- und Trainingstherapie
- Sauerstoff-Langzeittherapie, nichtinvasive Beatmung
- Diagnostik, Therapie und Schulung schlafbezogener Atmungsstörungen
- Allergologische und umweltmedizinische Diagnostik, Beratung, ggf. Einleitung von Karenzmaßnahmen
- Psychologische Diagnostik und Beratung
- Sozialberatung
- Ernährungsberatung
- Tabakentwöhnung
- Ergotherapie, Hilfsmittelberatung und -versorgung

> Psychische Krankheitsfolgen (Ängste, Depressionen) sind häufiger als in der Allgemeinbevölkerung. Darum gehört ein spezifisches Screening zur pulmologischen Rehabilitation.

Kraft-Ausdauer-Training

Das Training steigert die körperliche Leistungsfähigkeit und die Lebensqualität. Viele Rehabilitand*innen befinden sich im Teufelskreis von Dyspnoe, Inaktivität und Dekonditionierung mit weiterer Abnahme der körperlichen Leistungsfähigkeit, den

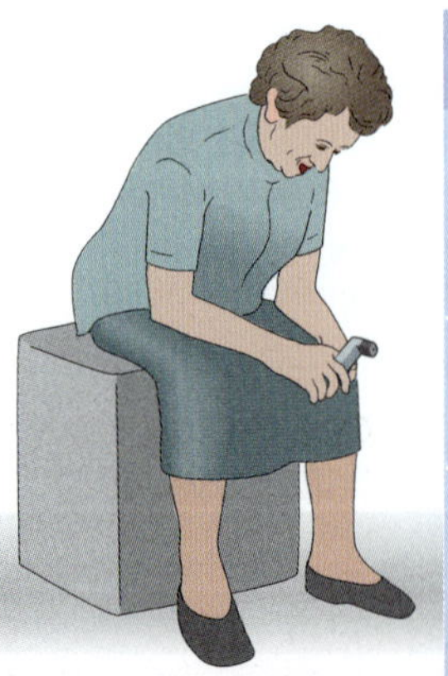

Abb. 31.1 Schulung von Rehabilitand*innen bei Asthma bronchiale: In Schulungsunterlagen werden Symptome erklärt und Verhaltensempfehlungen für den Alltag gegeben. [L190]

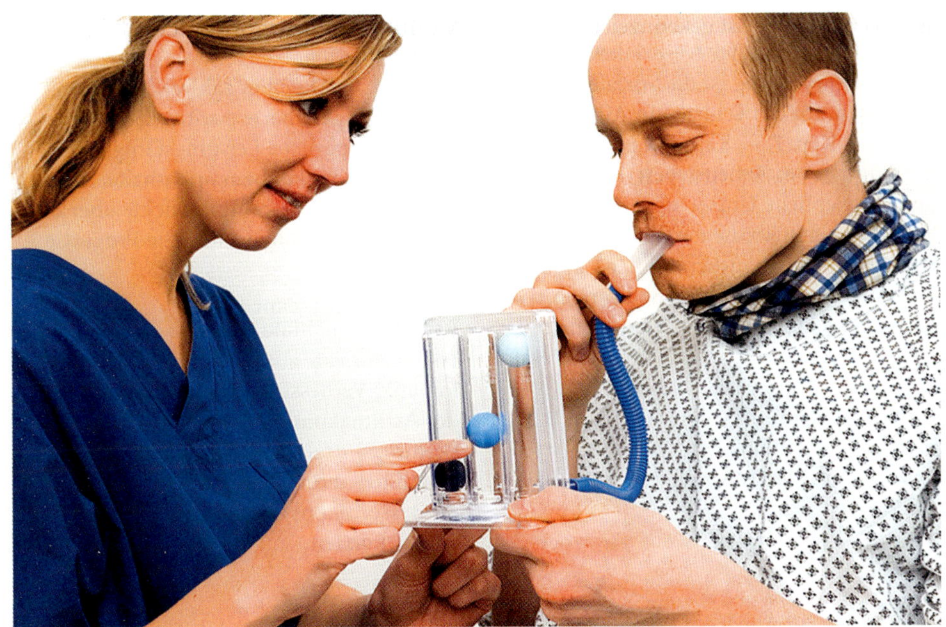

Abb. 31.2 Atemtherapie: Atemtraining mit sehr einfachen Geräten ist nach Einweisung hocheffektiv. Die Bälle sollen durch die tiefe Einatmung aufsteigen, was den Erfolg unmittelbar sichtbar macht. Die Lunge wird bis in tiefe Regionen belüftet. [K115]

es zu durchbrechen gilt. Die Anpassung des Trainings muss individuell an den/die jeweilige Rehabilitand*in angepasst werden.

Beispiel COPD

- Hier müssen die ventilatorische und respiratorische **Limitierung,** dynamische Überblähung, erhöhte Atemarbeit und muskuläre Dysbalancen sowie die Komorbiditäten berücksichtigt werden, um eine Dekompensation zu vermeiden.
- Das Training wird daher weniger über die Herzfrequenz als über die Dyspnoe, das Atemmuster und die Sauerstoffsättigung gesteuert.
- Hier wird u. a. das **intervallbasierte Ausdauertraining** eingesetzt, ein Wechsel von intensiveren und reduzierten Belastungsphasen im Wechsel von 30 Sekunden. Dadurch verringert sich die COPD-typische dynamische Lungenüberblähung, und damit verbessert sich die Trainingstoleranz.
- Eine Kombination von Kraft- und Ausdauertraining hat sich bewährt.
- Bei schwer eingeschränkten Rehabilitand*innen werden Ganzkörpervibrationsverfahren und neuromuskuläre Elektrostimulation eingesetzt (→ Kap. 13).
- Bei schwerer respiratorischer Insuffizienz ist Sauerstofftherapie Voraussetzung für eine sichere Trainingstherapie, ggf. auch eine nichtinvasive Beatmung.

Als Besonderheit bei Asthma bronchiale helfen Peak-Flow-Messungen, im Training die belastungsinduzierte Obstruktion zu vermeiden. Gegebenenfalls kann dann die Medikation mit einem kurzwirksamen Bedarfsdosieraerosol ergänzt werden.

Durch zielgruppenspezifische Verordnung können Rehabilitand*innen mit verschiedenen Diagnosen und Leistungsniveaus in ihrer passenden Stufe trainieren, auch bei schon schweren Krankheitsstadien, Globalinsuffizienz und Komorbiditäten. Gerade letztere profitieren besonders vom Training.

Atemphysiotherapie

Ziele sind die Reduzierung der Lungenüberblähung, die Senkung der Atemarbeit, eine Kräftigung der Atemmuskulatur, eine Steigerung der Thoraxbeweglichkeit sowie eine verbesserte Sekretelimination.
Die Atemtechnik der **Lippenbremse** wird trainiert: Ausatmung gegen den Widerstand der Lippen bei Belastungen reduziert Überblähung und lindert Belastungs- und Ruhedyspnoe. Körperhaltungen wie der „Kutschersitz" entlasten den Thorax und verbessern die Zwerchfellfunktion. Hustentechniken werden trainiert.
Das Training wird mit Entspannungstechniken kombiniert und führt zur Verbesserung der Symptome, der Lebensqualität, verringert Angst und Depression und den Medikamentenbedarf.
Spezielle Techniken zur Sekretelimination wie Klopftechniken sind bei der **Mukoviszidose** wichtig.

Schulung der Rehabilitand*innen und Verhaltenstraining

Die Wissensvermittlung und praktisches Üben sowie die Anleitung zur Verhaltensänderung (→ Kap. 18) werden kombiniert:

- Rehabilitand*innen sollen so kompetent und aktiv wie möglich mit ihrer Erkrankung umgehen.
- Überwachung der Symptomatik
- Anpassung der Bedarfsmedikation (ärztlich bergleitet)
- Vermeidung von Exazerbationen
- Umgang mit Notfallsituationen (Notfallset)

Standardisierte Schulungsmodule (diagnosebezogen) werden ggf. mit speziellen Modulen zur Sauerstofflangzeittherapie, Heimbeatmung oder Allergien ergänzt.

Tabakentwöhnung

Rauchen ist der Hauptrisikofaktor für das Entstehen einer COPD. Es besteht meist eine besonders hohe Nikotinabhängigkeit. Nikotinkarenz hat positive Effekte auf die Mortalität, die Entwicklung der Lungenfunktion und die Symptomatik.
Kombinierte Strategien mit medikamentösen und verhaltenstherapeutischen Methoden werden empfohlen. Unterstützend kann Ohrakupunktur als Nichtraucherakupunktur eingesetzt werden.
Auch bei unkontrolliertem Asthma sollte Tabakentwöhnung erreicht werden.

Psychologische Interventionen

Sie sind Basisbestandteile der pulmologischen Rehabilitation und bedeutsam für die psychosoziale Reintegration. Depressionen und Angsterkrankungen treten bei Rehabilitand*innen mit Asthma und COPD überdurchschnittlich häufig auf. Sie beeinflussen die Prognose negativ.
Methoden der psychologischen Intervention sind: Stressbewältigungstraining, Entspannungsverfahren (→ Kap. 16), psychosoziale Beratung, motivierende Gesprächsführung, Angehörigengespräche.

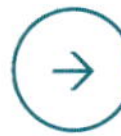

Ernährungstherapie
Adipositas belastet bei Atemwegserkrankungen und kann Belastungsdyspnoe verstärken. Multimodale Maßnahmen werden dabei angeboten.
Pulmonale Kachexie spielt eine wichtige Rolle bei der COPD mit negativer Prognose. Die Zunahme von Körpergewicht und Muskelmasse verbessert die Atemmuskelkraft, die Lebensqualität und die Gehstrecke.
Nahrungsmittelallergien und -intoleranzphänomene wirken sich beim Asthma bronchiale aus.

Sozialberatung
Neben der fachärztlichen sozialmedizinischen Begutachtung ist die Sozialberatung bedeutsam für die Teilhabe in Alltag und Beruf (→ Kap. 7, → Kap. 21). Leistungen zur Teilhabe am Arbeitsleben (LTA), innerbetriebliche Umsetzungen bis hin zu Umschulungen können erforderlich sein. Die Beratung zu häuslicher Pflege, eine Hilfsmittelversorgung und Schwerbehinderung kann vor allem für ältere Rehabilitand*innen relevant sein. Hierzu sind eine qualifizierte Beratung, eine Kontaktaufnahme mit zuständigen Menschen z. B. im beruflichen Umfeld (Betriebsärztin/-arzt) und die Unterstützung bei Antragsstellungen erforderlich.

Wirksamkeit

COPD
Für die COPD gibt es zahlreiche wissenschaftliche gesicherte positive Effekte: auf die körperliche Leistungsfähigkeit, Atemnot, Krankenhausaufenthalte, Angst und Depression, Trainingseffekte über die Trainingsphase hinaus und die Prognose (Auswahl).

Asthma bronchiale
Positive Effekte sind: Reduktion der Symptomatik, Verbesserung der Lebensqualität, der Asthmakontrolle, der körperlichen Leistungs- und Teilhabefähigkeit, weniger Notfallbehandlungen und Krankenhaustage, Besserung psychosozialer und familiärer Auswirkungen.

Zusammenfassung

- Pulmologische Rehabilitation spielt eine wichtige Rolle für den Verlauf und die Prognose vor allem chronischer Atemwegserkrankungen (COPD, Asthma bronchiale), aber auch nach akuten Erkrankungen und operativen Eingriffen an der Lunge.
- Sie ist multimodal mit Funktions- und Leistungsdiagnostik, dosiertem Kraft-Ausdauer-Training, Vermittlung von Atemtechniken, Schulungen, Tabakentwöhnung, psychosozialer Beratung und Therapie.
- Die Effekte für COPD haben eine hohe Evidenz, während für Asthma bronchiale bisher vor allem Expertenkonsens vorliegt.
- Die Rehabilitation verbessert die Prognose, Dyspnoe, körperliche Leistungsfähigkeit und reduziert Ängste und Depressionen, die bei diesen Erkrankungen gehäuft vorkommen. Auch trägt sie zur beruflichen und Alltagsteilhabe bei.

Kardiologische Rehabilitation

Die kardiologische Rehabilitation strebt eine individuell bestmögliche physische und psychische Gesundheit kardiovaskulär erkrankter Rehabilitand*innen an. Durch die Therapie im interprofessionellen Team soll die Gesundheit wiederhergestellt, nachhaltig stabilisiert und eine bestmögliche berufliche und soziale Reintegration erreicht werden.

- Kardiologische Rehabilitation steigert bei allen Krankheitsbildern des Herzens die körperliche Belastbarkeit und die Lebensqualität und senkt die kardiovaskulären Risikofaktoren signifikant.
- Abhängig von der Diagnose werden die Gesamtmortalität beim akuten Koronarsyndrom und nach Bypass-OP gesenkt und die kardiovaskuläre Mortalität beim akuten Koronarsyndrom.
- Etwa drei Viertel der Rehabilitand*innen erreichen eine berufliche Wiedereingliederung nach der Rehabilitation. Diese ist damit auch sozialmedizinisch sehr erfolgreich.

7,7 % aller Reha-Maßnahmen entfallen auf die Kardiologie. Häufigste Diagnose ist die Erstdiagnose chronische ischämische Herzkrankheit, gefolgt vom akuten Myokardinfarkt, von arterieller Hypertonie und nichtrheumatischen Aortenklappenerkrankungen. Die kardiologische Reha wird in Deutschland überwiegend (71 % 2017) als **Anschlussheilbehandlung** mit hoher Therapiedichte an 6 Tagen pro Woche durchgeführt, also sehr früh nach einem Akutereignis. Die Adhärenz zur Einnahme von Medikamenten als evidenzbasierter Sekundärprophylaxe (Betablocker, ACE-Hemmer, Angiotensinrezeptorblocker, Thrombozytenaggregationshemmer) ist bei Menschen mit Reha-Maßnahme nach Myokardinfarkt mittelfristig deutlich höher als ohne Reha-Maßnahme.
Menschen mit Herz- und Stoffwechselerkrankungen haben ein besonders hohes Risiko für kardiovaskuläre Komplikationen bis hin zum Tod. Das gilt nicht für das Vorliegen eines manifesten Diabetes mellitus, sondern bereits bei einer gestörten Glukosetoleranz. Bei diesen Personen verbessern Lebensstilinterventionen die kardiovaskuläre Prognose extrem.
Psychosoziale Probleme erhöhen das Risiko kardiovaskulärer Erkrankungen bei Gesunden und verschlechtern die Prognose bei bereits Erkrankten. Frauen bewältigen kardiovaskuläre Erkrankungen körperlich und psychosozial oft schlechter als Männer und profitieren von frauenspezifischen Themen in der Reha-Maßnahme.

Therapieziele

- Körperliche Aktivierung durch Bewegungstherapie
- Verbesserung der Krankheitsbewältigung und Lebensqualität durch psychosoziale Unterstützung
- Dauerhafte Etablierung eines gesunden Lebensstils, z. B. durch Nikotin-Stopp, Ernährungsumstellung, verbesserte Entspannungsfähigkeit
- Verbesserter Umgang mit der Erkrankung, Steigerung der Selbstwirksamkeit und Adhärenz durch Schulungen
- Optimierung der sekundärpräventiven Medikation, vor allem mit Statinen
- Berufliche und soziale Wiedereingliederung, Verbesserung der Teilhabe

Indikationen zur kardiologischen Rehabilitation

Akutes Koronarsyndrom/Herzinfarkt/instabile Angina pectoris

- Signifikante Senkung der Gesamtmortalität und der kardiovaskulären Mortalität durch eine trainingsbasierte multimodale kardiologische Rehabilitation (im Vergleich zum reinen Training)
- Über 90 % der Herzinfarkte bei Männern und Frauen sind assoziiert mit lebensstilassoziierten Risikofaktoren und Fehlen schützender Lebensstilfaktoren.
- Wesentliche Aufgabe ist auch die konsequente Sekundärprophylaxe, um die Progredienz der Arteriosklerose zu stoppen.

Aortokoronare Bypass-Operation

Signifikante Reduktion der Gesamtmortalität, weniger schwerwiegende kardiovaskuläre Ereignisse, verbesserte Lebensqualität.

Chronisches Koronarsyndrom

Reha ist angezeigt:

- Vor allem bei schlechter Prognose durch unzureichende Reduktion der kardiovaskulären Risikofaktoren
- Bei limitierenden kardialen Symptomen wie Angina pectoris und Dyspnoe ohne Möglichkeit der Koronarrevaskularisation
- Bei schwerwiegenden Komorbiditäten, wie Diabetes mellitus, arterieller Verschlusskrankheit
- Bei gefährdeter beruflicher oder privater Teilhabe

Chronische Herzinsuffizienz

- Bei systolischer Herzinsuffizienz verbessert Reha zusammen mit leitliniengerechter pharmakologischer Therapie die Lebensqualität und die körperliche Belastbarkeit, senkt die Mortalität jedoch nicht.
- Die Medikation kann unter Aufsicht eingestellt werden, um mögliche Komplikationen wie eine Dekompensation zu vermeiden. Außerdem erhöhen Schulungen die Compliance mit der Medikation.
- Auch das erforderliche langfristige körperliche Trainingsprogramm wird effektiv in der Reha-Maßnahme begonnen.

Operative oder interventionelle Herzklappenkorrektur

- Verbesserung der körperlichen Belastbarkeit, der Lebensqualität und Ängstlichkeit sowie der Selbstständigkeit
- Wahrscheinlich Verbesserung der Mortalität und der Morbidität
- Schulungen zur Endokarditis-Prophylaxe und zur Selbstkontrolle der Antikoagulation

Weitere Indikationen

- Implantation eines Defibrillators, Herzschrittmachers oder Herzunterstützungssystems bei Herzinsuffizienz
- Herztransplantation
- Interventionen an der Aorta (operativer Klappenersatz, Klappenersatz durch transfemoralen Katheter = TAVI)
- Periphere arterielle Verschlusskrankheit (pAVK): Rehabilitand*innen mit pAVK haben aufgrund der generalisierten Arteriosklerose eine schlechtere Prognose als solche ohne pAVK.
- Lungenarterienembolie mit oder ohne tiefe Venenthrombose
- Pulmonale Hypertonie verschiedener Ursachen
- Nach Myokarditis
- Angeborene Herzfehler
- Menschen mit Gebrechlichkeit und Herzinsuffizienz können besonders von der kardiologischen Reha profitieren.

Interventionen

Körperliche Aktivität und Trainingstherapie

- Sie hat eine hohe präventive Wirkung und stellt die Basis der kardiologischen Reha dar.
- Inverse Dosis-Wirkungsbeziehung zwischen Dauer und Intensität und Gesamtmortalität, kardiovaskulärer Morbidität und Mortalität: Bereits niedrige regelmäßige körperliche Aktivitäten senken das kardiovaskuläre Risiko relevant.
- Schwere belastungsinduzierte Komplikationen in der Reha sind sehr selten. Trotzdem ist eine gründliche Risikoevaluation vor dem Training erforderlich.
- Trainingsformen:
  - Aerobes Ausdauertraining (Dauer- oder Intervalltraining)
  - Dynamisches Krafttraining (Kraft-Ausdauer-Training)

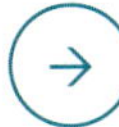

– Training für Flexibilität, Koordination, Gleichgewicht
– Respiratorisches Training
– Schulung von Körper- und Belastungswahrnehmung

Beispiel Koronare Herzkrankheit
- Früher Beginn nach Krankenhausaufenthalt, innerhalb von 3 Monaten
- Strukturiertes überwachtes Trainingsprogramm mit dem Ziel der langfristigen individuellen Erhöhung der körperlichen Leistungsfähigkeit
- Mindesttrainingszeit 16,5 Stunden pro Woche
- Intensität im oberen Drittel des vertretbaren Intensitätsbereichs
- Schulung zum Management der Risikofaktoren und Risikoerkrankungen, zur Medikation zur Krankheitsverarbeitung
- Psychosoziale Unterstützung und Beratung

Psychologische Interventionen

- Psychosoziale Belastungen stellen eine große Barriere für Lebensstiländerung, regelmäßiges Bewegungstraining und Medikamenteneinnahme dar.
- Therapieziele:
  – Verbesserte emotionale Krankheitsbewältigung
  – Reduktion von Ängstlichkeit und Depressivität
  – Verbesserte gesundheitsbezogene Lebensqualität
  – Verbesserung des Gesundheitsverhaltens
  – Förderung von Motivation und Selbstwirksamkeit
  – Stärkung der konkreten Handlungsbereitschaft
  – Förderung der Stressbewältigung

Ernährungstherapie

- Die Ernährungsweise beeinflusst kardiovaskuläre Risikofaktoren wie Gewicht, Blutdruck, Lipide, Diabetes mellitus.
- Zusätzliche positive Effekte bestehen auf die Reduktion der Inflammation, die Verbesserung der Endothelfunktion und die Leistungsfähigkeit
- Anpassung an die individuellen Besonderheiten (Kachexie, Sarkopenie, Adipositas, Hypertonie) und Komorbiditäten (Diabetes mellitus, Niereninsuffizienz)
- Es gelten die Grundsätze der gesunden Ernährung (→ Kap. 15).

Raucherentwöhnung

- Nikotinkonsum ist der weltweit führende vermeidbare Risikofaktor für eine erhöhte Mortalität (2019).
- Nach akutem Myokardinfarkt ist dauerhafte Nikotinkarenz die wirksamste Einzelintervention für Männer und Frauen.
- Allen Raucher*innen soll ein Nichtrauchertraining in der Reha angeboten werden. Die Einrichtung und die dazugehörige Umgebung sollen rauchfrei sein.

Weitere Interventionen

- Ergotherapie (→ Kap. 19)
- Entspannungstherapie (→ Kap. 16)
- Schulungen (→ Kap. 18): Ausschließliche Wissensvermittlung reicht nicht aus, um Lebensstiländerungen in Gang zu setzen und beizubehalten. Die individuellen Erfahrungen, Einstellungen, Lebensumstände und Emotionen der Rehabilitand*innen müssen in der Therapie aufgegriffen werden.

Berufliche Wiedereingliederung

- Der Anteil der Erwerbstätigen 2 Jahre nach der kardiologischen Reha liegt bei 84 %.
- Wichtig für die Beurteilung sind körperliche Belastbarkeit, linksventrikuläre Pumpfunktion des Herzens und Rhythmusstabilität.
- Zu berücksichtigen sind Arbeitsschwere, Schichtdienst, der Arbeitsweg und psychosoziale Aspekte. Depression, Angst und Selbsteinschätzung des/der Rehabilitand*in sind vor großer Bedeutung.
- Es gibt medizinisch-beruflich orientierte Rehabilitationsmaßnahmen auch in der kardiologischen Rehabilitation (→ Kap. 27).
- Fehlende Fahreignung und elektromagnetische Felder am Arbeitsplatz bei Menschen mit Herzschrittmacher können einen Arbeitsplatzwechsel erforderlich machen.

Ambulante Herzgruppen

- Langfristige Änderungen des Lebensstils zur Senkung des kardiovaskulären Risikos sollen stabilisiert werden.

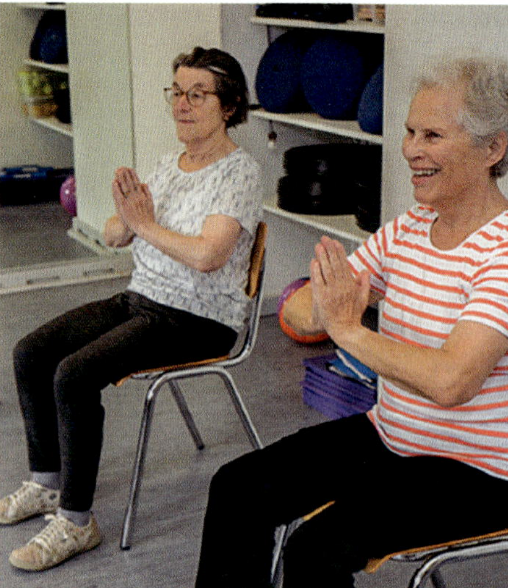

Abb. 32.1 Herzsportgruppe: Gemeinsam Sport treiben macht Freude! Das gilt für alle Altersgruppen. Medizinische Begleitung der Aktivität ist zur Sicherheit notwendig. [K157]

- Regelmäßiges strukturiertes körperliches Training, in der Regel einmal pro Woche
- Motivation zur anhaltenden Lebensstiländerung im Alltag (→ Abb. 32.1)
- Nachsorgeangebote sind IRENA der gesetzlichen Rentenversicherung, Disease-Management-Programme der gesetzlichen Krankenversicherung und ambulante Herzgruppen und Herzinsuffizienzgruppen mit permanenter Arztanwesenheit (→ Kap. 23).

Telegestützte Rehabilitation

- Die telegestützte oder Home-based-Rehabilitation dient der Ausdehnung der Behandlungsdauer nach anderen Rehabilitationsformen oder als Alternative dazu unter fachärztlicher Begleitung.
- Sie ist möglich bei niedrigem Risiko und unkompliziertem Verlauf und ausreichendem Abstand nach dem kardiovaskulären Ereignis.

Zusammenfassung

- Kardiologische Rehabilitation steigert in allen Indikationen die körperliche Belastbarkeit, die psychische und soziale Lebensqualität und senkt die kardiovaskulären Risikofaktoren signifikant.
- Abhängig von der Diagnose werden die Gesamtmortalität und die kardiovaskuläre Mortalität gesenkt.
- Rauchen ist weltweit der häufigste vermeidbare Risikofaktor für einen vorzeitigen Tod. Nach einem Herzinfarkt ist dauerhafte Nikotinkarenz die wirksamste Einzelmaßnahme.
- Die Therapieziele werden mit einer Reha-Maßnahme signifikant häufiger erreicht als ohne.
- Eine hohe Rate beruflicher Wiedereingliederung nach der Rehabilitation kennzeichnet diese Reha-Indikation.

Die entzündlichen und nichtentzündlichen Darmerkrankungen sind die wesentlichen Verdauungserkrankungen. In diesem Zusammenhang hat die Reha die Aufgabe, den Umgang mit dem Anus praeter zu schulen und die Krankheitsverarbeitung zu fördern.

> Hauptindikationen der gastroenterologischen Rehabilitation sind das krankhafte **Übergewicht** und der **Diabetes mellitus Typ 2.** Zusammen mit arteriellem Hypertonus und einer Fettstoffwechselstörung spricht man vom **metabolischen Syndrom.**

Weitere Darmerkrankungen mit Reha-Indikation sind: Reizdarmsyndrom, operative Eingriffe am Darm, z. B. bei Stenosen, Briden unterschiedlicher Ursache, Gefäßerkrankungen, gutartigen Tumoren, Kurzdarmsyndrom mit erheblichen Auswirkungen auf Nährstoffaufnahme, Flüssigkeitshaushalt, Stuhlkonsistenz. Die alkoholbedingten Erkrankungen der Bauchspeicheldrüse und der Leber bilden die wesentlichen Indikationen aus dem sonstigen Bauchraum.
Refluxkrankheiten und Geschwüre an Speiseröhre und Magen sind seit Jahren aufgrund verbesserter vor allem medikamentöser Therapiemöglichkeiten rückläufig. Das gilt auch für die Folgen von Virushepatitis.

Stoffwechselerkrankungen

Diabetes mellitus

Rund 7,2 % der Bevölkerung (2017) sind betroffen, auch mit Adipositas, gegenüber 1 % im Jahr 1960. Die Manifestation erfolgt zunehmend im jüngeren Lebensalter.
Bei 95 % liegt ein Diabetes mellitus Typ 2 vor, als Teil eines metabolischen Syndroms, mit einer Insulinresistenz, selten einer verminderten Insulinproduktion. Die Fettstoffwechselstörung führt zu entzündlichen Veränderungen an den Blutgefäßen. Neben genetischen Komponenten spielen manifestationsfördernde Faktoren eine Rolle, wie Übergewicht durch Fehlernährung, Bewegungsmangel und chronischen psychosozialen Stress. Es besteht zudem ein Zusammenhang mit der Zugehörigkeit zu benachteiligten Gesellschaftsschichten. Lebensstiländerungen sind der zentrale Ansatz in Prävention und Therapie.
Ungünstige Kontextfaktoren sind ein bewegungsfeindliches Umfeld und industriell hergestellte energiereiche Lebensmittel.

Folgeerkrankungen

- Koronare Herzkrankheit
- Arterielle Verschlusskrankheit
- Neuropathien
- Diabetisches Fußsyndrom
- Retinopathie
- Nephropathie
- Schlafapnoesyndrom
- Nichtalkoholische Fettleberhepatitis
- Psychische Erkrankungen: Depressionen sind zwei- bis dreimal häufiger als bei Vergleichsgruppen.
- Sexuelle Funktionsstörungen
- Kolorektale Karzinome
- Demenzielle Syndrome

Es besteht eine zwei- bis dreifach erhöhte **Mortalität** gegenüber Nichterkrankten, vor allem durch makrovaskuläre Komplikationen (65 % der Todesfälle bei Diabetes).

> Es handelt sich vor allem um multimorbide Rehabilitand*innen mit komplexen Gesundheitsstörungen, verringerter Lebenserwartung und gestörter Teilhabe.
> Wesentliche Therapieziele im Hinblick auf die Folgeerkrankungen sind deren Vermeidung, Früherkennung und rechtzeitige Behandlung.

Häufig bestehen psychosoziale Einschränkungen, verursacht z. B. durch Ängste vor Hypoglykämien und vor Spätfolgen und Therapieunsicherheiten. Durch Aufklärung und Schulung können solche Einschränkungen gemindert werden. Hauptziel der Therapie sollte sein, dass die Betroffenen ihre Therapie und Lebensführung weitgehend selbst bestimmen können. ICF-Core Sets helfen bei der Erfassung der Beeinträchtigungen im Alltag in der praktischen Betreuung (→ Kap. 2).

Therapiemodule

Aufklärung, Schulungen und die Erarbeitung einer langfristig stabilen gesundheitsförderlichen Verhaltensmodifikation müssen die individuelle Situation und relevante Komorbiditäten (wie koronare Herzkrankheit, Schlafapnoesyndrom, Depression) der Rehabilitand*innen berücksichtigen.
Der Reha-Therapiestandard Diabetes mellitus (→ Kap. 25) enthält:

- Gesundheitsbildung zum Umsetzen eines gesundheitsförderlichen Lebensstils (→ Kap. 18)

> Diabetes-spezifische Schulungen:
> - Informationen zur Pathophysiologie, Therapiemöglichkeiten, Vermeidung von Spätfolgen
> - Ernährungsthemen mit praktischen Übungen, Lehrküche
> - Umsetzung eines gesundheitsförderlichen Lebensstils
> - Adäquate Bewegungstherapie
> - Umgang mit Stress, Entspannungstherapien

- Psychologische Interventionen
- Ggf. Raucherentwöhnung
- Bewegungstherapeutische Angebote, spezifische Trainingsformen
- Berufsbezogene Beratung, ggf. Einleitung des Antrags für Leistungen zur Teilhabe
- Einleitung von Nachsorgemaßnahmen
- Die Behandlung mit Insulin birgt das Risiko von Hypoglykämien mit Fehlhandlungen und erhöhtem Unfallrisiko. Eine kontinuierliche Blutglukosemessung mit Alarmfunktion kann das Risiko mindern und die Leistungsfähigkeit in Beruf und Alltag erhöhen. Die Einleitung eines Hypoglykämie-Wahrnehmungstrainings ist sinnvoll.

Adipositas

Adipositas stellt vor allem im Zusammenhang mit den Folgeerkrankungen eine Reha-Diagnose dar: arterielle Hypertonie, Fettstoffwechselstörungen, Diabetes mellitus Typ 2, Schlafapnoesyndrom und durch Fehlstatik bedingte Erkrankungen des Bewegungsapparats. Auch steigt das Risiko für mehrere Karzinomarten.
Verbindliche Reha-Therapiestandards liegen für Adipositas nicht vor. Es gibt langjährige Erfahrungswerte für die Behandlung (→ Abb. 33.1). Der Body-Mass-Index (BMI, Körpergewicht : Körpergröße^2 = kg/m^2) gibt nur einen Anhaltswert. Ab einem BMI von 30 spricht man von Adipositas.
Reha-Einrichtungen mit diesem Behandlungsschwerpunkt müssen ihre Ausstattung den Rehabilitand*innen anpassen, da die meisten Betten, Stühle, Behandlungsliegen und sanitäre Einrichtungen für ein maximales Körpergewicht von 120 kg zugelassen sind. Spezielle Trainingsgeräte für Rehabilitand*innen mit schweren körperlichen Einschränkungen müssen bereitgehalten werden. Aquacycling (Ergometertraining im Wasser) und Aquatraining sind geeignet, stark adipösen Rehabilitand*innen eine möglichste freie Bewegung zu ermöglichen. Trainingsgruppen sollten in differenzierten Belastungsstufen zur Verfügung stehen. Statt der meist beliebten, aber bei stark Übergewichtigen undurchführbaren Massage kann Druckstrahltherapie im Stehen aus der Hydrotherapie eingesetzt werden

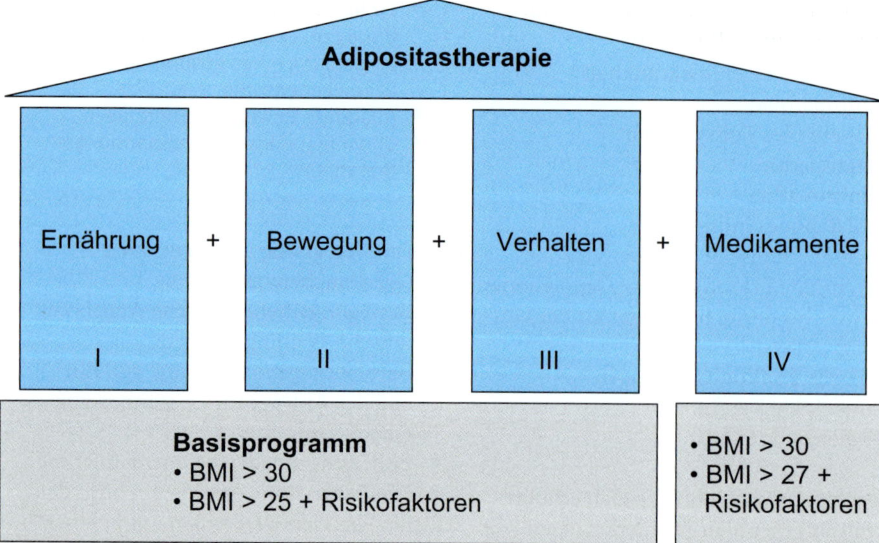

Abb. 33.1 Die vier Säulen der Adipositas-Therapie [L143]

(→ Kap. 12). Interdisziplinäre Untersuchungen und Therapien (Orthopädie, Neurologie) sind oft erforderlich.
Die Bewegungstherapie dient der Anregung des Muskelstoffwechsels und des Fettabbaus sowie der Anhebung des Grundumsatzes. Erste Gewichtsverluste wirken motivationsfördernd. Messungen mithilfe der Bioimpedanzanalyse ermöglichen, Fettgewebs- von Wasserverlust zu unterscheiden (→ Kap. 15).
Zentral ist die Ernährungsumstellung. Der anfängliche Gewichtsverlust ist ein Abbau von gebundener Gewebsflüssigkeit allein durch gesunde Ernährung. Die regelmäßige negative Energiebilanz soll bei 500–1.000 kcal pro Tag liegen. Realistisch sind 0,5–1 kg Abnahme pro Woche. Essen und Buffetschulung sind wesentliche Teile der Therapie. Angemessene Portionsgrößen, regelmäßiges Essen und gesunde Lebensmittel müssen erst (wieder) kennengelernt werden. Auch das Ernährungstagebuch leistet dabei gute Dienste.
Psychologische Unterstützung ist notwendig zur psychischen Stabilisierung, aber auch, um ein gestörtes Essverhalten zu erkennen. Psychische Belastungen können unbehandelt den Reha-Erfolg erheblich gefährden. Das Risiko, dysfunktionelle Verhaltensmuster wieder aufzunehmen, ist groß. Besonders wichtig ist die Stärkung der Selbstwirksamkeit. Auch das Erlernen von Entspannungsverfahren unterstützt dies. Eine anhaltende Nachsorge (Selbsthilfegruppe, Trainingspartner) unterstützt den langfristigen Effekt.

Chronisch-entzündliche Darmerkrankungen (CED)

Dazu zählen Colitis ulcerosa und Morbus Crohn. 0,5 % der medizinischen Reha-Maßnahmen ist auf diese Erkrankungsgruppe zurückzuführen. Etwa ein Drittel der Betroffenen hat extraintestinale Manifestationen.

> Das Durchschnittsalter bei Rentenbeginn wegen Erwerbsminderung beträgt 45,4 Jahre und ist damit extrem früh. Es zeigt, wie einschneidend diese Erkrankungen die Betroffenen im Alltag einschränken.

Symptomatik

Colitis ulcerosa

- Blutige Durchfälle mit krampfartigen Schmerzen
- Schwere Verlaufsform mit Fieber, Gewichtsverlust, Übelkeit, Erbrechen, Anämie
- Beeinträchtigung und Ausdehnung des Dickdarmbefalls korrelieren.

Morbus Crohn

- Befall des gesamten Verdauungstrakts
- Abdominelle Schmerzen, Diarrhö, Fieber, Fisteln

Besonderheiten

Der Krankheitsbeginn bei jungen Menschen in der Phase der Berufsausbildung und des Aufbaus von Partnerschaften ist psychosozial sehr belastend. Scham und der unkalkulierbare schubweise Verlauf, die unklare Ätiologie und fehlende kurative Therapien wirken auf Betroffene und Behandler*innen verunsichernd. Da das Krankheitsbild und die mit der Symptomatik verbundenen Einschränkungen in der Bevölkerung wenig bekannt sind, fehlen oft Verständnis und soziale Unterstützung.
Die Therapie ist symptomatisch, nicht kurativ, komplex und hat viele Nebenwirkungen. Sie muss auch in symptomfreien Phasen durchgehalten werden. Daraus ergeben sich Compliance-Probleme. Oft bestehen schwere Aktivitätseinschränkungen und Probleme bei der beruflichen und sozialen Teilhabe.

Indikationen zur Rehabilitation

- AHB: fortbestehende Funktionsstörungen nach akutmedizinischer Behandlung
- Funktionelle Einschränkungen durch rezidivierende Krankheitsschübe
- Chronische therapierefraktäre Beschwerden: Gewichtsverlust, Schmerzen, Fisteln, Durchfall, Inkontinenz, Malnutrition, Malassimilation
- Psychische Belastung durch die Erkrankung, schlechte Krankheitsverarbeitung
- Einschränkungen der beruflichen Belastbarkeit, Probleme in Beziehungen und bei der Krankheitsakzeptanz
- Spezieller Schulungsbedarf, z. B. bei Stoma/Anus praeter
- Schwere Therapienebenwirkungen und Folgen, z. B. Osteoporose
- Schwere Funktionsstörungen durch Folgekrankheiten (extraintestinal) wie rheumatische, dermatologische und ophthalmologische Erkrankungen

> **Besondere Belastungen durch Funktionsstörungen mit großer rehabilitativer und sozialmedizinischer Relevanz**
> - Chronische unberechenbare Durchfälle und Stuhlinkontinenz belasten den Alltag sehr. Stets muss schnell eine Toilette aufgesucht werden können.
> - Folgen: geringer Aktionsradius, gestörte Präsenz an Arbeitsplätzen, gestörte Konzentrationsfähigkeit, eingeschränkte Kommunikationsmöglichkeiten (Publikumsverkehr), verminderte körperliche und seelische Belastbarkeit
> - Verschlechterung der Symptomatik unter Stress und bei emotionalen Belastungen

- Ergänzende Diagnostik wie anorektale Druckmessung zur Quantifizierung der Störung
- ICF-Core Sets helfen bei der Erfassung der Schäden und Beeinträchtigungen im Alltag (→ Kap. 2).
- Leben mit Stoma/Anus praeter:
  - Eine Stomaanlage ist heute oft nur noch passager zum Schutz von Operationsnähten und vor Infektionen durch Stuhlaustritt. Die Rückverlegung erfolgt nach 2–6 Monaten.
  - Dünndarmstomata erfordern wegen des flüssigen Stuhls einen häufigen Beutelwechsel.

– Beim Kolostoma kann durch Irrigation (selbst durchführbare Darmspülung) lange Stuhlfreiheit erreicht und das Stoma vorübergehend mit einer Kappe versorgt werden. Das ermöglicht sportliche Aktivitäten wie Schwimmen.
– Schweres Heben und Tragen im Beruf können das Risiko von Eingeweidebrüchen (Hernien) bergen. Allerdings ist der intraabdominelle Druck beim Husten und Pressen sehr viel höher! Restriktionen von Aktivitäten sollten also möglichst gering gehalten werden, weil sonst ein ungünstiges Vermeidungsverhalten gefördert wird.
– Häufiges Bücken und Hocken, Hitzeexposition (mögliche Ablösung des Beutels) und Wechselschichten (mangelnde Konditionierung der regelmäßigen Darmentleerung) sind nicht zu empfehlen.
– Darmgeräusche und häufige Entleerungen können Publikumsverkehr und Aufsichtstätigkeiten erschweren.
– Hygienische Probleme bestehen bei gelungener Versorgung nicht.

- Schulungen können bei allen genannten Problemen große Erleichterung bringen.

Ziele der Rehabilitation

- Stabilisation der Remissionsphase
- Schmerzreduktion
- Steigerung der körperlichen Leistungsfähigkeit
- Verbesserung des Ernährungszustands, Ausgleich von Defiziten (B-Vitamine, Eisen)
- Reduzierung der Stuhlfrequenz und der Therapienebenwirkungen
- Verbesserung der Stomaversorgung oder der Stuhlkontinenz
- Psychische Stabilisierung
- Verbesserte Krankheitsbewältigung, Befindlichkeit und soziale Kompetenz
- Berufliche und soziale Reintegration
- Ggf. Überprüfung und Anpassung der medikamentösen Therapie

Interventionen

- Symptom- und aktivitätsorientierte Therapie
- Senkung der Stuhlfrequenz
- Erhöhung der Stuhlkonsistenz
- Ernährungsumstellung
- Strukturierte Schulungen zu den verschiedenen genannten Themen
- Spezielle Stoma-Schulungen
- Ggf. Versorgung mit Hilfsmitteln (z. B. Chemietoilette im Auto)

Zusammenfassung

- Diabetes mellitus Typ 2, Adipositas und das metabolische Syndrom sind Hauptindikationen der Stoffwechsel-Rehabilitation. Sie haben weitreichende Folgeerkrankungen und große sozialmedizinische Konsequenzen.
- Hauptziele der Reha sind die Motivation und Befähigung der Betroffenen, ihre Lebensweise, vor allem die Ernährung, auf ihre Stoffwechselstörung einzustellen.
- Die entzündlichen Darmerkrankungen (CED) Morbus Crohn und Colitis ulcerosa nehmen die zweite große Gruppe der gastroenterologischen Erkrankungen ein. Sie sind für die Betroffenen wegen der erheblichen Auswirkungen auf deren Lebensführung sehr belastend.
- Basis der Reha-Maßnahmen sind krankheitsspezifische Schulungen. Diese sollten sich auf die Lebenswelt der Rehabilitand*innen einstellen und auf deren Erfahrungen aufbauen, um die Betroffenen wirklich zu erreichen. Die erforderlichen Änderungen der Lebensführung sind schwierig und nicht immer schnell spürbar effektiv. Darum benötigen die Rehabilitand*innen dabei Unterstützung.

Gynäkologische und urologische Rehabilitation

Gynäkologische Rehabilitation

Die meisten gynäkologischen Rehabilitationsmaßnahmen erfolgen im Bereich der gynäkologischen Onkologie (→ Kap. 35). Aber auch andere gynäkologische Erkrankungen bedürfen der medizinischen Rehabilitation.
Dabei stehen Krankheitsinformation, Krankheitsbewältigung, Umgang mit Krankheitsfolgen wie Änderungen des Körperschemas und der Selbstwahrnehmung sowie der Sexualität im Vordergrund. Das ist z. B. nach Operationen an den Brustdrüsen, nach Senkungsoperationen oder Hysterektomien bei anderen Ursachen mit Komplikationen, wie Inkontinenz (Blase, Enddarm) oder Fistelbildungen und chronischen Schmerzen, der Fall.
Psychische Belastungen im Zusammenhang mit Erkrankungen und deren Folgen sind häufig. Es kommt zu Dysthymien, Depressionen, Anpassungsstörungen und Angststörungen.
Auch funktionelle Störungen mit psychosozialen Ursachen sind häufig. Es muss jeweils erwogen werden, ob ein Aufenthalt in einer Einrichtung mit gynäkologischer Indikation oder eher in der Psychosomatik sinnvoller ist. Psychosomatische Reha-Einrichtungen mit entsprechender Indikation haben häufig Gynäkolog*innen mit der Zusatzbezeichnung der fachgebundenen Psychotherapie in ihrem interprofessionellen Reha-Team. Psychovegetative Erschöpfung kann Anlass für eine gynäkologische Reha-Maßnahme sein, wenn sie Alltagsfunktionen beeinträchtigt.

Weitere Themen in der Reha sind Lymphödeme, Fatigue und Polyneuropathien nach Chemotherapie. Aber auch der Umgang mit bekannten Metastasen kann ein wesentliches Thema in der Reha-Maßnahme sein.

Endometriose

Endometriose ist eine Erkrankung, die oft spät erkannt wird und die Betroffenen vor große Herausforderungen stellt (→ Abb. 34.1). Die Assoziation mit anderen chronischen Schmerzsyndromen über eine zentrale Sensibilisierung der Schmerzen ist häufig anzutreffen und muss in die Behandlung miteinbezogen werden.
Assoziierte Schmerzsyndrome können sein:

- Reizdarmsyndrom
- Harnblasenschmerzsyndrom
- Fibromyalgiesyndrom

Strukturierte Schulungen, Schmerzbewältigungstraining, psychologische Gespräche und Entspannungsverfahren ergänzen die aktivierende Sport- und Physiotherapie und die medikamentöse Therapie, vor allem der Austausch mit anderen Betroffenen entlastet die Rehabilitandinnen.

Indikationen zur gynäkologischen Rehabilitation

- Nachbehandlung von gynäkologischen Operationen
- Endometriose
- Harninkontinenz
- Senkungsbeschwerden
- Wechseljahresbeschwerden
- Chronische Entzündungen des weiblichen Urogenitalsystems
- Psychovegetative Erschöpfung
- Mammakarzinom
- Endo- oder Myometriumkarzinom
- Ovarialkarzinom
- Andere Karzinome der weiblichen Geschlechtsorgane

Interventionen

- Aktive Sport- und Physio-, Ergotherapie
- Beckenbodengymnastik
- Walking, Nordic Walking
- Bewegungsbäder, Aqua-Jogging
- Physikalische Therapie, u. a. Elektrotherapie, Moorpackungen und -bäder
- Entspannungstraining
- Yoga, therapeutisches Bogenschießen, Qi Gong, Tai-Chi
- Psychologische Gespräche einzeln und in indikativen Gruppen
- Strukturierte Schulungen der Rehabilitandinnen zu den Krankheitsbildern
- Schmerzbewältigungsgruppe
- Sozialberatung
- Ernährungsberatung, Lehrküche
- Berufsbezogenes Training (MBOR, → Kap. 27)
- Kreativ- und Kunsttherapie
- Nachsorgeberatung und -einleitung

Urologische Rehabilitation

Die urologische Rehabilitation widmet sich den gut- und bösartigen Erkrankungen der ableitenden Harnwege. Ebenso wie in der Gynäkologie spielen onkologische Erkrankungsfolgen auch in diesem Fachgebiet die Hauptrolle.

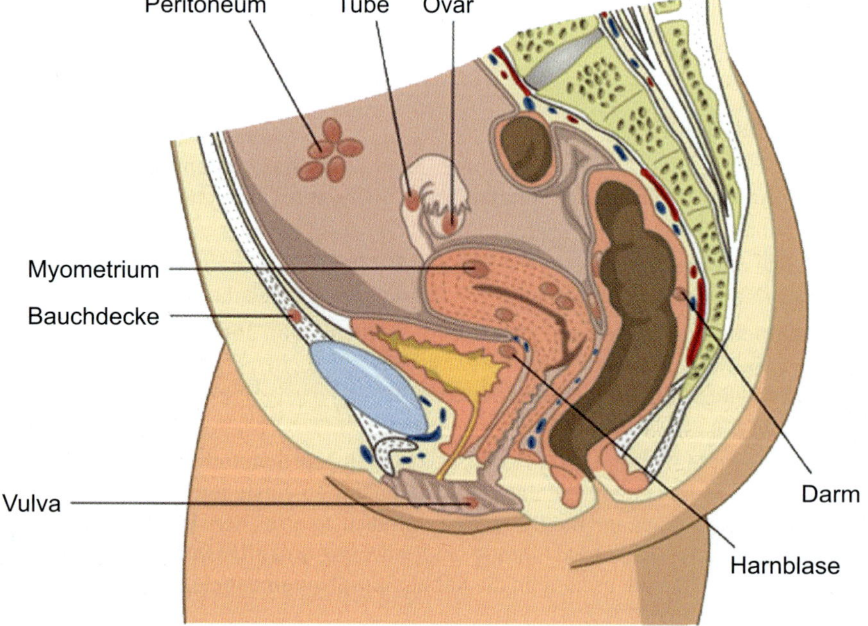

Abb. 34.1 Mögliche Lokalisationen der Endometrioseherde: Die vielen möglichen Lokalisation machen die Beschwerden der Betroffenen oft unspezifisch. Das verzögert die Diagnose lange und belastet die Frauen psychisch sehr. [L138]

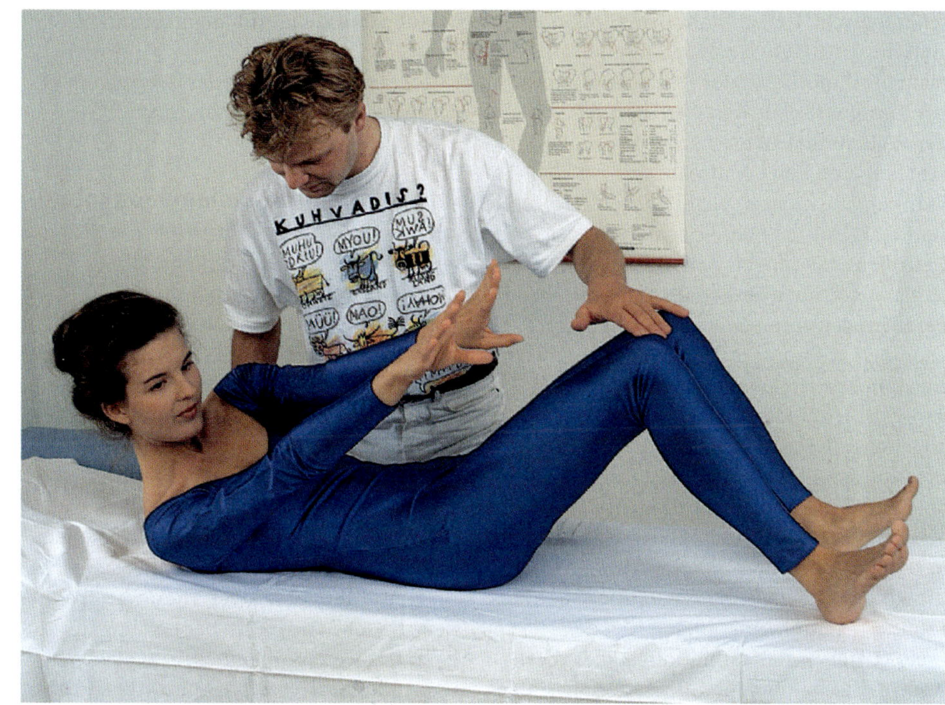

Abb. 34.2 Beckenbodengymnastik: Durch gezielte Anspannung des Rumpfes und der Fußheber unter Anleitung wird der Beckenboden gestärkt. [K102]

Weitere Indikationen betreffen Operationsfolgen anderer Ursachen, chronisch-rezidivierende Entzündungen der ableitenden Harnwege und Steinleiden. Eine wesentliche Belastung für die Rehabilitand*innen stellen Harninkontinenz, psychische Belastungen, Störungen der Sexualität und Beeinträchtigungen des Selbstwerts dar.

Sekundäre Krankheitsfolgen, Chemotherapien und Bestrahlungen sowie das Vorhandensein von Metastasen verursachen große seelische und körperliche Belastungen.

Ist bereits eine dialysepflichtige Niereninsuffizienz eingetreten, sind Dialysemöglichkeiten in Kooperation meist mit nephrologischen Praxen oder Zentren wesentlich, um die regelmäßigen Dialysezeiten in den Ablauf der Reha-Maßnahme integrieren zu können. Auch in dieser Indikation ist ein erfahrenes interprofessionelles Reha-Team von großer Bedeutung.

Strukturierte indikationsbezogene Schulungen der Rehabilitand*innen tragen wesentlich zur verbesserten Krankheitsbewältigung bei.

Ebenso wichtig sind die psychosoziale Begleitung und Beratung. Berufsorientierte Module gehören in die urologische Reha von Rehabilitand*innen, die sich noch im Erwerbsleben befinden.

Indikationen

- Prostataadenome und andere gutartige urologische Erkrankungen
- Harninkontinenz
- Erektile Dysfunktion
- Chronisch-rezidivierende entzündliche Erkrankungen der ableitenden Harnwege
- Harnblasenentleerungsstörungen
- Urolithiasis
- Prostatakarzinom
- Bösartige urologische Erkrankungen der Nieren und des Nierenbeckens, der Harnleiter, der Harnblase, der Hoden und des Penis

Interventionen

- Aktive Sport- und Physio-, Ergotherapie
- Beckenbodengymnastik (→ Abb. 34.2)
- Stomatherapie und Anleitung
- Walking, Nordic Walking
- Bewegungsbäder, Aqua-Jogging
- Physikalische Therapie, u. a. Elektrotherapie, Moorpackungen und -bäder
- Entspannungstraining
- Yoga, therapeutisches Bogenschießen, Qi Gong, Tai-Chi
- Psychologische Gespräche einzeln und in indikativen Gruppen
- Strukturierte Schulungen der Rehabilitand*innen zu den Krankheitsbildern
- Tabakentwöhnungstraining
- Sozialberatung
- Ernährungsberatung, Lehrküche
- Berufsbezogenes Training (MBOR, → Kap. 27)
- Kreativ- und Kunsttherapie
- Nachsorgeberatung und -einleitung

Zusammenfassung

- Gynäkologische und urologische Rehabilitation widmen sich gut- und bösartigen Erkrankungen aus diesen Indikationen.
- Aus den dazugehörigen Funktionsstörungen wie Harninkontinenz, Sexualstörungen oder Polyneuropathien ergeben sich erhebliche körperliche und psychosoziale Belastungen.
- Die Reha bietet neben aktivierenden bewegungstherapeutischen Maßnahmen strukturierte indikative Schulungen der Rehabilitand*innen, die zur aktiven Krankheitsbewältigung beitragen.
- Psychosoziale Beratung, berufsbezogene Therapien und Austausch mit anderen Betroffenen tragen wesentlich zur Reintegration im Alltag und verbesserter Lebensqualität bei.

Ihr Ziel ist, körperliche und psychosoziale Folgeprobleme der Erkrankung und nicht selten auch der Behandlung zu erkennen und möglichst gezielt zu behandeln. Dabei stehen Funktionalität und Lebensqualität im Vordergrund.

> Die onkologische Rehabilitation ist ein integraler Bestandteil der medizinischen Versorgung von Menschen mit onkologischen Erkrankungen.

Rehabilitand*innen sollen bei der Anpassung ihrer durch die Erkrankung und Therapie veränderten Lebenssituation unterstützt werden. Dazu gehören Aspekte der Teilhabe am öffentlichen und sozialen Leben in den Bereichen Familie, Freizeit, Beruf und soziales Umfeld.
Ihr Ansatz ist interdisziplinär, interprofessionell und multimodal. Das ergibt sich sowohl aus der medizinischen Situation als auch aus den individuellen Bedarfslagen der Rehabilitand*innen.

Merkmale der onkologischen Rehabilitation

Jährlich treten fast 500.000 neue Krebserkrankungen auf. Damit sind onkologische Erkrankungen mit die häufigsten Erkrankungen in Deutschland. Jährlich gibt es rund 72.000 Brustkrebserkrankungen bei Frauen und rund 60.000 Prostatakarzinomerkrankungen bei Männern. Dabei geht man heute von multifaktoriellen Ursachen aus:

- Genetische Disposition
- Ursachen durch den Lebensstil:
  - Rauchen
  - Ernährung
  - Sonnenexposition
  - Bewegungsmangel

Die Sterblichkeit einiger Krebsarten sinkt (chronische Leukämien, einige Lymphome, Hodenkrebs) durch die Weiterentwicklung der Therapiemethoden. Trotzdem handelt es sich bei Krebs um die zweithäufigste Todesursache beider Geschlechter nach Herz-Kreislauf-Erkrankungen. Heute bestehen oft lange Überlebensdauern mit Folgeproblemen der Therapien. Aufgrund langer Überlebensdauern und teilweise als Folgen aggressiver Therapien treten Zweit- und Drittkarzinome auf.

Onkologische Rehabilitationsmaßnahmen sind die dritthäufigsten Maßnahmen (15 %) nach muskuloskelettaler Reha (41 %) und psychosomatischer Reha (16 %). Etwa 22 % der Frauen mit onkologischer Erkrankung erhalten eine Reha-Maßnahme, 19 % der Männer. Die meisten Maßnahmen erfolgen stationär. Das liegt teilweise daran, dass Betroffene mit langen Behandlungsverläufen nicht noch länger als nötig von ihren Familien getrennt sein möchten. In manchen Behandlungspfaden der Onkologie ist Reha nicht ausreichend etabliert. Die Reha kann als Anschlussheilbehandlung oder als allgemeine Reha-Maßnahme erfolgen. Die onkologische Erstbehandlung sollte dabei abgeschlossen sein (Operation, systemische Therapie, Strahlentherapie). Auch bereits berentete Rehabilitand*innen können über die Rentenversicherung rehabilitiert werden (Sonderregelung Onkologie). Ziel der onkologischen Rehabilitation ist die soziale und gesellschaftliche Reintegration. Dazu ist es notwendig, körperliche und psychosoziale Belastungen und Funktionseinschränkungen zu identifizieren und zielgerichtet zu behandeln.
Kontraindikationen für onkologische Rehabilitation sind:

- Vorrangiger akutmedizinischer Behandlungsbedarf
- Nicht abgeschlossene Strahlentherapie
- Nicht abgeschlossene operative Therapie
- Laufende Chemotherapie, die die Reha-Durchführung beeinträchtigt
- Fehlende Reha-Fähigkeit bzw. -Prognose
- Stoffgebundene Abhängigkeitserkrankung
- Vorrangiger Reha-Bedarf wegen einer nichtonkologischen Erkrankung

Spezifische Problemlagen onkologischer Rehabilitand*innen

Bereits während der Akutbehandlung sollten rehabilitative Ansätze im Sinne einer Früh-Reha beginnen (→ Kap. 29). Informationen sollten an die Betroffenen vermittelt und ihr individueller Reha-Bedarf geklärt werden. Verkürzte Liegezeiten im Krankenhaus und die meist erst beginnende **Krankheitsverarbeitung** können erhebliche Belastungen darstellen und großen Reha-Bedarf nach sich ziehen. Auch die Besserung oder Kompensation von Komorbiditäten oder Therapiefolgen, wie z. B. der neu zu erlernende Umgang zur Selbstversorgung mit einem Anus praeter, sind Aufgaben der Reha. Spezifische Problemlagen bei onkologischen Erkrankungen können demnach sein:

- Körperliche Belastungen und Funktionseinschränkungen, häufig irreversibel, teilweise durch die Therapie verursacht (→ Abb. 35.1)
- Emotionale Belastungen: Ängste, Depression, Aggression, Hoffnungslosigkeit, Sinnverlust, Identitätsprobleme, Bedürfnis nach Spiritualität
- Soziale Belastungen in Partnerschaft, Familie und sozialem Umfeld: Vor allem Partnerschaftsprobleme sind häufig.

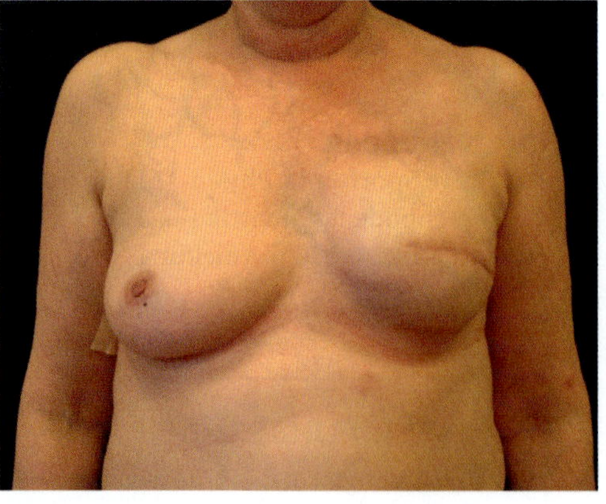
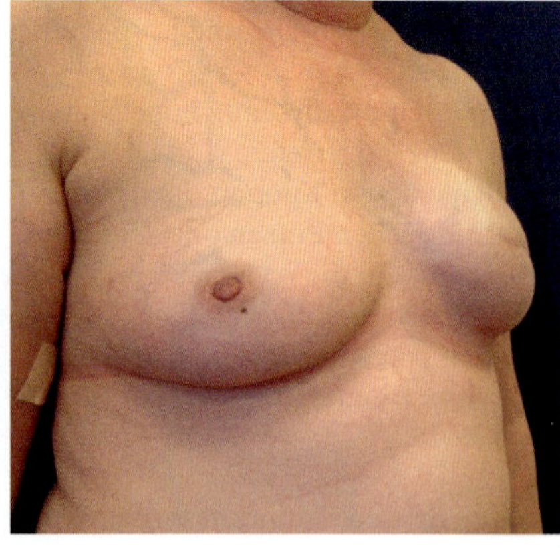

Abb. 35.1 Kapselfibrose links nach Mammakarzinom vor einem Jahr. Der Tumor wurde operativ entfernt und ein Implantat eingelegt, keine Bestrahlung. Im Verlauf kam es zu Entzündungen, Verklebungen und einer Gewebsschrumpfung der linken Brust als Reaktion auf das Implantat. Die Rehabilitandin muss sich nun mit den Folgen auseinandersetzen. [M1103/P1195]

Unsicherheiten, Isolation und Rollenveränderungen können auftreten.
- Berufliche Belastungen: Leistungseinschränkungen, Frühberentung, finanzielle Engpässe

> - Onkologische Erkrankungen wirken auch heute noch auf das **Umfeld** oft stigmatisierend.
> - Die Wahrscheinlichkeit, den **Arbeitsplatz** zu verlieren, ist unabhängig von den tatsächlichen Leistungseinschränkungen durch Vorurteile hoch! („Der/die Betroffene kann ja jetzt nichts mehr und stirbt bald. Mit einem/r Sterbenden wollen wir nichts zu tun haben.")
> - Dringend ist dazu **Aufklärung** des Umfelds und die Stärkung der Rehabilitand*innen erforderlich.

Bei Rehabilitand*innen ist zusätzlich, abhängig von der spezifischen Erkrankung, mit besonderen Einschränkungen und Problemlagen zu rechnen. Hier sind ein **Screening** und die Einleitung spezieller **Therapiemaßnahmen** zur Lebensqualität, Belastungsanalyse und Psychodiagnostik erforderlich.
Problemkonstellationen, abhängig von der Tumorerkrankung (häufige Beispiele):
- Gastrointestinale Tumoren: Malnutrition, Malabsorption, Probleme der Nahrungsaufnahme und der Ausscheidung
- Gynäkologische Tumoren: operationsbedingte Funktionsstörungen, Lymphödeme, Störungen der Schulter-Arm-Beweglichkeit, Sexualstörungen, psychische Belastungen
- Bronchialkarzinom: Beeinträchtigung der Lungenfunktion und Einschränkung der körperlichen Leistungsfähigkeit
- Hämatologische Systemerkrankungen (Leukämien und Lymphome): Störungen des Immunsystems
- Urogenitale Tumoren: Störungen der Sexualfunktion und Inkontinenz
- Tumoren des HNO-Bereichs: Störungen des Sprechens und der Nahrungsaufnahme, Entstellungen im Gesichtsbereich

> **Beispiel aus der Praxis**
> Bei einer Rehabilitandin mit Mammakarzinom, noch beruflich aktiv als Balletttänzerin, wurde ein muskulärer Brustaufbau mit Teilen der Rectus-abdominis-Muskulatur durchgeführt. Die Rehabilitandin konnte daraufhin nicht mehr tanzen und musste ihren Beruf aufgeben. Sie war sehr traurig darüber, bereute ihre Entscheidung für die OP und fühlte sich schlecht verstanden und im Vorfeld nicht ausreichend aufgeklärt. Diese OP-Technik wurde verlassen.
> Nicht jede gelungene OP und jedes ausgezeichnete kosmetische Ergebnis entspricht tatsächlich dem Funktionsbedarf von Betroffenen.

Die Beratung durch behandelnde Ärzt*innen, Sozialdienste oder psychoonkologische Dienste ist nicht immer qualifiziert. Das hat sich in onkologischen Zentren verbessert. Weitere ambulante Beratungen erfolgen durch Selbsthilfegruppen, Gesundheitsprogramme von Krankenkassen oder Volkshochschulen. Diese sind aber für komplexe psychosoziale Problemlagen nicht ausreichend. Die onkologische Reha ist eine interprofessionelle Aufgabe. Hier wirken vor allem zusammen:
- Ärztlicher Dienst
- Psychologie
- Sozialarbeit
- Pflege
- Physio-, Ergo-, Sporttherapie
- Kunsttherapie
- Ernährungsberatung

Wirksame Interventionsformen

Ärztliche Maßnahmen

Diagnostische Maßnahmen beziehen sich auf ggf. für die Durchführung der Reha relevante funktionelle Störungen oder drohende Komplikationen:

> **Komplikationen bei onkologischen Erkrankungen**
> - Anämie, pathologische Frakturen, Bronchus-Obstruktion, Ductus choledochus-Obstruktion, Dünndarm- oder Dickdarmmalabsorption
> - Rezidivierende Infekte bei fortgeschrittenem Bronchialkarzinom, bei Blasen-Darm-Fisteln
> - Polyneuropathie

- Fatigue: Klären evtl. organischer Ursachen, beispielsweise Anämie oder hormonelle Defizite
- Diagnostische Maßnahmen zur Quantifizierung der Einschränkungen: Ergometrie, Bodyplethysmografie, Kraftmessungen einzelner Muskelgruppen
- Somatische Behandlungsstrategien beziehen sich auf eingeschränkte Organfunktionen, Ernährungsproblematik, Schmerzen, Multimorbidität.
- Die individuelle Normleistung muss ermittelt werden, an der sich die Therapien orientieren. Physiotherapie zielt auch auf die Steigerung von Kraft und Ausdauer, z. B. an Trainingsgeräten.
- Ziele sind Muskelkräftigung, Gelenkbeweglichkeit, Reduktion von Lymphödemen, Verbesserung der Inkontinenz, intestinaler und sexueller Funktionsstörungen, Schluck- und Sprechstörungen, Geruchs- und Geschmacksvermögen, Linderung von Mundtrockenheit. Beispiele: Beckenbodentraining, Anleitung zum Nordic Walking, Wassergymnastik.
- Reha-Therapiestandard für Frauen mit Brustkrebserkrankung:
  - Aktives Kraft-Ausdauer-Training, Bewegungstherapie zur Funktionsverbesserung (einzeln und in der Gruppe)
  - Lymphdrainagen mit anschließender Kompression (Armstrumpf nach Maß), Wärmetherapien, Massagen sind von geringerem Stellenwert.

Psychosoziale Interventionen

- Psychoonkologische Einzelberatung (→ Kap. 17)
- Psychoedukative Einzel-/Gruppenberatung (→ Kap. 18):
  - Standardisiert, multimodal, interaktiv
  - Vermittlung von Krankheitsinformationen zu Behandlung, Reha und Nachsorge
  - Zusammenhänge zwischen Erkrankung und Lebensstil: Ernährung, Bewegung, Konsum von Alkohol, Rauchen
  - Verbesserung der Krankheitsverarbeitung und des psychischen Befindens
  - Lehrküche
- Entspannungstherapie (→ Kap. 16)
- Ergotherapie (→ Kap. 19)
- Künstlerische Therapien (→ Kap. 14)
- Sozialberatung (→ Kap. 21)
- Fokus psychosozialer Interventionen:
  - Behandlung psychischer Erkrankungsfolgen und Belastungen
  - Tumorbedingte Erschöpfung (Fatigue) mit Kombination von psychologischen und bewegungstherapeutischen Angeboten
  - Neuropsychologische Funktionseinschränkungen

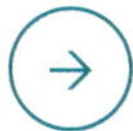

Spezielle Angebote der onkologischen Rehabilitation

Medizinisch-beruflich orientierte Rehabilitation (MBOR, → Kap. 27)

- Förderung der erfolgreichen beruflichen Integration als besonders förderlicher Faktor für die Lebensqualität
- Verbesserung der Krankheitsakzeptanz und -verarbeitung
- Aufgabe: Motivierung zur aktiven Auseinandersetzung mit individuellen und beruflichen Konfliktsituationen, Verbesserung der Kommunikationskompetenzen

Spezielle psychoonkologische Rehabilitation (SPOR)

- Ähnlich wie die verhaltensmedizinisch orientierte Rehabilitation (VOR, → Kap. 28) widmet sie sich den Zusammenhängen zwischen onkologischer Erkrankung und psychischem Befinden.
- Grundkonzept ist ein multimodales Programm mit geschlossenen Gruppen in somatischen und psychosozialen Therapiemodulen, vor allem bei stark ausgeprägten psychischen Belastungen im Zusammenhang mit der onkologischen Erkrankung.
- Psychoimmunologische Erkenntnisse geben Hinweise auf die verbesserte Situation des Immunsystems und damit einen direkten Effekt auf die Grunderkrankung.
- Auch hier spielt die Gruppe im Sinne der Selbsthilfe eine wichtige Rolle bei der Bewältigung der Krankheit und der Krankheitsfolgen.

Zusammenfassung

- Onkologische Erkrankungen sind sehr komplex und bedürfen einer multimodalen Therapie. Aufgrund steigender Überlebenszeiten sind die Betroffenen oft über lange Zeiträume mit der Erkrankung, ihren Folgen, aber auch den Behandlungsfolgen und später Zweit- und Dritttumorerkrankungen konfrontiert.
- Rehabilitation sollte bereits bei der Akutbehandlung beginnen.
- In der onkologischen Rehabilitation werden somatische, psychosoziale und edukative Therapie eingesetzt.
- Erkrankungsspezifische und therapiespezifische Folgen wie Fatigue, Inkontinenz, neuropsychologische Einschränkungen werden ermittelt und gezielt therapiert.
- Die berufliche Integration spielt eine wichtige Rolle für die Lebensqualität mit onkologischer Erkrankung.

Orthopädisch-traumatologische Rehabilitation

Beschwerden des Bewegungsapparats sind etwa 50 % der Anlässe, eine allgemeinärztliche Behandlung aufzusuchen. Das spiegelt sich auch in der medizinischen Rehabilitation wider: 2022 waren 40 % der medizinischen Reha-Maßnahmen der gesetzlichen Rentenversicherung im Bereich Orthopädie/Traumatologie angesiedelt. Darunter sind **chronische Rückenschmerzen** die häufigste Indikation. Aus diesem Bereich kamen auch über lange Zeit die häufigsten Diagnosen, die zur Gewährung einer **Erwerbsminderungsrente** führten. Erst in den letzten Jahren wurden sie durch psychische Erkrankungen abgelöst.

> Erkrankungen aus dem Bereich des Bewegungsapparats sind volkswirtschaftlich sehr bedeutsam, weil sie häufig Arbeitsunfähigkeitszeiten verursachen. Hier setzt die Aufgabe der medizinischen Rehabilitation an.

Folgenden Entwicklungen muss sich die orthopädisch-traumatologische Reha stellen:

- **Chronische Rückenschmerzen** werden zunächst oft nicht im Kontext psychosozialer Probleme gesehen, was zur Entwicklung weiterer Schmerzchronifizierung, zahlreichen nicht indizierten, oft sogar schädlichen Untersuchungen und Therapien bis hin zu Operationen führt. Betroffene und ihre Therapeut*innen gehen oft nur zu bereitwillig gemeinsam diesen vermeintlich direkten Weg einer rein somatischen Sicht auf Rückenschmerzen.
- Die älter werdende **Gesellschaft** entwickelt zunehmend mehr degenerative Gelenk- und Wirbelsäulenerkrankungen, verstärkt durch Bewegungsmangel, Übergewicht, Stoffwechselerkrankungen.
- Moderne schonende **Operationsverfahren** in hochentwickelten Gesundheitssystemen ermöglichen auch Hochbetagten die Versorgung mit Endoprothesen. Dabei sind die Übergänge zur geriatrischen Reha fließend.
- **Polytrauma-Patient*innen** haben steigende Überlebensraten auch nach sehr schweren Verletzungen und bedürfen intensiver Rehabilitation zur Rückkehr in einen selbstbestimmten Alltag.
- Fortschritte in der Diagnostik und Therapie der **Osteoporose** können zwar osteoporotische Frakturen nicht vollständig verhindern, machen aber oft rehabilitative Maßnahmen erforderlich, um Pflegebedürftigkeit zu verhindern. Die meisten Frakturen älterer Menschen stehen in diesem Zusammenhang.
- Schwere systemische **Infektionskrankheiten,** auch vor COVID-19, beeinflussen den Bewegungsapparat: Zu nennen sind z. B. die Folgen der Poliomyelitis der 1950er- und 1960er-Jahre. Knochen- und Gelenktuberkulose spielt in vielen Teilen der Welt weiter eine große Rolle.
- **Amputationen,** in Europa vor allem aufgrund von Folgen des Diabetes mellitus und der peripheren arteriellen Verschlusskrankheit, sind in anderen Ländern eher durch Verletzungen oder schwere Infektionen (Osteomyelitis) verursacht.
- Auch **Tumoren** des Bewegungsapparats und Knochenmetastasen machen oft große Eingriffe nötig und führen zu spezifischem Reha-Bedarf.
- **Fehlbildungen** des Haltungs- und Bewegungsapparats sind häufig (z. B. Hüftgelenksdysplasie, Klumpfuß, Skoliosen). Diese erfordern rehabilitative Maßnahmen.

Orthopädisch-traumatologische Rehabilitation ist also sehr vielseitig und hat zahlreiche Schnittstellen mit vielen anderen medizinischen Fachgebieten.
Eine große Zahl von Leitlinien, Reha-Therapiestandards und Rahmenkonzepten der gesetzlichen Rentenversicherung widmen sich Aspekten dieser Reha-Indikation.
Ein interprofessionelles Reha-Team mit profunden Fachkenntnissen, aber auch psychosomatischen Grundkenntnissen, motivierenden Kommunikationstechniken und Offenheit gegenüber anderen medizinischen Fachbereichen ist gefragt. Schnittstellen u. a. zur Neurologie, Geriatrie, inneren Medizin, Rheumatologie, Onkologie und Psychosomatik sind bei vielen Rehabilitand*innen gegeben. Wundbehandlung, Hilfsmittelanpassung und -schulung, Training der Aktivitäten des täglichen Lebens (ADL), Schmerzbewältigung, berufsorientierte Diagnostik und Therapie sowie aktivierende Pflege kennzeichnen die Aufgaben zusätzlich zu den in allen Indikationen erforderlichen Maßnahmen.
Gerade bei chronischen Schmerzen sollte der Reha-Ansatz vor allem lösungs- und weniger problemorientiert sein.

Indikationen

- Chronische Erkrankungen der Wirbelsäule
- Bandscheibenerkrankungen, Spinalkanalstenosen, Wirbelsäulendeformitäten, Operationsfolgen wie nach Spondylodesen
- Folgen rheumatischer Erkrankungen der Wirbelsäule und der Gelenke
- Frakturfolgen an der Wirbelsäule und den Gelenken
- Andere Verletzungsfolgen an Wirbelsäule und Extremitäten
- Polytraumafolgen
- Degenerative, entzündliche sowie stoffwechselbedingte Gelenkkrankheiten
- Angeborene und erworbene Fehlstellungen der Wirbelsäule und der Extremitäten
- Amputationen der Extremitäten unterschiedlicher Ursachen
- Paresen als Folge o. g. Erkrankungen
- Osteoporose
- Primäre und sekundäre Tumoren am Bewegungsapparat

Im Folgenden werden häufige Krankheitsbilder mit ihren spezifischen Reha-Aspekten beschrieben.

Interventionen

Diagnostik

Eine genaue Anamnese zu den aktuellen Beschwerden ist notwendig, zur Vorgeschichte aller Erkrankungen (nicht nur des Bewegungsapparats!), bisherigen Maßnahmen und deren Wirksamkeit, zum Schmerzverlauf und der Händigkeit.

- Psychosoziale Anamnese zu Belastungen und Ressourcen bei den Aktivitäten des täglichen Lebens, Familie, Umfeld, Arbeitsplatz
- Vorbefunde und Bildgebung: Vorhandene Aufnahmen sollten direkt angesehen werden. Nicht jeder radiologische Befund legt seinen Schwerpunkt auf das für die Reha Wichtige. Außerdem sind Rehabilitand*innen oft verunsichert durch für sie in ihrer Bedeutung unklare Vorbefunde und sehr dankbar, wenn in der Reha in Ruhe Befunde verständlich mit ihnen besprochen werden können.

> **Beispiel aus der Praxis**
> „Ihre Wirbelsäule ist Schrott. Da kann man nichts mehr machen. Damit landen Sie im Rollstuhl.“ Oft kommen Rehabilitand*innen mit solchen Aussagen im Gedächtnis in die Reha-Maßnahme. Es handelt sich um Nocebo-Formulierungen, im Gegensatz zu Placebo. Unabhängig vom tatsächlichen Zustand werden die Rehabilitand*innen dadurch sehr erschreckt und verunsichert (→ Kap. 5, → Kap. 28). Eine sinnvolle Krankheitsbewältigung und Entwicklung positiver individueller Reha-Ziele werden damit blockiert. Sicher wurden solche Aussagen im Vorfeld nicht immer so drastisch getätigt. Entscheidend ist aber, was die Rehabilitand*innen verstanden haben. Es gehört zur orthopädisch-traumatologischen Reha, dies professionell zu thematisieren und eine realistische Sichtweise zu ermöglichen, die Vorbedingung zur Wirksamkeit der Reha-Maßnahme und Wiederherstellung von Teilhabe.

- Aktivitäts- und Teilhabestörungen: In welchen Bereichen bestehen sie, und welches sind subjektiv die Ursachen dafür?

- Allgemeinmedizinische und fachspezifische Untersuchung (→ Kap. 5):
  - Gefäßstatus, Statik, Gelenk- und Wirbelsäulenbeweglichkeit nach der Neutral-Null-Methode, Extremitätenumfänge und Beschwielung von Händen und Füßen als Hinweise für die Alltagsbenutzung, Beachtung des Kapselmusters (Reihenfolge der Einschränkung der Bewegungsrichtung der verschiedenen Gelenke bei Reizzuständen, z. B. Hüftgelenk: Innenrotation – Abduktion – Extension)
  - Neurologische Basisuntersuchung (Motorik, Sensibilität, Muskeleigenreflexe), Nervendehnungsschmerz z. B. Lasègue-Test für den N. ischiadicus mit Kontrolle durch den Knie-Streck-Test im Sitzen seitlich auf der Untersuchungsliege, Muskelkraft der wichtigsten Muskelgruppen nach Janda
  - Klinische Funktionsuntersuchungen wie Gangbild, Trendelenburg-Zeichen (→ Abb. 36.1), Zehen- und Fersenstand und -gang, Finger-Boden-Abstand, Ott- und Schober-Zeichen (→ Abb. 36.2), Nacken- und Schürzengriff, Hocke, Faustschluss
  - Manuelle Basisdiagnostik wie Vorlaufphänomen der ISG, Bändertests, Gelenkstabilität, Kontrakturen
  - Für spezifische Gelenk-, Sehnen- und Bändertests, z. B. an Schulter- und Kniegelenken, wird aus Platzgründen auf Lehrbücher der Orthopädie und Traumatologie verwiesen.
- Fragebögen (→ Kap. 5), sportphysiologische und ergotherapeutische funktionelle Eingangs- und Verlaufstests zu
  - Schmerzverarbeitung: Mainzer Stadienmodell zur Schmerzchronifizierung nach Gerbershagen (MPSS), Ultra-Kurzscreening (UKS), Fragebogen zum Erleben und Verhalten mit Schmerz (FESV),

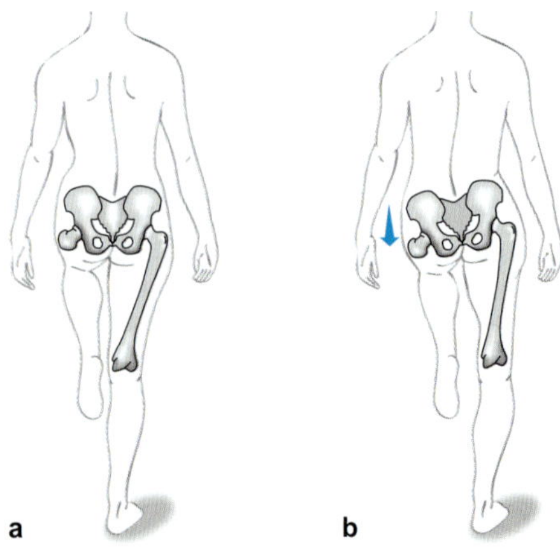

Abb. 36.1 Trendelenburg-Zeichen: Bei Glutealinsuffizienz (hier rechts, b) sinkt im Einbeinstand das Becken auf der Gegenseite ab. [L141]

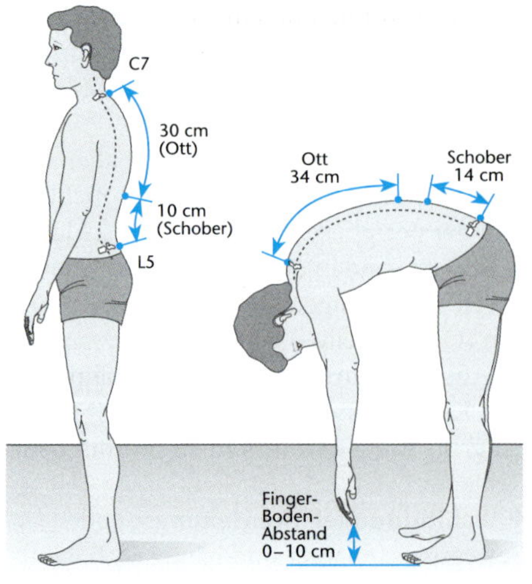

Abb. 36.2 Finger-Boden-Abstand, Ott- und Schober-Zeichen [L106]

  - Screening zum Vorliegen einer besonderen beruflichen Problemlage: z. B. SIMBO-C, Arbeitsbezogene Verhaltens- und Erlebensmuster (AVEM),
  - Psychische Belastung: z. B. Beck-Depressionsinventar (BDI), Hospital Anxiety and Depression Scale (HADS),
  - Verlaufsassessments bei Knie- oder Hüft-Endoprothese: Staffelstein-Score, Lequesne-Index
  - Körperliche Leistungsfähigkeit: z. B. Evaluation der körperlichen Leistungsfähigkeit (EFL) nach Isernhagen

Therapieformen

Die Therapieformen werden ausführlich in → Kap. 8 bis → Kap. 23 erläutert.

- Physiotherapie, physikalische Therapie, Sport-, Ergo- und Bewegungstherapie
- Psychologische Beratung
- Entspannungstraining
- Schulungen der Rehabilitand*innen- zu spezifischen Themen des Bewegungsapparats, z. B. Rückenschule, Endoprothesenschulung
- Ernährungsberatung mit Lehrküche
- Sozialberatung
- Aktivierende Pflege mit Wundmanagement
- Hilfsmittelanpassung und -training
- Alltags- und berufsorientiertes Training, Sturz- und Luxationsprophylaxe
- Ärztliche Therapie: Aufklärung über das Krankheitsbild mit seinen Facetten und Bedeutung für Prognose, Funktion und Belastbarkeit, Abstimmung der individuellen Reha-Ziele, Schulung der Rehabilitand*innen, Koordination des Reha-Prozesses unter Einbeziehung der Beiträge aus dem interprofessionellen Reha-Team, Überprüfung und ggf. Anpassung der Medikation, Chirotherapie und Manualmedizin, Akupunktur, spezielle Schmerztherapie, sozialmedizinische Begutachtung mit Aufklärung über die realistische Leistungsfähigkeit

Häufige Krankheitsbilder

Chronische Erkrankungen der Wirbelsäule

Die häufigsten Reha-Diagnosen beziehen sich auf chronische Erkrankungen des Rückens. Vor allem degenerative Erkrankungen der Wirbelsäule und Fehlhaltungen spielen dabei eine wichtige Rolle:

- Degenerative Bandscheibenveränderungen: Bandscheibenvorfälle und Osteochondrosen
- Degenerative Veränderungen der Wirbelkörper (Spondylosen) und der kleinen Wirbelgelenke (Spondylarthrosen)
- Wirbeldeformierungen nach Frakturen und bei Osteoporose (Keilwirbel, Fischwirbel, Flachwirbel) und bei Morbus Scheuermann (Adoleszentenkyphose, Wachstumsstörung mit fixierter bleibender Kyphose, häufigste Erkrankung der Wirbelsäule im Jugendalter)
- Skoliosen: Echte Skoliosen haben stets eine Torsionskomponente, nicht zu verwechseln mit einer skoliotischen Fehlhaltung (reine Seitausbiegung) bei Beinlängendifferenz oder bei akuter Lumbago. Am häufigsten sind Adoleszentenskoliosen, vor allem bei Mädchen. Sie sind im Erwachsenenalter gering progredient, etwas stärker in der Menopause aufgrund der hormonell bedingt schwächer werdenden Muskulatur. Sie sind nicht schmerzhaft und meist erstaunlich gut belastbar. Probleme bereitet meist die Fehlbelastung angrenzender Skelettabschnitte.
- Spinalkanalstenosen:
  - Meist durch Spondylarthrosen und alte Bandscheibenveränderungen verursacht. Bei langsamer Entstehung Anpassung des Körpers und oft nur geringe pseudoradikuläre Schmerzausstrahlung, fast nie Paresen.
  - Mit zunehmender lumbaler Spinalkanalstenose Entwicklung einer Claudicatio spinalis mit ausstrahlenden Schmerzen in die Beine, Verringerung der Gehstrecke, Besserung in Ruhe und bei Kyphosierung (durch Hinsetzen!)
  - Bei raschem Eintritt durch eine akute Bandscheibenverlagerung akute radikuläre Beschwerden und Paresen bis zur Blasen-Mastdarm-Störung

Degenerative Veränderungen der Wirbelsäule sind häufig, müssen aber keineswegs Beschwerden verursachen.

Schmerzen werden häufiger durch muskuläre Dysbalancen ausgelöst und aufrechterhalten.
In der Reha erfolgen Mobilisation, aktive und passive Detonisierung mit Massage, Wärme, Elektrotherapie, Muskelkräftigung, Ausdauertraining, Haltungs- und Koordinationsschulung, auch im Wasser, Gangschule, Vermittlung ergonomischer Bewegungsmuster bei Alltagstätigkeiten, Entspannungstraining, Schulungen der Rehabilitand*innen wie Rückenschule, Anleitung zu Gewichtsreduktion (Fehlstatik!) und einer bewegungsaktiven Lebensweise.

Red Flags

Spezifische akute Rückenschmerzen gehören zu den Alarmzeichen, sog. Red Flags, die sofortiges akutmedizinisches Handeln erfordern:

- Akuter Bandscheibenvorfall bzw. Spinalkanalstenose mit Paresen
- Entzündlicher Kreuzschmerz
- Osteoporose
- Fraktur
- Infektion
- Tumor
- Akutes Wirbelgleiten (Spondylolisthesis)

Chronischer unspezifischer Rückenschmerz

Die häufigsten Gründe für die Durchführung einer medizinischen Rehabilitation sind mit chronisch-unspezifischen Rückenschmerzen assoziiert. Häufig findet man auch degenerative Wirbelsäulenveränderungen, an die sich die Rehabilitand*innen dann geradezu „klammern", diese sind aber selten die Schmerzursache. Fehlhaltungen und segmentale Irritationen, Verkürzungen und muskuläre Dysbalance sind Folge, aber nicht Ursache des Problems und tragen zur weiteren Chronifizierung bei. Vorauseilende bildgebende Diagnostik und Immobilisierung sind eher kontraindiziert, denn sie verstärken das Gefühl der Rehabilitand*innen, somatisch sehr krank zu sein, und machen die Symptomatik chronischer.

- **Yellow Flags:** Psychosoziale Konfliktsituationen, oft kombiniert mit Bewegungsmangel oder unsachgemäßer sportlicher oder beruflicher Aktivität **(Black Flags)** mit Fehl- und Überbelastung (Durchhaltestrategien) oder unangemessener Schonung, sind Risikofaktoren für die Entwicklung chronischer Rückenschmerzen. Zusätzlich oder allein kommen subjektive berufliche Stress- und Problemlagen vor: **Blue Flags.** Dazu gehören berufliche Über- oder Unterforderung.
- Unangemessene somatische Diagnostik, aber auch invasive Therapien bis hin zur Operation können den unspezifischen Rückenschmerz verschlimmern.
- Patientenseitige Risikofaktoren sind Rauchen, Alkoholkonsum, Übergewicht, schlechte körperliche Kondition.

Praktisch bei jedem/r erwachsenen Rehabilitand*in sind degenerative Wirbelsäulenveränderungen zu finden. Diese richtig zu interpretieren und die Rehabilitand*innen über die Bedeutung der Befunde aufzuklären, sind wichtige fachärztliche Aufgaben. Spätestens in der Reha sollte diese Aufklärung erfolgen, möglichst aber direkt beim Auftreten der Beschwerden.

> **Orthopäd*innenspruch**
> Es gibt keine skelettgesunden Menschen, nur unvollständig Untersuchte!

Die sorgfältige Anamnese, gründliche schmerzmedizinische und klinische Untersuchung und weitere psychosoziale Diagnostik führen zur Diagnose.
Wesentliches Reha-Ziel ist die Entwicklung einer realistischen Sichtweise auf die Krankheit. Die Lösung von einer rein somatischen Fixierung mit unrealistischer Hoffnung auf rasche Schmerzfreiheit hilft, Enttäuschungen und weitere Chronifizierung zu vermeiden.
Besonders wichtig ist es, den Rehabilitand*innen zu vermitteln, dass ihre Schmerzen real sind, auch wenn die Ursachen anders als gedacht sind. Das wird vor allem im Rahmen der verhaltensmedizinisch orientierten orthopädischen Rehabilitation (VOR, → Kap. 28) vermittelt. Reha-Therapiestandards der gesetzlichen Rentenversicherung berücksichtigen die aktuellen Leitlinien, vor allem die Nationale Versorgungsleitlinie Nichtspezifischer Kreuzschmerz. In dieser Leitlinie werden erstmals ausdrücklich Reha-Maßnahmen in der VOR (→ Kap. 28) bzw. der MBOR (→ Kap. 27) bei dieser Indikation empfohlen.
Die Vermittlung eines rückengerechten bewegungsaktiven Lebensstils durch Sport- und Bewegungstherapie, in der Schmerzbewältigungsgruppe und in Entspannungsverfahren gehört mit psychosozialer Beratung zur Basistherapie in der Reha-Maßnahme.

Verletzungen der Wirbelsäule

Die häufigsten Wirbelsäulenverletzungen sind Wirbelfrakturen. Sie werden meist schnell operativ mit Versteifungen (Spondylodesen) mit oder ohne Wirbelkörperersatz versorgt. Bleibende Nerven- oder Rückenmarkschädigungen werden dadurch oft vermieden. Die Immobilisierungsphase ist entsprechend viel kürzer als bei der konservativen Therapie. Größere Fehlstatik oder Thrombosen als häufigste Komplikationen sind nach operativer Versorgung selten.
Die Rehabilitation vermittelt Stabilisation, Gangschule, Training der Aktivitäten des täglichen Lebens mit Wasch- und Anziehtraining.
Schwere Wirbelsäulenverletzungen mit Beteiligung des Rückenmarks werden in Abteilungen für Querschnittsgelähmte rehabilitiert. Hier stehen Gangschule, Ergotherapie, ggf. Sprach- und Sprechtherapie bzw. Rollstuhltraining und natürlich die psychische Stabilisierung und die Krankheitsbewältigung im Mittelpunkt. Geschah die Verletzung im Rahmen eines Suizidversuchs, ist die psychiatrische Stabilisierung Voraussetzung für die Durchführung der traumatologischen Reha.
Traumatische Bandscheidenschäden sind sehr selten, da Bandzerreißungen und Frakturen eher eintreten als der Riss einer intakten Bandscheibe.
Weitere wirbelsäulenbedingte Reha-Indikationen sind die operative Versorgung des Wirbelgleitens (Spondylolisthesis), Bandscheibenoperationen und Tumoren an der Wirbelsäule, meist Metastasen.

Chronisches reflektorisches Schmerzsyndrom (CRPS)

Das chronische reflektorische Schmerzsyndrom (CRPS), früher als Algodystrophie oder Morbus Sudeck bekannt, ist eine Fehlsteuerung eines meist posttraumatischen Schmerzsyndroms. Die Schmerzleitung bezieht fälschlich das sympathische Nervensystem mit ein, was zu neuropathischen Schmerzen und trophischen Störungen aller Gewebe bis zum Knochen führen kann (→ Abb. 36.3). Die Schmerzen sprechen auf Analgetika schlecht an, es entstehen oft erhebliche Funktionsstörungen durch Kontrakturen der Hand oder des Fußes. Charakteristisch sind Temperaturunterschiede zur Gegenseite, verändertes Nagel- und Haarwachstum und Sensibilitätsstörungen. Häufig stellt sich wie nach einem Schlaganfall ein Neglekt für die Körperregion ein: Sie gehört nicht mehr „dazu". Vorsichtige aktive Mobilisation, ggf. Lymphdrainagen und ergotherapeutische Spiegeltherapie finden unter psychosozialer Begleitung der Rehabilitand*innen in der Reha statt.

Fibromyalgie

Fibromyalgie ist ein chronisches, nichtentzündliches Schmerzsyndrom der Weichteile, in Verbindung mit Schlaf- und

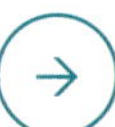

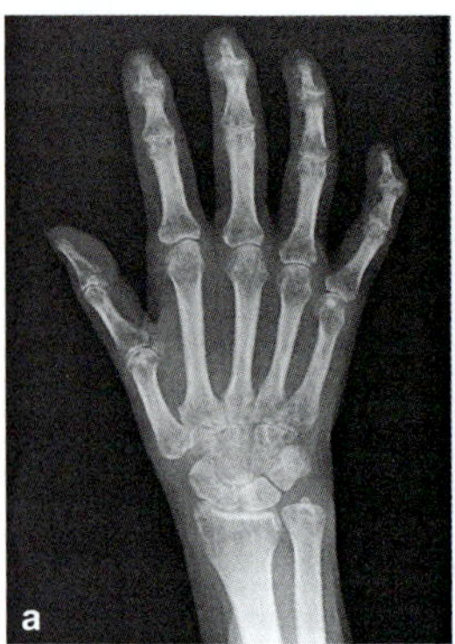

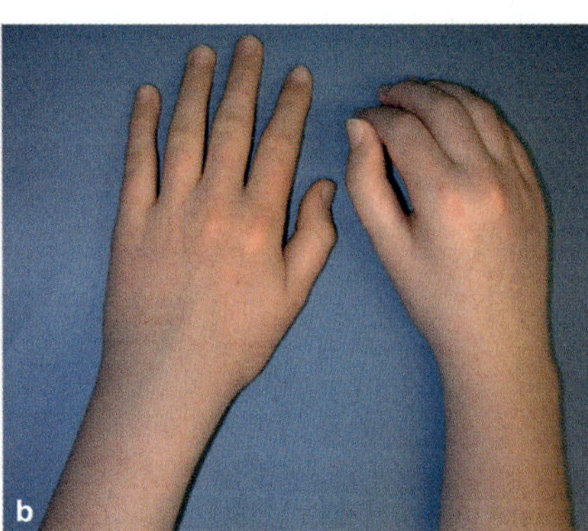

Abb. 36.3 CRPS Stadium II der rechten Hand: a) Das Röntgenbild zeigt die typische kleinfleckige Entkalkung des Handskeletts. b) Klinisch wird der Unterschied der erkrankten rechten Seite gegenüber der linken gesunden deutlich: Schwellung, Verfärbung, Glanz der Haut fallen ins Auge. Den Temperaturunterschied kann man gut tasten. [T584]

Verdauungsstörungen und Störungen der Stimmung. Die ehemals als charakteristisch beschriebenen Tender Points, schmerzhafte Druckpunkte über Sehnenansätzen, wurden mittlerweile relativiert. Viele Menschen würden dieses Thema in der Rheumatologie erwarten, manche auch in der Psychosomatik. Die Zeiten der „Glaubensfrage“ Fibromyalgie sollten vorbei sein. Man weiß heute, dass es sich um Veränderungen des neuroendokrinen Systems im Gehirn handelt. Risikofaktor für dieses chronische Schmerzsyndrom ist z. B. eine Traumatisierung unterschiedlicher Art in der Kindheit. Entscheidend für einen Behandlungserfolg ist die Wahrnehmung als Erkrankung mit biopsychosozialem Hintergrund. Die Behandlung ist die eines chronischen Schmerzsyndroms. Akzeptanz, aktivierende selbstbestimmte Bewegung im Alltag, Schmerzbewältigungsgruppe und stützende psychologische Begleitung und Entspannungstraining sind wesentlich.

Koxarthrose

Sie ist in der alternden Bevölkerung eine sehr häufige Indikation zur Versorgung mit einer Totalendoprothese. Menschen mit Hüftgelenksdysplasien, der häufigsten menschlichen Skelettfehlbildung, erhielten in der Zeit vor der Routine-Ultraschalluntersuchung der Säuglingshüfte mangels Diagnosestellung im Säuglingsalter keine adäquate Therapie (meist mit der Spreizhose) und entwickelten frühe Koxarthrosen. Diese werden oft minimalinvasiv mit Kurzschaftprothesen versorgt (→ Abb. 36.4, → Abb. 36.5). Aber auch bei geringerem Operationstrauma ist die Rehabilitation notwendig: Meist sind erhebliche Kontrakturen, Fehlstellung und Gangstörungen eingetreten. Diese verschwinden durch die Implantation der Endoprothese nicht einfach, sondern benötigen intensive Physiotherapie. Für Gonarthrosen trifft dies ähnlich zu. Zur Reha gehören auch die Gangschulung auf Treppen und anderen komplexen Untergründen und die Schulung zur Luxationsprophylaxe. Vollbelastung wird in den meisten Fällen von den Operateur*innen freigegeben. Ein Reha-Therapiestandard und Curricula zur Endoprothesenschulung gewährleisten eine systematische gute Qualität der Reha-Versorgung.

Femurfrakturen

Femurfrakturen betreffen vor allem ältere Menschen: Schenkelhalsfrakturen entstehen oft durch Unsicherheit und daraus folgende Stürze, bei Sehstörungen, Schwindel, auch bei durch Polypharmazie bedingten Störungen der Vigilanz. Die Versorgung erfolgt meist mit Totalendoprothese oder primär stabiler Nagelung.
Femurschaftfrakturen sind häufig bei Osteoporose mit Bisphosphonattherapie zu finden. Plattenosteosynthesen oder Ender-Nägel dienen zur Stabilisierung.
Kniegelenksnahe periprothetische Frakturen bei liegender Knietotalendoprothese sind auch häufig bei sehr alten Menschen mit Osteoporose zu finden.
Der Reha-Therapiebedarf hat große Überschneidungen mit der Geriatrie. Die Nachbehandlungsvorgaben der Operateur*innen sind unbedingt einzuhalten. Im Verlauf ist vor Aufbelastung eine Röntgenkontrolle notwendig. Thromboembolie- und Pneumonieprophylaxe sind wichtige Bestandteile der Nachbehandlung. Lymphdrainagen unterstützen die Rückbildung postoperativer Ödeme. Außerdem spielt ergotherapeutisches Alltagstraining eine große Rolle. Im Sozialdienst muss die Möglichkeit der weiteren häuslichen Versorgung geklärt werden. Diese ist oft im bisherigen Umfeld nicht mehr möglich. Besonders dramatisch wird die Situation, wenn keine Direktverlegung aus dem Akutkrankenhaus in die Reha-Einrichtung möglich ist. Dann springt oft die Kurzzeitpflege ein, in der aber keine adäquate Mobilisation geleistet werden kann. Die Folgen für die Betroffenen sind entsprechend schwierig.
Der Barthel-Index hilft, Reha-Fähigkeit zu erkennen und die passende Einrichtung auszusuchen (→ Kap. 5). Sturzprophylaxe und Alltagsbewältigung stehen meist im Vordergrund der Reha.

Traumatische und degenerative Kniegelenksläsionen

Sie werden häufig operativ mit Endoprothesen, Osteosynthesen oder, bei Kreuzbandrupturen, mit Bandplastiken versorgt. Es besteht ausgeprägter Reha-Bedarf.

Abb. 36.4 Röntgenbild des rechten Hüftgelenks: Koxarthrose rechts mit verschmälertem Gelenkspalt, Verformung und Zysten im Hüftkopf [M332]

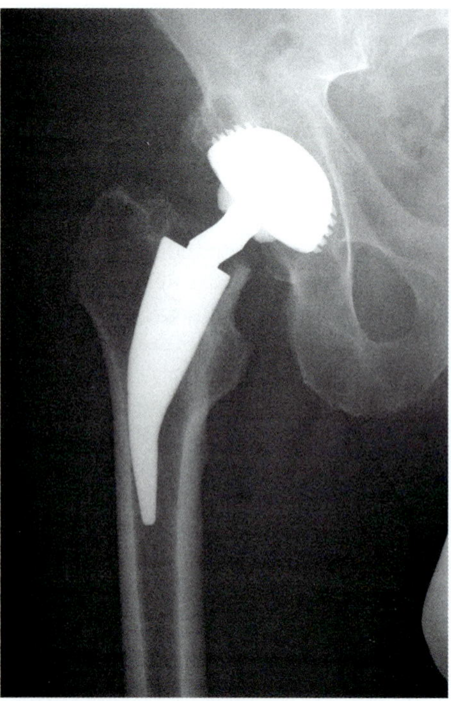

Abb. 36.5 Röntgenbild des linken Hüftgelenks: Es handelt sich um eine zementfreie Kurzschafttotalendoprothese. [M332]

Wichtig sind auch hier die Vorgaben zu Nachbehandlung und Belastungsaufbau durch die Operateur*innen. Vor allem bei Bandplastiken ist die vorgegebene Einschränkung des Bewegungs- und Belastungsausmaßes bei der Mobilisation wesentlich für die Prognose und den Erhalt des Operationsergebnisses.
Die Reha-Maßnahmen sind ähnlich wie bei den Hüftendoprothesen. Luxationen spielen eine geringe Rolle.

Frakturen und Endoprothesen der oberen Extremität

Rehabilitand*innen mit Osteosynthesen der oberen Extremitäten und Schulterendoprothesen erhalten in der Reha intensive Physio- und Ergotherapie, entsprechend den Nachbehandlungsvorgaben der Operateur*innen. Die Luxationsgefahr bei Schulterendoprothesen ist zu beachten. Training der Aktivitäten des täglichen Lebens (ADL), aber auch berufsbezogene Anleitung sind erforderlich. Ergo- und Physiotherapie wirken dabei zusammen. Die Schulter-Motorbewegungsschiene unterstützt schonend mit genauer Einstellung der Bewegungsausmaße die Mobilisation und hilft, Kontrakturen zu verhindern oder zu bessern.

Diabetisches Fußsyndrom

Die verschiedenen Typen des Diabetes mellitus führen zu Mikroangiopathien vor allem an den Füßen. Zusätzlich entstehen u. a. sensible Neuropathien. Die Betroffenen merken dann den Druck des Schuhs nicht und bekommen Hautläsionen, die schlecht heilen, sich infizieren und zu Nekrosen führen. Das ist die häufigste Ursache für nichttraumatische Amputationen am Fuß und Bein. Aufgabe der Rehabilitation ist die Verhinderung solcher Läsionen durch Schulung und Ergotherapie.
Ist die Läsion bereits eingetreten, stehen Hautpflege und Wundmanagement im Zentrum.
In jedem Fall ist die Versorgung mit besonderen Schuhen, auch als Konfektionsschuhwerk, und mit orthopädischen Einlagen und Schuhzurichtungen sinnvoll. Ihr Gebrauch wird angeleitet und geübt.

Amputationen der unteren Extremitäten

Nach Folgen des Diabetes mellitus ist die periphere arterielle Verschlusskrankheit (pAVK) die häufigste nichttraumatische Indikation zur Amputation.

- Bei der Versorgung mit Prothesen, Prothesenschulung, Stumpfformung und -abhärtung, Sensibilitätstraining und anderen ergotherapeutischen Maßnahmen ist zu beachten, dass Diabetiker und pAVK-Rehabilitand*innen oft multimorbid und in einem schlechten Allgemeinzustand sind.
- Jüngere Traumarehabilitand*innen sind hingegen oft sehr fit zum Zeitpunkt ihres Unfalls (z. B. bei Sport- oder Motorradunfällen) und müssen anders in der Reha gefordert werden als ältere Menschen mit Sturzfolgen.
- Alle Rehabilitand*innen mit Amputationen sind in der Regel psychisch belastet. Ihre Lebensplanung und ihr Bedarf an die Wohnsituation, Umfeld und Alltag haben sich in kurzer Zeit verändert. Die Reha leistet psychosoziale Unterstützung.
- Häufig benötigen Betroffene im erwerbsfähigen Alter berufliche Reha-Maßnahmen.

Polytrauma

Rehabilitand*innen nach Polytrauma benötigen intensive Früh-Reha-Maßnahmen (→ Kap. 29), entsprechend der neurologischen Rehabilitation. Häufig sind zusätzlich zur traumatologischen Reha weitere Fachgebiete erforderlich.
Brandverletzungen, multiple Osteosynthesen, ein liegender Fixateur externe stellen hohe Anforderungen an Pflege und alle Professionen der Reha-Einrichtung. Oft dauert die Maßnahme sehr viel länger als die konventionelle orthopädische Reha.
Die interprofessionelle Zusammenarbeit ist besonders intensiv erforderlich. Auch hier steht zusätzlich zum Alltagstraining und der Mobilisation die psychosoziale Begleitung im Hinblick auf die Rückkehr in Alltag und Beruf im Vordergrund.
Die Anbindung an ein Akut-Traumazentrum ist sehr sinnvoll.

Zusammenfassung

- Orthopädisch-unfallchirurgische Reha-Maßnahmen stellen den größten Anteil der Reha-Indikationen dar.
- In dieser Indikation ist der chronisch-unspezifische Rückenschmerz am häufigsten vertreten. Dabei spielen psychosoziale Faktoren als Risikofaktoren eine wichtige Rolle. Man spricht von Yellow, Blue und Black Flags. Im Gegensatz dazu stehen die akuten, unmittelbar abklärungsbedürftigen Rückenschmerzen, deren mögliche Ursachen als Red Flags bezeichnet werden.
- Weitere wichtige Krankheitsbilder sind mit Endoprothesen oder Osteosynthesen versorgte arthrotische oder traumatische Hüft- und Kniegelenksläsionen bzw. Läsionen der Wirbelsäule.
- Auch Amputationen und Folgen von Polytraumata werden in dieser Indikation in komplexen Programmen rehabilitiert.

→ 37 Rheumatologische Rehabilitation

Entzündlich-rheumatische Erkrankungen sind systemische Autoimmunerkrankungen, häufig mit genetischer Disposition, oft mit einem schubweisen Verlauf. Sie betreffen charakteristische Körperregionen und Organsysteme. Einschränkungen der beruflichen und sozialen Teilhabe sind trotz der modernen medikamentösen Möglichkeiten sehr häufig und eine wesentliche Indikation für die Durchführung von medizinischer Rehabilitation.
Aufgrund des teilweise schleichenden Beginns und Verlaufs und uncharakteristischen Laborwerten bei Routineuntersuchungen wird die Diagnose oft erst nach Jahren gestellt. Die spezifische medikamentöse Therapie zur Verminderung der Entzündung und zur Modifikation des Krankheitsverlaufs wird dann verspätet eingeleitet. Dadurch verschlechtert sich die Prognose: Oft sind bereits irreversible Gelenk- und andere Organschäden eingetreten.
Fachrheumatologische Diagnostik und Therapie sind für viele Betroffene kaum verfügbar, die Wartezeiten lang und die Praxen mit Menschen mit chronischen Schmerzen ohne entzündliche Ursache „blockiert".
Daher werden die spezifischen therapeutischen Möglichkeiten dann nicht oder verspätet eingesetzt. Entsprechend hoch sind die Anforderungen an die Rehabilitation.

Indikationen

An dieser Stelle werden wesentliche häufige Indikationen zur Durchführung einer medizinischen Rehabilitation genannt. Natürlich werden auch Rehabilitand*innen mit weiteren rheumatischen Erkrankungen rehabilitiert.

- Rheumatoide Arthritis
- Ankylosierende Spondylarthropathie/ Morbus Bechterew
- Arthritis psoriatica
- Systemischer Lupus erythematodes

Interventionen

- Diagnostik der aktuellen Krankheitsphase (Entzündungsaktivität klinisch und in den Laborwerten sowie gelenksonographfisch) und der Funktionseinschränkungen mit spezifischen Assessments (z. B. Disease Activity Score DAS, Visuelle Analogskala VAS zum Schmerz, Fragebögen zur Stimmungslage wie HADS, BDI, PHQ-4, Fragebögen zur beruflichen Lage wie SIMBO, → Kap. 5)
- Klärung der medikamentösen Einstellung und ggf. Modifikation in Abstimmung mit den behandelnden Rheumatolog*innen
- Bewegungstherapie:
  - Strukturierte Übungsprogramme zum Erhalt oder der Wiederherstellung von Muskel- und Gelenkfunktionen, Kraftausdauertraining für die kardiopulmonale Fitness, Körpergefühl und Koordination
  - Trocken- und Wassergymnastik, Solebewegungsbäder
  - Training von beruflichen und Alltagsaktivitäten nach individuellem Bedarf, ggf. gerontorheumatologische Maßnahmen
  - Berücksichtigung von extraartikulären Manifestationen
  - Die Therapie zeigt positive Effekte auf Wohlbefinden, Stimmungslage und Krankheitsbewältigung.
- Physikalische Therapie und Physiotherapie:
  - Dehnungen, Kontrakturprophylaxe, lokale und Ganzkörperkryotherapie, Elektrotherapie, Ultraschalltherapie
  - Bäder, z. B. mit schwefelhaltiger Sole
- Ergotherapie:
  - Funktionelles Training, z. B. Bad-, Haushalts-, Essens-, Anziehtraining
  - Schienenversorgung, Hilfsmitteltraining und Gelenkschutz
- Psychologische Betreuung:
  - Einzel- und Gruppenberatung zur psychischen Stabilisierung, Krankheitsbewältigung, Fatigue und Schmerzbewältigung
  - Entspannungstraining
- Rehabilitand*innen-Schulungen in krankheitsspezifischen strukturierten Programmen
- Medizinisch-berufliche Orientierung und Sozialberatung
- Ernährungsberatung: Für eine krankheitsspezifische antiinflammatorische Diät gibt es bisher keine Evidenz.

Häufige Krankheitsbilder

Rheumatoide Arthritis

Die rheumatoide Arthritis ist eine häufige (ca. 1 % der Bevölkerung) systemische Autoimmunerkrankung mit genetischer Prädisposition und schubweisem Verlauf. Sie kann seropositiv oder seronegativ sein.
Häufigste Manifestationsform ist die Arthritis, vor allem an den Fingergrund- und -mittelgelenken, Handgelenken und den Zehengrundgelenken. Eine nur teilweise unterdrückte Entzündungsaktivität kann zu fortlaufenden Schädigungen und fortschreitenden Funktionseinschränkungen führen.

Reha-relevante Phasen der Manifestation

- **Phase der akuten Gelenkinflammation** mit Synovialhyperplasie und Gelenkerguss, Bursitis, Tendovaginitis und Osteitis, beginnend auch Osteoporose, Knorpel-, Muskel- und Sehnenatrophie
- **Postinflammatorische Phase** mit verstärkter Ausprägung der genannten, meist reversiblen sekundären Veränderungen. Gute Wirkung von Reha-Maßnahmen.
- **Erosiv-destruktive Phase** mit knöchernen Erosionen, Knorpel- und Sehnenschäden, osteoporotischen Frakturen. Reversibilität ist kaum gegeben. Reha kann Funktionsstörungen deutlich bessern (→ Abb. 37.1).
- Weitere betroffene Organsysteme: ZNS, Augen, Haut, Lunge, Blut, Muskulatur, Herz, Gefäßsystem, Nieren, Milz, exokrine Drüsen
- Assoziiert mit der Entzündungsaktivität: Fatigue, Schmerz, Despression, Ängste

Dieser Symptomkomplex ist bedeutsam für den Reha-Prozess. Die Reha dient vor allem dem Management der Erkrankung.
Im Rahmen des multimodalen Reha-Programms spielen auch psychoedukative Therapieansätze eine wichtige Rolle. Die Reha geht auf alle oben beschriebenen beteiligten Organsysteme und Symptome ein. Therapie in der Kältekammer, kalte oder warme Moorbäder und Packungen oder Schwefelbäder ergänzen die auf die Verbesserung der Alltagsaktivität ausgerichtete Reha-Therapie.

Ankylosierende Spondarthropathie

Zur ankylosierenden Spondarthropathie (früher Morbus Bechterew) gehören:

- Andauernder (über 3 Monate) entzündlicher Rückenschmerz: Nachtschmerz, Morgensteifigkeit, Besserung nicht durch Ruhe, sondern durch Bewegung
- ISG-Beteiligung als Sakroileitis, typische Röntgenveränderungen: Kastenwirbel, Längsbandverknöcherungen und Perlschnurveränderungen am ISG
- Wirbelsäuleneinsteifung
- Thoraxsteifigkeit: gemessen mit der Thoraxexkursion beim Einatmen, alters-, größen- und geschlechtsabhängig (→ Abb. 5.1)
- Enthesiopathien: Sehnenansatzentzündungen
- Erschöpfung
- Uveitis anterior, Iritis
- Entzündungszeichen in den Laborwerten
- HLA-B27 als Merkmal zeigt die erhöhte Disposition zur Entwicklung eine Spondarthropathie, dient aber nicht zur Diagnose!
- Alter bei Beginn unter 40 Jahre

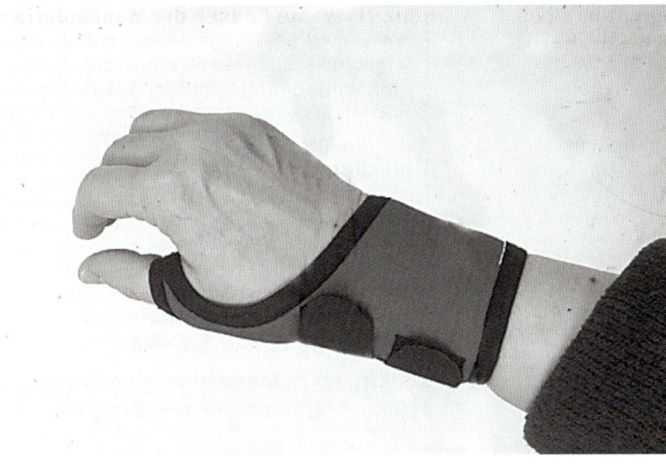

Abb. 37.1 Daumenorthese zur Stabilisierung: Finger- und Handorthesen werden nur getragen, wenn sie bei Alltagstätigkeiten kaum stören. Sonst werden sie allenfalls als Nachtschienen genutzt. [M245]

Beispiel aus der Praxis
Die Autorin lernte auf einer Veranstaltung der örtlichen Bechterew-Selbsthilfegruppe eine 65-jährige Dame und ihren 38-jährigen Sohn kennen. Der Sohn litt jahrelang unter heftigen chronischen nächtlichen Rückenschmerzen, bis ein entzündlicher Rückenschmerz mit bereits mäßiger Einsteifung der Wirbelsäule festgestellt wurde. Das war erst aufgefallen, als ein Augenarzt eine rezidivierende Iritis festgestellt und eine rheumatologische Konsiliaruntersuchung veranlasst hatte. Bei Vorliegen einer HLA-B27-positiven ankylosierenden Spondylarthropathie kam es nach medikamentöser Einstellung mit einem modernen Antikörperblocker (Biologikum), medizinischer Rehabilitation mit Bechterew-Schulung und regelmäßigem Bewegungstraining in der Selbsthilfegruppe zu einer klinischen Remission und anhaltender Arbeitsfähigkeit als Elektriker. Die Mutter verfolgte diese Entwicklung und vermutete bei sich selbst dieselbe Erkrankung bei Rückenproblemen ohne Diagnosestellung seit Jahrzehnten. Das wurde rheumatologisch bestätigt und eine spezifische Therapie eingeleitet.

Typischerweise dauert die Diagnosestellung oft Jahre. Bei Frauen wird die Diagnose meist noch später gestellt, weil der klinische Verlauf oft noch weniger charakteristisch ist.
In der Rehabilitation werden vor allem bewegungstherapeutische und edukative Methoden eingesetzt. Auch psychologische Unterstützung ist häufig notwendig, da bei dem sehr schmerzhaften langjährigen Verlauf bis zur Diagnosestellung und Einleitung der krankheitsmodifizierenden medikamentösen Therapie oft chronische psychische Belastungen eingetreten sind.
Auch heute gilt weiter der Spruch der Selbsthilfegruppen:

Bechterewler*innen brauchen Bewegung: „BBB“!

Auch mit modernen Therapien ist die Einsteifung der Wirbelsäule nicht immer vermeidbar. Durch gezieltes Training mit Wirbelsäulenaufrichtung kann zumindest die früher so charakteristische Totalkyphose der gesamten Wirbelsäule verhindert werden. Die Wirbelsäule steift dann in aufrechter Haltung ein, was für die Alltagsfunktion extrem bedeutsam ist. Natürlich ist eine solche Fehlstellung auch sehr stigmatisierend.

Mit einer Totalkyphose kann man u. a. keine Anzeigetafeln auf Bahnhöfen und Flughäfen lesen oder Geprächspartner*innen nicht ins Gesicht schauen!

Als besonderes, nur an wenigen Orten verfügbares Heilmittel wird Reha-Therapie im Radon-Stollen eingesetzt. Radon ist ein schwach radioaktives Gas, das aus dem Erdboden kommt. Es wirkt entzündungshemmend.

Psoriasis-Arthropathie

Die Arthritis psoriatica kann den Hautveränderungen um Jahre vorausgehen oder viel später auftreten. Bis zu 30 % der Menschen mit Psoriasis bekommen eine Gelenkbeteiligung. Die Gelenksymptomatik ist meist mono- oder oligoartikulär, typisch ist der Strahlbefall: Daktylitis, „Wurstfinger“. Zusätzliche entzündliche Darmveränderungen kommen vor.
Die Reha-Therapie ist der der rheumatoiden Arthritis ähnlich. Ergänzend erfolgt eine Behandlung der Haut (→ Kap. 38), z. B. Solephototherapie.

Andere Arthropathien

An dieser Stelle können nur einige Erkrankungen genannt werden, die zu Arthropathien führen und rehabilitativ behandelt werden:
- Enteropathische Arthritiden: z. B. bei Morbus Crohn
- Vaskulitiden: z. B. bei Morbus Behçet
- Kollagenosen: Systemischer Lupus erythematodes, Sklerodermie
- Die degenerativen Gelenk- und Wirbelsäulenerkrankungen werden meist in der orthopädischen Rehabilitation behandelt und dort besprochen (→ Kap 36).

Andere systemische rheumatologische Erkrankungen werden hauptsächlich wegen der spezifischen Organmanifestationen in den entsprechenden Reha-Einrichtungen rehabilitiert.

Zusammenfassung

- Rheumatische Erkrankungen sind chronisch-systemische Erkrankungen mit artikulären und extraartikulären Manifestationen. Sie bedürfen umfassender medikamentöser und nichtmedikamentöser Behandlung.
- Insbesondere die Reha-medizinische Diagnostik zur Entzündungsaktivität und strukturellen und Funktionsstörungen gibt die individuelle Ausrichtung der Reha-Maßnahmen vor.
- Der Therapieansatz ist multimodular im interprofessionellen Team.
- Neben bewegungs-, physio- und ergotherapeutischen Maßnahmen sind insbesondere strukturierte edukative und psychoedukative Ansätze bedeutsam.
- Anhaltende hohe Einschränkungen der sozialen und beruflichen Teilhabe sind auch bei modernen medikamentösen Therapieansätzen weiterhin eine große Herausforderung an die Reha.

Dermatologische Rehabilitation

Die oft auffällige Sichtbarkeit von Hautkrankheiten kann große psychosoziale Belastungen verursachen, denn sie ist häufig mit Aufmerksamkeit bis hin zu Abscheu, Stigmatisierung und Ausgrenzung verbunden. Das hat Auswirkungen auf das Selbstbild der Betroffenen, u. a. auf Partnerschaft, Sexualität und Berufswahl. Daher ist die Wiederherstellung der Hautstruktur ein Schwerpunkt der Akutdermatologie, in der Reha steht hingegen der psychosoziale Aspekt im Vordergrund. Ängste vor Rezidiven oder vor sozialer Ablehnung bestehen auch nach Remission oft weiter. Dabei sind psychologische Unterstützung und psychoedukative Module in der Therapie erforderlich. Dermatologische Reha ist multimodal, um den verschiedenen Ebenen der funktionalen Gesundheit und der Teilhabeeinschränkungen gerecht zu werden.
Die WHO hat die Psoriasis als eine bedeutende globale Dermatose und besonders unterstützenswerte Krankheit eingeschätzt.

Indikationen

- Problematische Krankheitsverläufe
- Vorliegen wesentlicher Komorbiditäten einer Hautkrankheit, z. B. bei Psoriasis
- Nicht erreichte Stabilisierung unter ambulanter oder akutstationärer Therapie
- Schwierigkeiten mit der Behandlungsadhärenz
- Bedeutsame Einschränkungen von Aktivitäten und Teilhabe mit Gefährdung der Erwerbsfähigkeit
- Durch den zunehmenden Einsatz von Biologika in der ambulanten Therapie der Psoriasis und zunehmend auch bei atopischer Dermatitis in der Akutdermatologie kommen weniger Rehabilitand*innen mit diesen Diagnosen in stationäre Behandlung und auch in die Reha.

Häufige Krankheitsbilder

Berufsdermatosen

Bei Hautbelastungen, vor allem der Hände, wie Handekzem und Schuppenflechte, im beruflichen Kontext, z. B. bei Gesundheitsberufen und im Metallhandwerk, spricht man von Berufsdermatosen. Die Hautbarrierefunktion ist gestört.
Externe Faktoren bewirken eine Auslösung oder Verschlechterung der Dermatose. Prädestinierend ist die Einwirkung u. a. von Feuchtarbeit, Kühl- und Schmiermitteln, ätherischen Ölen. Beispiele sind das kumulativ-toxische und das allergische Handekzem. Sekundärprävention ist eine wichtige Aufgabe in allen Behandlungsbereichen.

> Die gesetzliche Unfallversicherung regt Schutzmaßnahmen an, die der Entstehung von Berufskrankheiten vorbeugen:
> - Individuelle Schutzausrüstung
> - Ambulante dermatologische Betreuung
> - Hautschutzseminare

Ein Drittel der Verdachtsfälle auf eine Berufskrankheit sind Hauterkrankungen. Durch die dermatologische Rehabilitation werden Betroffene mit entzündlichen Berufsdermatosen im hohen Prozentsatz (97,2 % 2018) wieder beruflich integriert. Die medizinisch-beruflich orientierte Rehabilitation (MBOR, → Kap. 27) spielt eine große Rolle in der dermatologischen Rehabilitation.

Interventionen

Die Reha-Dauer beträgt durchschnittlich etwa 3 Wochen.

- Schulungen zu Hautschutz und -pflege
- Balneo-Fototherapie
- Klimatherapie (Reizklima am Meer oder im Hochgebirge)
- Erlernen eines Entspannungsverfahrens
- Körperliche Aktivierung und Physiotherapie
- Förderung eines gesunden Lebensstils: Ernährungsumstellung, Raucherentwöhnung, Umgang mit Alkohol
- Psychologisches Screening, Beratung und Seminare
- Beratung und Verhaltenstraining, z. B. zur Unterbrechung des Juckreiz-Kratz-Zirkels
- Sozialberatung

Dermatoonkologie

Maligne Hauterkrankungen nehmen zu, davon sind 10 % maligne Melanome. Bei invasiven Hauttumoren besteht ein Rechtsanspruch auf die Durchführung einer dermatologischen Anschlussheilbehandlung (AHB). Bei schwieriger Krankheitsverarbeitung, z. B. bei einer Anpassungsstörung, kann eine AHB auch bei oberflächlichen nichtinvasiven (In-situ-)Tumoren erfolgen. Die dermatologisch-onkologische AHB wird relativ wenig genutzt, sodass von einem zu schwierigen Zugang dazu auszugehen ist.
Bei einer postoperativ ausgerichteten Versorgung ist die dermatologische Rehabilitation sinnvoll: Wundversorgung, Physiotherapie und Immuntherapie werden hier durchgeführt.

> Die onkologische Reha-Maßnahme stellt die Krankheitsverarbeitung in den Vordergrund mit Psychoedukation, Sozialberatung, Entspannungsverfahren, psychologischer und ärztlicher Beratung.

Die psychosomatisch-dermatologische Reha-Maßnahme ist für Rehabilitand*innen mit psychischer Komorbidität, überwiegend Depression und Angsterkrankungen, im Zusammenhang mit ihrer Hautkrebserkrankung indiziert.

Atopische Dermatitis und Neurodermitis

Für Entstehung und Aufrechterhaltung der atopischen Dermatitis sind genetische, immunologische Veränderungen, auch des Mikrobioms der Haut, und verschiedene Triggerfaktoren wie psychosozialer Stress verantwortlich (→ Abb. 38.1).
Nach Leitlinie erfolgen die Diagnostik und Therapie nach einem Stufenschema:

- Atopische Disposition, auch in der Familie
- Allergien und Unverträglichkeiten (Kontakt, aerogen, Nahrungsmittel)
- Psychosoziale Belastungsfaktoren
- Berufliche Exposition

Therapie:

- Basispflege
- Externe oder interne entzündungshemmende Präparate
- UV-Therapie
- Spezifisches Schulungsprogramm zur Förderung des Krankheitsmanagements
- Entspannungstherapie
- Psychologische Beratung
- Psychotherapie bei psychischen Komorbiditäten oder wesentlichen psychosozialen Triggern
- Ernährungsberatung
- Klimatherapie

Ein direkter Zusammenhang zwischen Arbeitsunfähigkeitszeiten, Pruritus und Schlafdefiziten ist nachgewiesen.
Bereits Kleinkinder sind betroffen und benötigen spezielle Reha-Maßnahmen (→ Kap. 43).

Psoriasis

Die Schuppenflechte ist eine häufige und chronisch-rezidivierende Erkrankung mit möglicher erheblicher Beeinträchtigung der Lebensqualität durch Juckreiz und Stigmatisierung. Etwa 2 % der Bevölkerung sind betroffen.
Es ist eine chronische systemische Entzündung mit hoher Komorbidität:

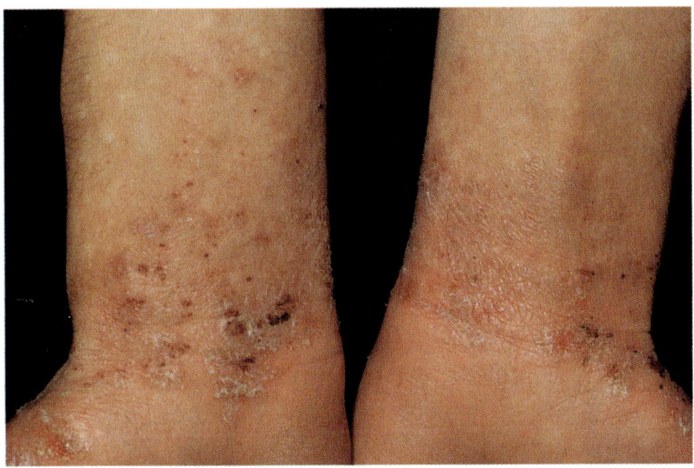

Abb. 38.1 Atopisches Ekzem: Durch Atopien, Allergien und psychosomatische Vorgänge kommt es zu starkem Juckreiz und typischen Hautveränderungen wie Erythem, Papeln, Schuppung, Krusten- und Bläschenbildung. Hier ist die betroffene Haut an der Innenseite der Unterarme und der Übergang zu den Handflächen zu sehen. [M174]

- Bei 25 % kommt es zur Psoriasisarthritis (meist asymmetrische Oligoarthritis). Diese kann bereits vor den ersten Hauterscheinungen auftreten.
- Weitere Komorbiditäten: kardiovaskuläre Erkrankungen, Diabetes mellitus, Adipositas, Schlafapnoesyndrom, Depression bis zur Suizidalität.
- Auch ein geringer Befall im Genitalbereich und der Juckreiz können sehr belastend sein.

Vor allem die Komorbiditäten stellen die Indikation zu Durchführung einer dermatologischen Reha-Maßnahme dar.

Psoriasis und andere entzündliche Hauterkrankungen sind häufig durch Stress getriggert. Durch Biologika können weitgehende Remissionen erreicht werden (fast 100 % erscheinungsfreie Körperoberfläche). Dabei sind die hohen Therapiekosten mit bis zu 20.000 Euro pro Jahr zu beachten.
So erfreulich die Remissionen durch Biologika sind, sie führen zur Vernachlässigung verhaltensmedizinischer Aspekte und aktivierender Schulungen, sodass die Betroffenen in eine eher passive Rolle geraten und wenig Selbstwirksamkeit erfahren und erlernen.

Die Aktivierung und Anleitung zur Lebensstiländerung mit Ernährungsumstellung und Motivierung zur Therapieadhärenz führt zu einem verbesserten Ansprechen auf die Therapie. Die Teilnahme an Selbsthilfegruppen unterstützt die Langzeitergebnisse.

Psychosomatisch-dermatologische Rehabilitation

Diese Reha-Form integriert dermatologische und psychosomatisch-psychotherapeutische Therapiemodule (→ Kap. 26). Die Dauer ist mit 40 Tagen deutlich länger als die rein somatische Reha-Form. Vor allem Rehabilitand*innen mit Psoriasis oder atopischer Dermatitis/Neurodermitis zeigen diesen Reha-Bedarf. Weitere Indikationen sind: Alopecia areata, Lichen ruber, Acne inversa, chronisch-rezidivierende Urtikaria

> Alle betreffenden Krankheitsbilder haben gemeinsam, dass eine hohe immunologische Beteiligung besteht. Man spricht von der **Psycho-Neuro-Immunologie.**

Ausschlaggebend ist das Vorliegen einer psychischen Erkrankung oder Belastung mit Auswirkungen auf die funktionale Gesundheit und Bedarf an einer komplexen multimodalen Reha-Therapie.

Zusammenfassung

- Hauptsächliche Indikationen der dermatologischen Rehabilitation sind Psoriasis und atopische Dermatitis/Neurodermitis mit ihren Komorbiditäten. Zunehmend kommen auch maligne Melanome hinzu.
- Beide Indikationen haben häufig eine psycho-immunologische Komponente, die eine psychosomatisch-dermatologische Rehabilitation mit komplexer multimodaler Therapie erforderlich machen kann.
- Trotz großer Remissionsraten durch Biologika ist der edukative und aktivierende Ansatz der medizinischen Rehabilitation weiter für Langzeiterfolge bedeutend.
- Ein weiterer Schwerpunkt sind die berufsassoziierten Hauterkrankungen.

→ 39 Rehabilitation nach COVID-19

COVID-19 führt bei allen Schweregraden der akuten Krankheitsphase bei einem Teil der Betroffenen zu fortbestehenden gesundheitlichen Funktionsstörungen.

- Von **Long-COVID** spricht man, wenn nach 4 Wochen nach der Infektion noch klinisch relevante Symptome fortbestehen.
- Von **Post-COVID** spricht man, wenn diese nach 12 Wochen noch fortbestehen.
- Die vielfältigen **Gesundheitsfolgen** können sich mit einem pneumologischen, neurologischen, kardiologischen oder psychischen Schwerpunkt manifestieren.

Sind alltags- und berufsrelevante Funktionseinschränkungen bereits initial stark ausgeprägt, oder lassen sie sich durch ambulante Therapie nicht ausreichend bessern, sind Leistungen der medizinischen Rehabilitation indiziert.
Diese sollten entsprechend dem Schwerpunkt der klinischen Symptomatik in der jeweiligen Indikation erfolgen. Aufgrund der Komplexität des Krankheitsbildes sind eine gute interdisziplinäre Kommunikation und Kooperation erforderlich.

Folgen der COVID-19-Erkrankung

Bei schweren und schwersten Verläufen erfolgen erste rehabilitative Maßnahmen bereits auf der Intensivstation und als Frührehabilitationsbehandlung (→ Kap. 29). Aufgrund von schweren Organschädigungen ist zur Wiedererlangung von Alltags- und beruflicher Leistungsfähigkeit die Durchführung eine Anschlussrehabilitation notwendig.
Auch Menschen mit zunächst relativ mildem Verlauf der Infektionskrankheit erfahren im weiteren Verlauf häufig eine Persistenz oder Verschlimmerung ihrer Einschränkungen. 80 % der SARS-CoV-2-Infizierten gaben eines oder mehrere Langzeitsymptome an:

- 58 % Fatigue
- 44 % Kopfschmerzen
- 27 % Aufmerksamkeitsdefizite
- Außerdem Haarausfall
- Dyspnoe
- Geschmacksverlust
- Anosmie
- Husten
- Schmerzen und Beklemmungen im Brustbereich
- Gedächtnisstörungen
- Vermehrte Ängste
- Depressivität

Nach 6 Monaten hatten 54 % noch mindestens ein Langzeitsymptom.
Für die zielgerichtete Einleitung der Therapie ist die fachärztliche Objektivierung notwendig.

Besonderheiten der Rehabilitation in der COVID-19-Pandemie

Abstands- und Kontaktreduktionsregeln sind in der Reha kaum konsequent umsetzbar: Einsatz von Gruppentherapien und Einzeltherapien mit unvermeidbar engem Kontakt zwischen Rehabilitand*innen und Therapeut*innen, Essen im Speisesaal und die häufig nicht stationsgebundene Organisation in Reha-Einrichtungen.
Das Aussetzen von medizinischen Reha-Maßnahmen und Anschlussheilbehandlungen von Non-COVID-Rehabilitand*innen hatte nicht nur erhebliche wirtschaftliche Folgen für die Einrichtungen, sondern auch gravierende medizinische und sozialmedizinische Nebenwirkungen für die Rehabilitand*innen: Eine erforderliche, aber nicht durchgeführte Reha-Maßnahme bleibt nicht folgenlos für die Betroffenen.

Pneumologische Rehabilitation bei COVID-19

Bei beatmungspflichtiger COVID-19-Erkrankung bestehen häufig Infiltrationen im Sinne einer organisierenden Pneumonie und fibrosierende Veränderungen, die mit einer Ventilationsstörung und Störung des Gasaustauschs mit längerer Einschränkung der Diffusionskapazität einhergehen können (→ Abb. 39.1).

Führendes Symptom ist die Belastungsdyspnoe. In der Anschlussrehabilitation ist engmaschige Funktionsdiagnostik ggf. auch mit wiederholter Bildgebung erforderlich (→ Kap. 31).
In Einzelfällen besteht die Notwendigkeit einer Sauerstofflangzeittherapie oder nichtinvasiven Beatmung. Bei fortbestehender Gasaustauschstörung muss man auch an thromboembolische Komplikationen als Ursache denken. Bei Fatigue muss differenzialdiagnostisch eine schlafbezogene Atmungsstörung erwogen und diagnostisch geklärt werden.
Körperliche Assessment zu Beginn, im Verlauf und am Ende der Reha dokumentieren den Verlauf: Sechs-Minuten-Gehtest, Pulsoxymetrie, Blutgasanalyse und ohne Vorliegen einer schweren Hypoxämie die Spiroergometrie zur Bestimmung der pulmonalen, kardialen und muskulären Einschränkungen. Außerdem gehören Screenings für Fatigue, kognitive Leistungsfähigkeit, Angst, Depression und posttraumatische Belastungsstörung dazu.
Therapieformen sind: abhängig von der Belastungsfähigkeit Kraft-Ausdauer-Training, Vibrationstraining, Atemphysiotherapie, ggf. kognitives Training, psychoedukative Maßnahmen, psychosoziale Unterstützung. Der multimodale Therapieansatz ist hocheffektiv für Verbesserungen der Lungenfunktion, der körperlichen Belastbarkeit und des Allgemeinbefindens, vor allem bei schweren pulmonalen Einschränkungen nach COVID-19.

Neurologische Rehabilitation nach COVID-19

Häufig bestehen Neuromanifestationen bei COVID-19-Erkrankung, bei 80 % subjektiv und objektiv (in 50 % Enzephalopathie, außerdem Koma, Schlaganfall, Paresen, sensorische, Schluck-, Sprech-, kognitive Störungen). Die Enzephalopathie ist altersabhängig: 74 % der über 80-Jährigen sind betroffen. Das Krankheitsbild wird als Neuro-COVID bezeichnet.

Man unterscheidet zwei Gruppen:

- Mit initial schwerem Verlauf mit neurologischen Symptomen ab Akutphase
- Mit initial mildem oder moderatem Verlauf, bei denen erst zu einem späteren Zeitpunkt einschränkende neurologische Symptome auftreten:
  - Riechstörungen (Hyposmie oder Anosmie), verminderte psychophysische Belastbarkeit, periphere Lähmungen, kognitive Defizite, Kopfschmerzen, Muskelschmerzen, neuropathische Beschwerden
  - Psychische Belastungen: Depressivität, Ängste, posttraumatische Belastungsstörungen

Die erforderliche fachneurologische Diagnostik besteht aus klinischer Untersuchung, neuropsychologischer psychometrischer Diagnostik, Liquoruntersuchung, elektrophysiologischer und bildgebender Diagnostik. Daraus leitet sich der spezifische Therapiebedarf ab: multiprofessionelle neurologische Rehabilitation mit Neuropsychologie, Ergo- und Physiotherapie, Logopädie.
Die Prognose für eine funktionelle Erholung ist gut, braucht aber meist längere Zeit als sonst in der neurologischen Rehabilitation üblich.

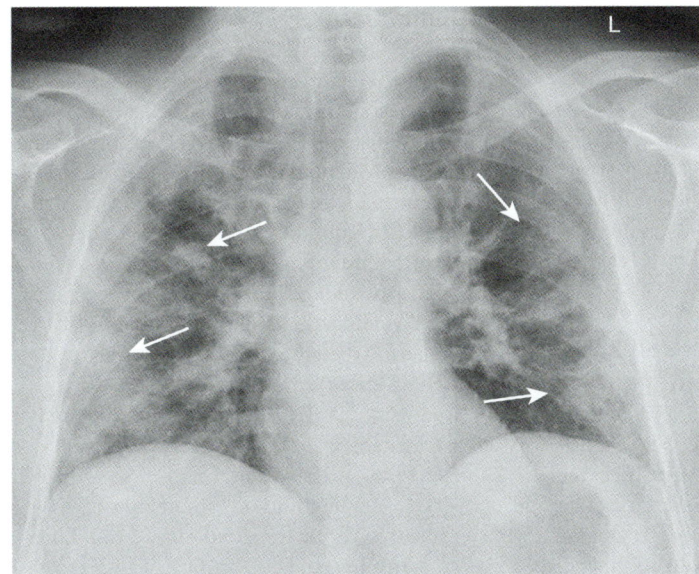

Abb. 39.1 Röntgenaufnahme der Lunge bei COVID-19: Das Röntgenbild zeigt für eine Virusinfektion typische bilaterale periphere knotige Verdichtungen. [E514-005]

Kardiologische Rehabilitation nach COVID-19

Kardiovaskuläre Erkrankungen bei COVID-19: Lungenembolie, Myokarditis, akutes Koronarsyndrom, Schlaganfall, Herzinsuffizienz, maligne Arrhythmie, kardiogener Schock.

Die Reha-Therapie richtet sich nach der Hauptzuweisungsdiagnose (→ Kap. 32). Die Einschränkungen der Lungenfunktion und die weiteren Symptome des Post-COVID-Syndroms werden ebenso rehabilitativ behandelt. Die psychosoziale Betreuung spielt auch in der kardiologischen Reha nach COVID-19 eine große Rolle. Spezifische Nachsorge in Herzgruppen, in Selbsthilfegruppen und den Nachsorgeprogrammen der Rentenversicherung wie IRENA (→ Kap. 23) wird eingeleitet.

Psychosomatische Rehabilitation nach COVID-19

Psychische Folgen nach COVID-19-Erkrankung können Anpassungsstörung, Ängste, Depressionen, Somatisierungsstörungen (→ Kap. 42) oder eine posttraumatische Belastungsstörung (vor allem nach Langzeitbeatmung) sein.

Screening-Fragebögen unterstützen die Erkennung von behandlungsbedürftigen psychischen Symptomen. Rehabilitand*innen mit Organschäden profitieren von der psychologischen Mitbetreuung in der Reha.

Stehen psychische Folgen bei mildem oder bereits ausgeheiltem somatischem COVID-Verlauf im Vordergrund, ist die psychosomatische Rehabilitation angezeigt. Sind die Einschränkungen sowohl auf somatische wie psychische COVID-Folgen zurückzuführen, besteht die Indikation zur Durchführung eines integrierten Reha-Konzepts, z. B. der „dualen Rehabilitation" (→ Kap. 26).

Eine **posttraumatische Belastungsstörung** (PTBS) kann durch lebensbedrohliche, schwere COVID-Verläufe ausgelöst werden. Kernsymptome sind: Wiedererleben, Intrusionen (unwillkürliche und belastende Erinnerungen an das Trauma), Vermeidungsverhalten, Wahrnehmung einer weiter bestehenden Bedrohung mit anhaltender Übererregung. In der Rehabilitation erfolgen zunächst eine Edukation und Stabilisierung. Die eigentliche Traumatherapie (Konfrontation, spezielle Techniken wie Eye Movement Desensitization and Reprocessing EMDR) ist meist erst später in ambulanter Einzeltherapie möglich.

Werden nicht die Kriterien der PTBS erfüllt, kann eine **Anpassungsstörung** gegeben sein. Sie hat eine bessere Spontanprognose und kann in der Reha mit Kurzinterventionen behandelt werden.

Bei Angststörungen werden kognitiv-verhaltenstherapeutische Interventionen eingesetzt. Depressive Symptome können tiefenpsychologisch, mit kognitiver Verhaltenstherapie und mit Antidepressiva behandelt werden. Auch regelmäßiges Ausdauertraining hat gute Effekte. Daher werden die Therapieformen Bewegungstherapie, Aktivierung und Psychotherapie in der Reha integriert eingesetzt.

Psychosoziale Belastungen können Risikofaktoren und aufrechterhaltende Faktoren für die Persistenz von Symptomen des Post-COVID-Syndroms sein.

Zentrale Behandlungselemente sind:

- Schulung der Rehabilitand*innen und Psychoedukation
- Einzel- und Gruppenpsychotherapie (z. B. Acceptance and Commitment-Therapie ACT, Programme aus der Therapie chronischer Schmerzen)
- Bewegungstherapie mit angepasstem aufbauendem Trainingsprogramm (besonders wirksam bei Chronic-Fatigue-Syndrom), Anleitung zur Wahrnehmung der eigenen Grenzen
- Atemtherapie
- Entspannungstechniken, meditative Bewegungstherapie (z. B. Qi Gong)
- Ggf. kognitives Training
- Ggf. Ernährungsberatung (z. B. bei Mangelernährung durch Erschöpfung oder Geschmacksverlust)

Zusammenfassung

- Folgen einer COVID-Erkrankung können unterschiedliche Organschwerpunkte haben. Diese führen in speziell ausgerichtete Reha-Konzepte der Neurologie, Pulmologie, Kardiologie oder Psychosomatik.
- Auch fachübergreifende Angebote, z. B. die duale Reha (→ Kap. 26), sind notwendig, aber noch nicht flächendeckend verfügbar.
- Insbesondere Long-COVID-Syndrome bedürfen multimodaler Reha-Maßnahmen.
- Fatigue ist bei den meisten Betroffenen ein wesentliches Symptom.
- Psychosoziale Unterstützung ist für die Wiedererlangung der Teilhabe wesentlich.

→ 40 Psychosomatische Rehabilitation

Die psychosomatische Rehabilitation hat eine Schlüsselfunktion bei der Fallsteuerung der meist chronisch verlaufenden psychosomatischen Erkrankungen. Das betrifft vor allem Rehabilitand*innen mit beruflichen Problemlagen.

> Psychische und psychosomatische Erkrankungen sind seit der Jahrtausendwende die häufigste Ursache für eine Berentung wegen Erwerbsminderung.

Lange Fehlzeiten und ein früher Ausstieg aus dem Erwerbsleben zeigen die Bedeutung für die Volkswirtschaft. Dies fällt bei einem zunehmenden Fachkräftemangel zusätzlich ins Gewicht. Diese Entwicklung findet sich ähnlich in den europäischen Gesellschaften wieder. Das deutsche Konzept der psychosomatischen Rehabilitation findet daher auch international Beachtung.

Hauptindikationen:

- 52 % affektive Störungen: depressive Störungen, bipolare Störungen, Dysthymie
- 40 % neurotische, Belastungs- und somatoforme Störungen: Angststörungen Traumafolge-, Anpassungsstörungen/ akute Belastungsstörungen, somatoforme Störungen (körperliche Beschwerden ohne organisches Korrelat) und chronischer Schmerz. Dazu gehören auch Essstörungen wie Anorexia nervosa und die Bulimie.

Frauen sind in dieser Indikation überrepräsentiert. Die durchschnittliche Maßnahmendauer beträgt 37 Tage.
Psychosomatische Reha-Maßnahmen sind kosteneffektiv: Jeder in eine Reha-Maßnahme investierte Euro reduziert Krankheitsfolgekosten um 3,79 Euro.
Die Diagnosen sind ähnlich wie im Akutkrankenhaus, jedoch mit dem Reha-typischen Ansatz der Überwindung von Krankheitsfolgen, Reduktion von Funktionsstörungen, Verbesserung der Teilhabe im Alltag und im Arbeitsleben.
Die Therapie ist multimodal mit dem Schwerpunkt Psychotherapie und Berufsbezug in der medizinisch-berufsorientierten Rehabilitation (MBOR, → Kap. 27).
Im Gegensatz zu anderen Indikationen gibt es in der psychosomatischen Rehabilitation keine Anschlussheilbehandlung (AHB). Nur etwa 50 % der Rehabilitand*innen befinden sich in ambulanter Psychotherapie, obwohl dies eigentlich Voraussetzung für die Reha-Maßnahme ist. Der niedrige Prozentsatz hat mit den langen Wartezeiten auf einen ambulanten Therapieplatz zu tun. Die Rehabilitation hat dabei eine wichtige Aufgabe zur Koordination der notwendigen weiteren Therapie.

Lange Arbeitsunfähigkeit und chronischer Krankheitsverlauf

Die Dauer der Arbeitsunfähigkeit verstärkt die Chronifizierung von psychosomatischen Krankheiten und verschlechtert die Erfolgsaussichten. Etwa ein Drittel der Rehabilitand*innen ist bei Reha-Antritt bereits länger als 6 Monate arbeitsunfähig. An einen Reha-Antrag wird in der Therapie oft erst sehr spät gedacht.
Über 20 % der Rehabilitand*innen kommen durch Aufforderung der Arbeitsagentur oder der gesetzlichen Krankenversicherung zur Reha (sog. Eilfälle bei langer Arbeitsunfähigkeit), nicht durch den eigenmotivierten Reha-Antrag. Diese Art des Reha-Zugangs wirkt sich sehr negativ auf die Reha-Motivation und das erreichbare Reha-Ergebnis aus. Die Rehabilitand*innen fühlen sich „zur Reha geschickt" und übersehen die Chancen einer solchen Maßnahme für ihre Lebensqualität.
Rehabilitand*innen mit depressiven und Angststörungen sowie mit somatoformen Störungen haben oft eine unrealistische Wahrnehmung ihrer eigenen beruflichen Leistungsfähigkeit. Sie zeigen ein Vermeidungsverhalten und zögern die Wiederaufnahme der Arbeit hinaus (→ Abb. 40.1). Das führt wiederum zur weiteren Chronifizierung und Verschlechterung des Krankheitsbildes. Dieses Verhalten sollte aber nicht mit sekundärem Krankheitsgewinn oder „Faulheit" und Versorgungswünschen verwechselt werden.

> - Arbeitsunfähigkeit kann Krankheit und Prognose verschlechtern!
> - Frühzeitige Nutzung von medizinischer Rehabilitation kann Chronifizierung stoppen oder verhindern.

Indikationen

Lange Arbeitsunfähigkeit ist ein Indikator für eine Gefährdung der Erwerbsfähigkeit. Wenn sich die Dauer der Arbeitsunfähigkeit von mindestens 3 Monaten abzeichnet, sollte so früh wie möglich eine Reha-Maßnahme eingeleitet werden, um eine weitere Verfestigung des Krankheitsbildes zu verhindern. Aber auch Durchhaltestrategien („Präsentismus" aus Übermotivation oder Angst vor Arbeitsplatzverlust) können ohne längere Arbeitsunfähigkeitszeiten eine Reha-Maßnahme dringlich machen.
Bereits vor Antritt der Maßnahme sollten die Rehabilitand*innen über den Ablauf der Reha informiert werden. Besonders sinnvoll ist es, die Rehabilitand*innen zu motivieren, zuvor Ziele für ihre Reha-Maßnahme zu formulieren. Das kann nicht nur den Reha-Einstieg erleichtern, sondern auch für die Nutzung und den Erfolg nützlich sein. Nach der Reha kann die ambulante Therapie den (Wieder-)Einstieg am Arbeitsplatz begleiten.

- **Reha-Bedarf:** Das chronische Krankheitsbild gefährdet Selbsthilfefähigkeit, berufliche und gesellschaftliche Teilhabe.
- **Reha-Fähigkeit:** Das Krankheitsbild ist nicht akut mit Krankenhausbehandlungsbedarf (z. B. bei Suizidalität). Körperliche und seelische Verfassung der Rehabilitand*innen erlauben die Teilnahme am multimodalen Reha-Programm, es besteht Gruppenfähigkeit.
- **Reha-Prognose:** Die Reha-Ziele sind durch die Maßnahme und anschließende Nachsorge erreichbar. Es besteht eine hinreichende Motivation dazu.

Multimodales Reha-Konzept

Mitglieder im Reha-Team sind: ärztliche und psychologische Psychotherapeut*innen, somatische Ärzt*innen, Pflegeteam mit psychosomatischer Weiterbildung, Bewegungs-, Sport- und Physiotherapeut*innen, Sozialdienst, Ergotherapeut*innen, Kunsttherapeut*innen (Kunst-, Musik-, Tanztherapie). Die Psychotherapie findet meist einmal pro Woche als Einzelgespräch und in drei Gruppenstunden à 90 Minuten statt. Die ärztliche Behandlung dient u. a. zur Optimierung der psychopharmakologischen und der somatischen Medikation.

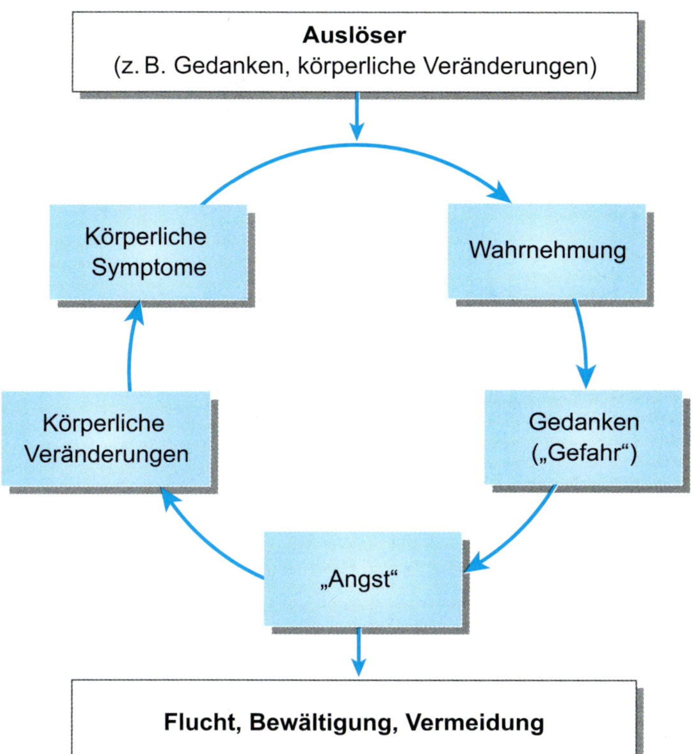

Abb. 40.1 Angstkreis (nach Wittchen et. al 1993) [A300-157]

Zudem hat die Bewegungstherapie einen wesentlichen Stellenwert. Regelmäßiges Ausdauertraining ist ähnlich antidepressiv wirksam wie eine entsprechende Medikation. Vor allem Gruppentherapie ist wegen des motivierenden Effekts sinnvoller als Einzeltherapie.

Diagnostik

- Zentrale Elemente: individuelle Fallbesprechung im Reha-Team zur Entwicklung einer Gesamtsicht der Rehabilitand*innen, ihrer Problemlagen und Ressourcen, Abgleich der Reha-Ziele, des Therapieplans und der sozialmedizinischen Beurteilung
- Medizinische Diagnostik zur Erfassung des körperlichen Status
- Diagnostik von Störungen der Aktivität und Teilhabe und berufsbezogener Aspekte mit psychometrischen Testverfahren, Leistungstests und berufsbezogene Assessments
- Allgemeine und störungsspezifische psychologische Tests
- Mini-ICF-Rating für psychologische Störungen (→ Kap. 2)
- Planung von berufsbezogenen Therapiemodulen wie arbeitsplatzbezogenem Leistungstraining

Reha-Prozess

Die Gestaltung des therapeutischen Milieus dient dem Anstoßen von Veränderungsprozessen bei den Rehabilitand*innen:

- Fokussierung auf spezifische, im verfügbaren Zeitrahmen erreichbare Ziele
- Erarbeitung der Reha-Ziele nach Abschluss der Diagnostik zusammen mit den Rehabilitand*innen
- Die durchschnittliche Reha-Dauer beträgt 5 Wochen.
- Einsatz von störungsspezifischen indikativen Gruppen mit zusätzlichen edukativen Angeboten, z. B. speziell bei Angst oder Adipositas
- Gruppentherapien unterstützen die Überwindung von interaktionellen Schwierigkeiten und sozialem Rückzug.
- Schwerpunkt: Modifikation des Gesundheitsverhaltens: Tabakentwöhnung, verhaltensmedizinische Behandlung der Adipositas, Diabetes und arterieller Hypertonie
- Abbau dysfunktionaler berufsbezogener Verhaltensmuster
- Bezugstherapeut*innen-System: Sie sind für Aufnahme-, Verlaufs- und Abschlussgespräche zuständig und leiten meist auch eine indikative Gruppe.
- Reha-Team: Die Beobachtungen der verschiedenen Berufsgruppen zu den Rehabilitand*innen fließen ein, um ein Gesamtbild zu geben und den Reha-Prozess zu steuern. Daraus resultiert der Gesamterfolg der Reha-Maßnahme.
- Dysfunktionale Verhaltensweisen wie Vermeidungsverhalten oder Selbstüberforderung werden mit den Rehabilitand*innen reflektiert und alternative Verhaltensmuster entwickelt.
- Am Ende der Reha werden der Alltagstransfer des Gelernten und die Nachsorge besprochen.

Sozialmedizinische Beurteilung

Diese folgt den Grundlagen wie in → Kap. 7 beschrieben. Falls erforderlich, wird die stufenweise Wiedereingliederung eingeleitet. Die Abläufe in der Klinik helfen Rehabilitand*innen, in einen strukturierten Tagesablauf zurück- und aus der sozialen Isolation herauszufinden. Längere Arbeitsunfähigkeitsphasen nach der Rehabilitation machen diesen Behandlungserfolg zunichte und nehmen den Rehabilitand*innen die Chance der gelungenen Rückkehr in den Alltag. Gut gemeinte Schonung durch die Weiterbehandler*innen ist hier ungünstig und schadet den Rehabilitand*innen eher.
Ist eine Reintegration am alten Arbeitsplatz nicht möglich, können Leistungen zur Teilhabe am Arbeitsleben angeregt werden. Dabei unterstützen Integrationsfachdienste.
Rollenkonflikte von Bezugstherapeut*innen und Entscheider*innen bei der sozialmedizinischen Begutachtung sollten nicht unterschätzt werden und können z. B. umgangen werden, indem Chefärzt*innen die Rolle der Letztentscheider*innen übernehmen. Das Reha-Ergebnis soll mit den Rehabilitand*innen besprochen und deren eigene Einschätzung im Entlassungsbericht vermerkt werden.

Nachsorge

Der Übergang im Anschluss an die Reha-Maßnahme in den Alltag und den ambulanten Bereich gestaltet sich häufig schwierig. Die Wartezeiten auf einen ambulanten Psychotherapieplatz sind auch nach einer psychosomatischen Reha-Maßnahme oft lang. Dieser Übergang kann durch eine

spezielle Nachsorgemaßnahme wie Psy-RENA der deutschen Rentenversicherung erleichtert werden (→ Kap. 23).
25 ambulante Gruppengespräche in geschlossener oder halboffener Gruppe werden in der Regel am Wohnort oder in der Nähe angeboten. Einzel-Aufnahme- und Abschlussgespräche und bis zu fünf zusätzliche Einzelgespräche, z. B. als Krisenintervention oder Angehörigengespräch, sind möglich. Zudem gibt es bereits indikationsbezogene internetgestützte Nachsorgeangebote wie DE-RENA.
In mancher bereits begonnenen ambulanten Psychotherapie werden besondere berufliche Problemlagen nicht ausreichend thematisiert.

Zusammenfassung

- Die psychosomatische Rehabilitation hat eine Schlüsselfunktion bei der Fallsteuerung der psychosomatischen Erkrankungen, vor allem bei Rehabilitand*innen mit beruflichen Problemlagen.
- Psychosomatische Erkrankungen sind aktuell die häufigste Ursache für eine Berentung wegen Erwerbsminderung.
- Meist wird die psychosomatische Reha erst nach langer Arbeitsunfähigkeit eingeleitet. Dadurch, aber auch bei Durchhaltestrategien, ist die Chronifizierung der Erkrankung meist schon fortgeschritten, da oft aufgrund von Wartezeiten noch keine ambulante Psychotherapie begonnen werden konnte.
- Multimodale Diagnostik und Therapie gehören zur psychosomatischen Reha. Besonders bedeutsam für den Erfolg ist die gute Kommunikation im interprofessionellen Reha-Team.
- Lernprozesse in Gruppentherapien sind ein entscheidender Wirkfaktor.
- Durch die erforderliche sozialmedizinische Beurteilung am Ende der Maßnahme können Rollenkonflikte (Behandler*in/Gutachter*in) entstehen.
- Die Reha hat eine wichtige Aufgabe als Schnittstelle in der Behandlungskette psychosomatischer Erkrankungen.

41 Psychiatrische Rehabilitation

Kernbereiche der rehabilitativen Psychiatrie:

- Teilhabe am beruflichen und sozialen Leben: Arbeiten und Wohnen
- Bessere Teilhabe am Arbeitsleben

> Trotz differenzierter psychosozialer Angebote sind Menschen mit psychiatrischen Krankheiten nicht nur besonders stark von Arbeitslosigkeit und Erwerbsunfähigkeit betroffen, sondern auch von Obdachlosigkeit. Das hat mit dem stark zergliederten und unübersichtlichen Versorgungssystem zu tun, an dessen Schnittstellen die Betroffenen ausgegliedert werden.

Bundesteilhabegesetz (BTHG)

- Assistenzleistungen für die Alltagsbewältigung (z. B. Elternassistenz) als eigener Leistungstatbestand
- Eingliederungshilfen orientieren sich ausschließlich am individuellen Bedarf der Betroffenen.
- Verstärktes Wunsch- und Wahlrecht für die Betroffenen
- Mitarbeitervertretungen in Betrieben
- Gesetzliches Prüfrecht zur Sicherstellung der Vertragserfüllung der Leistungsanbieter
- Verbesserung der Einkommenssituation von Menschen mit Behinderungen

Theoretische Grundlagen

In der S3-Leitlinie „Psychosoziale Therapien bei schweren psychischen Erkrankungen" (2019) wird die Zielgruppe der psychiatrischen Rehabilitation beschrieben: Die Betroffenen leiden an einer schweren psychischen Störung. Dabei wird keine spezielle Diagnosegruppe genannt (z. B. Menschen mit Schizophrenie), sondern der Schwerpunkt liegt auf der

- Dauer und Art der Erkrankungsschwere,
- Beeinträchtigung alltagsrelevanter Fähigkeiten und Fertigkeiten der Betroffenen und deren Angehörigen.

Der Ansatz ist konsequent ressourcenorientiert und nicht diagnosebezogen. Der Verlauf der meisten Erkrankungen ist chronisch. Daraus entsteht der Bedarf an kontinuierlicher bzw. therapeutischer Begleitung.

Primäre Ziele

- Nicht: maximale Symptomreduktion
- Sondern:
  - Bestmögliche Anpassung an die gegebenen Bedingungen
  - Erfüllung sozialer Rollenerwartungen
  - Bestmögliche Teilhabe
  - Keine Defizitorientierung
- Trotz fortbestehender Krankheitssymptome ist eine Überwindung des „Krank-Seins" (Recovery) möglich.
- Betroffene sollen die Rolle wechseln: vom passiv Leidenden zum Experten für die Krankheit und deren Bewältigung
- Angehörige werden intensiv in den therapeutisch-rehabilitativen Gesamtprozess einbezogen.
- Grundhaltung: Betroffene, Angehörige und das Reha-Team stehen in einem trialogischen Austausch.

Recovery

Der Begriff „Recovery" wird auch im Deutschen mangels eines passenden Begriffs verwendet. Die Recovery-Orientierung bedeutet:

- Einbeziehung von Aspekten der Hoffnung, Spiritualität und Salutogenese
- (Wieder-)Erlangung von Kontrolle über das eigene Leben, auch bei psychiatrischer Behandlungsbedürftigkeit

Partizipative Entscheidungsfindung: Die Orientierung an partizipativen Entscheidungswegen gemeinsam vom Reha-Team mit Betroffenen und ihren Angehörigen beruht vor allem auf der Recovery-Haltung. Sie ist Grundlage des rehabilitativen Prozesses. Ziel ist die größtmögliche Inklusion.

Elemente psychiatrischer Rehabilitation

- Katalytische Maßnahmen – Recovery, Modifikation
- Optimierung von Bewältigungsstrategien
- Stärkung der Selbstwirksamkeitsüberzeugung
- Verbesserung des sozialen Netzwerkes
- Funktionales Selbst- und Krankheitskonzept
- Kompensation durch sog. prothetische Maßnahmen
- Einbeziehung der Kontextfaktoren, Berücksichtigung von Wechselwirkungen
- Stärkung der Unterstützung von außen

Achsen der Rehabilitation

- Krankheitsbewältigung
- Materielle Grundsicherung
- Wohnen
- Arbeiten, Tagesstruktur
- Freizeit, Genussfähigkeit
- Soziale Kontakte, Sexualität

Indikationen

Entsprechend den beschriebenen theoretischen Grundlagen fußt die Therapieplanung nicht auf den spezifischen Diagnosen, sondern orientiert sich an der Art der Fähigkeits- und Funktionsstörungen, Verlauf und Dauer der Erkrankung und den Ressourcen.

Indikationen können u. a. sein:

- Schwere Depression
- Bipolare Störung
- Zwangserkrankungen
- Formen der Schizophrenie
- Schwere Essstörungen
- Schwere Persönlichkeitsstörungen

Suchterkrankungen bedürfen einer speziellen Rehabilitationsform (→ Kap. 42).

Interventionen

- Funktionsdiagnostik mit Eigen- und Fremdanamnese, Verhaltensbeobachtung
- Arbeitsdiagnostik, z. B. mit MELBA (Merkmalprofile zur Eingliederung Leistungsgewandelter und Behinderter in Arbeit, → Kap. 5)
- Einzel- und Gruppenpsychotherapie
- Psychoedukation
- Angehörigenarbeit
- Handlungsbezogenes Training für den Transfer des Gelernten
- Ergotherapie
- Soziotherapie
- Sporttherapie
- Weitere Bewegungstherapie
- Körperorientierte Psychotherapie
- Entspannungstherapie
- Kunsttherapie
- Musiktherapie
- Tanztherapie
- Tiergestützte Therapie
- Arbeitsplatztraining
- Aktivierende Pflege
- Anpassung der Medikation

Arbeiten und Wohnen

Dies sind Kernbereiche der rehabilitativen Psychiatrie. Die Eigenständigkeit und Selbstbestimmung in diesen Bereichen sind auch bei psychiatrisch Erkrankten und Behinderten ein Grundbedürfnis.

Arbeiten

Zur beruflichen Rehabilitation oder Leistungen zur Teilhabe am Arbeitsleben (→ Kap. 7) gehören folgende Möglichkeiten:

- Leistungen zu Erlangung oder Erhaltung eines Arbeitsplatzes
- Berufsvorbereitung
- Berufliche Anpassung
- Arbeits- und Berufsförderung auch für Werkstätten für behinderte Menschen

Beteiligt sind u. a. Integrationsämter und Integrationsfachdienste.
Zwei Strategien sind vorhanden:

- Erst Training, dann Einsatz an einem Arbeitsplatz (vor allem für Betroffene ohne Präferenz für eine rasche Eingliederung im Allgemeinen/am ersten Arbeitsmarkt)

- Umgekehrt Einsatz an einen Arbeitsplatz des ersten Arbeitsmarkts unter begleitendem Coaching. Letzteres wird in der S3-Leitlinie „Psychosoziale Therapien bei schweren psychischen Erkrankungen" empfohlen.

Beide Strategien werden angewendet und haben Erfolge. Dadurch sollten individuelle Bedarfe der Betroffenen berücksichtigt werden und die Barrieren für den beruflichen Einstieg so niedrig wie möglich gehalten werden.

Wohnen

Wohnen in der eigenen Wohnung ist eine große Herausforderung für Menschen mit schweren psychischen Erkrankungen. Bei großem Versorgungsbedarf sind Wohnheime oft die einzige Wohnmöglichkeit mit ausreichender Unterstützung.

Inadäquate Wohnverhältnisse und Obdachlosigkeit sind häufig bei Betroffenen und stellen ein Risiko dar, psychisch schwer zu erkranken. Etwa zwei Drittel der Wohnungslosen in Deutschland sind psychisch erkrankt.

Betreute Wohnformen (also nicht in Heimen) führen zu weniger und kürzeren stationären Aufenthalten und verbesserten Sozialkontakten.

Angebote mit hohem Maß an Individualität werden empfohlen. Prinzipien sind dabei:

- Unmittelbarer und bedingungsloser Zugang zu individuellem Wohnen
- Ermöglichen von Wahl- und Entscheidungsfreiheiten für die Betroffenen
- Recovery-Orientierung
- Unterstützung, die an den individuellen Bedarfen ausgerichtet ist
- Integration ins soziale Umfeld und Gemeindewesen

Beispiele aus der Praxis

Im Rahmen des Kurses Sozialmedizin nahm die Autorin an einer Exkursion in ein Obdachlosenheim teil. Zahlreiche Bewohner waren psychiatrisch krank. Ein Bewohner führte die Gruppe. Er betonte wiederholt, er habe wieder Arbeit, sei mittlerweile in die angegliederte Wohngruppe umgezogen und nur deswegen am Wochentag vormittags im Heim anwesend, weil er einen Zahnarzttermin habe.

Im Heim saß ein älterer, offenbar körperlich behinderter Mann, der von der Kursleiterin freundlich begrüßt wurde, weil sie ihn kannte. Er hatte zwei altbackene Brötchen vor sich, von denen er sofort eines der Kursleiterin überreichte. Es war ihm sehr wichtig, dass er etwas aus seinem Besitz zu vergeben hatte.

Es war die eindrücklichste Exkursion, die die Autorin in ihrem Berufsleben mitgemacht hat.

Altersspezifische Aspekte

Betroffene mit schweren psychischen Erkrankungen haben mit zunehmendem Lebensalter besonderen Bedarf an Unterstützung im Rehabilitationsprozess. Selbstversorgungsfähigkeit, Autonomie und Abhängigkeit von anderen und Pflegebedürftigkeit stellen große Herausforderungen dar. Angehörige haben in diesem Kontext eine besonders große Bedeutung und sollten unbedingt einbezogen werden.

Zusätzliche somatische Komorbiditäten machen fließende Übergänge zur geriatrischen Rehabilitation deutlich. Auch an dieser Stelle wirken sich Schnittstellen als Barrieren aus.

Es gibt aber auch Konstellationen, in denen es gelingt, Betroffenen Stabilität und zunehmende Autonomie zu ermöglichen. Das ist allerdings eine positive Ausnahme. Hier ein Beispiel, das die Autorin in ihrer Tätigkeit sehr beeindruckt hat:

Beispiel aus der Praxis

Die 72-jährige Rehabilitandin kam zur Anschlussheilbehandlung nach Implantation einer Knie-Totalendoprothese in die orthopädische Rehabilitation. Sie war seit der Kindheit wegen einer Entwicklungsverzögerung und schizophrenen Erkrankung über Jahrzehnte in Heimen für psychisch Kranke untergebracht gewesen. Mit über 50 Jahren kam sie erstmals in eine betreute Wohngruppe mit Gleichaltrigen und fühlte sich dort wohl. Wegen beidseitiger Klumpfüße war sie seit der Kindheit Patientin in der orthopädischen Uni-Klinik am Ort. Nun stellte sie sich in deren Ambulanz vor und forderte vehement eine Knie-TEP, da sie wieder auf dem Fluss der Stadt rudern wolle. Klinisch und radiologisch wurde bei schwerer Varusgonarthrose die Indikation „bestätigt", und die OP erfolgte ohne Probleme. Die Rehabilitandin kam in der Akutklinik und anschließend in der Reha-Klinik gut mit den Abläufen zurecht und hatte mit ihrer freundlichen, etwas kindlichen Art schnell Kontakte. Ihr persönliches Reha-Ziel, das Rudern, hat sie tatsächlich erreicht.

Organisation

Rehabilitative Aspekte sollten bereits zu Beginn einer psychischen Erkrankung berücksichtigt werden: Orientierung auf die individuelle bedarfsangepasste Teilhabe am beruflichen und sozialen Leben. Sie sollen in die Behandlungs- und Teilhabeplanung in allen Bereichen einfließen.

Aufgrund der starken Zergliederung des Sozialsystems ist eine Lotsenfunktion bei der Unterstützung der Betroffenen unerlässlich. Vorgefertigte Wege existieren nicht und wären auch nicht individuell passgerecht.

- Die Orientierung sollte an Chancen, Möglichkeiten und Ressourcen der Betroffenen und ihres Umfeldes erfolgen.
- Es gibt Einrichtungen mit der nahtlosen Verzahnung von medizinischer und beruflicher Rehabilitation. Die Maßnahmen können ambulant, teilstationär oder stationär erfolgen. Eine große Rolle im Übergang zwischen akutpsychiatrischer und rehabilitativer Behandlung spielen Tageskliniken und Institutsambulanzen.
- Problematisch in dieser Indikation ist die definitive Befristung aller Maßnahmen. Vor allem in der beruflichen Integration ist das sehr ungünstig. Auch bei einer langfristigen weiteren Betreuung ist mit Kostenträgerwechseln zu rechnen, was den Verlauf negativ beeinflussen kann. Gemeindepsychiatrische Verbundsysteme spielen hierbei eine unterstützende Rolle, obwohl sie im engeren Sinne nicht zu den rehabilitativen Einrichtungen zählen.

Zusammenfassung

- Theoretische Grundlage der psychiatrischen Rehabilitation ist nicht die Orientierung an der Diagnose der schweren psychischen Erkrankung, sondern an den individuellen Teilhabe- und Funktionsstörungen, mit Bezug auf Recovery und Partizipation der Betroffenen und ihrer Angehörigen.
- Zentrale Bereiche der Rehabilitation sind die Themen Wohnen und Arbeiten. Individuelle Bedarfsanpassung ist entscheidend für den Erfolg.
- Teilhabeförderung gehört in alle Behandlungsbereiche und muss unmittelbar nach Diagnosestellung beginnen.
- Schnittstellen sollen so weit wie möglich mit passender Unterstützung überwunden werden.

Sucht und zugehörige Störungen

- Substanzgebundene Abhängigkeit, z. B. Alkohol, Drogen, Genussmittel, Medikamente
- Substanzungebundene Abhängigkeit, z. B. pathologisches Glücksspielen, pathologischer PC- oder Internetgebrauch
- 2018 betrug die Prävalenz der Tabakabhängigkeit 3,2 % der Bevölkerung (18–64 Jahre), 3,1 % Alkoholabhängigkeit, illegale Drogen unter 1 %
- 2016: 4,5 % aller Reha-Maßnahmen, davon ⅔ wegen Alkoholabhängigkeit

Viele Abhängigkeitskranke haben die Auswirkungen einer schweren längerfristigen psychischen Erkrankung zu bewältigen. Zahlreiche Folge- und Begleitstörungen und psychosoziale Probleme schränken die Betroffenen in ihrer sozialen Teilhabe stark ein. Auch hierbei findet die ICF, besonders die Aspekte Funktionen, Partizipations- und Kontextfaktoren, ihre Anwendung für die Bedarfsermittlung und die Planung der Unterstützung (→ Kap. 2).
Die Entwöhnungsbehandlung fällt in den Rahmen der Rehabilitation.

Persönliche Voraussetzung der Rehabilitand*innen

- Kognitive Fähigkeiten, einer Behandlung folgen zu können
- Ausreichende körperliche und psychische Stabilität ohne aktuelle Notwendigkeit von Akutbehandlung oder Pflege
- Fähigkeit, sich in eine Behandlungsgruppe zu integrieren
- Ausreichende Mitwirkungsbereitschaft und Motivation zur Entwöhnungsbehandlung

Die Reha-Maßnahme wird auch hier stationär, ganztätig ambulant, ambulant oder kombiniert angeboten.
Das Antragsverfahren für die suchtmedizinische Rehabilitation wurde vereinfacht, um eine Barriere nicht nur für die Betroffenen, sondern auch für verordnende Personen (Ärzt*innen, Psychotherapeut*innen) abzubauen.
Wegen der verbreiteten Unsicherheit von Behandelnden, wie das Thema Sucht bei ihren Patient*innen anzusprechen sei, wurden Empfehlungen dazu erstellt: Das Wichtigste ist, das Thema offen und ohne Wertung anzusprechen. Allein das verbessert die Prognose von Menschen mit Suchterkrankung erheblich.

Beispiel aus der Praxis

Der 55-jährige Rehabilitand erhielt wegen einer chronischen Rückenerkrankung nach 4 Jahren erneut eine orthopädische Rehabilitationsmaßnahme. Er kam dazu wieder in dieselbe Klinik. Bei der fachärztlichen Visite ging die Ärztin mit ihm u. a. auch die Laborwerte durch, die bis auf eine geringe Erhöhung der Transaminasen unauffällig waren. Daraufhin äußerte der Rehabilitand, vor 4 Jahren habe er auch eine Visite bei ihr gehabt. Sie habe damals die pathologischen Laborwerte mit ihm besprochen und direkt nach seinem Alkoholkonsum gefragt. Dadurch sei ihm erstmals bewusst geworden, dass er zu viel Alkohol konsumiere und bereits abhängig sei. Er habe sich daraufhin in spezielle Behandlung begeben, sei nun abstinent und in einer Selbsthilfegruppe aktiv. Er sei der Ärztin dafür sehr dankbar. Vorher hatte er nicht erwähnt, dass er die Ärztin bereits von der ersten Maßnahme her kannte. Der pathologische Alkoholkonsum in der Vorgeschichte war in den mitgebrachten Unterlagen nicht erwähnt. Hier spielte Scham offenbar eine große Rolle. Die Ärztin fand ihren Eintrag dazu in der alten Akte.
Das direkte Ansprechen des Themas, offen, neutral und ohne Wertung, kann vielen Betroffenen oder Gefährdeten den Weg zur offenen Kommunikation und zur Therapie ebnen.

Ein qualifizierter Entzug führt, im Gegensatz zum einfachen körperlichen Entzug, weit häufiger zur Aufnahme weiterführender Therapieangebote. Die Postakutbehandlung nach dem Entzug bzw. der Entgiftung findet häufig als Entwöhnungsbehandlung in Form einer medizinischen Reha-Maßnahme statt.

Ziele

Spezifische Ziele sind:

- Abstinenz erreichen und erhalten
- Körperliche und seelische Schäden und Funktionsstörungen weitgehend beheben oder ausgleichen
- Verbesserung von Selbstwahrnehmung, Selbstwertgefühl und Selbstakzeptanz
- Entwicklung und Stabilisierung der Persönlichkeit und Förderung einer selbstbestimmten abstinenten Lebensweise
- Eingliederung in Arbeit, Beruf und Gesellschaft erhalten oder wiederherstellen

Stabile Abstinenzfähigkeit ist die Voraussetzung für eine Verbesserung der Teilhabe mit den Indikatoren Belastbarkeit, Lebensfreude, Problemlösefähigkeit und soziale Einbindung.
Positive Kontextfaktoren im Umfeld der Rehabilitand*innen sollen im Sinne der Ressourcenorientierung einbezogen werden. Damit kann auch negativen Kontextfaktoren entgegengewirkt werden.

Diagnostik

- Körperfunktionen und -strukturen, psychische Befunde:
  - Persönlichkeit (z. B. zur psychischen Stabilität, Vertrauensfähigkeit)
  - Emotionen, Antrieb, Selbstwahrnehmung
  - kognitive Leistungen, Denkfunktionen
  - Körperfunktionen (z. B. Somatisierungsstörung, d. h. wechselnde körperliche Beschwerden ohne organisches Korrelat), Schlaf, Psychomotorik
- Medizinische Diagnostik: Verlaufskontrollen Laborwerte, Sonografie des Abdomens
- Differenzierte Suchtanamnese

Interventionen

Die Interventionen wurden für die Indikation Alkoholabhängigkeit evaluiert und werden auf die anderen Suchterkrankungen übertragen. Psychische Komorbidität (Depression, bipolare Störung, ADHS, Angststörungen, posttraumatische Belastungsstörung, Schizophrenie, Persönlichkeitsstörungen) kann die Wirksamkeit verschlechtern. Die parallele Behandlung der Komorbiditäten in spezifischen Konzepten kann die Wirksamkeit der Reha deutlich erhöhen.
Altersstufe und Lebenssituation können eine spezifische Anpassung der Therapie erfordern. Ein höheres Alter, vorhandene Erwerbstätigkeit und ein ähnlicher soziokultureller Hintergrund wie der der Therapeut*innen wirken sich positiv auf die Prognose aus. Auch stabile soziale Beziehungen verbessern den Erfolg der Reha und sollten in den Behandlungsrahmen integriert werden.
Eine wichtige Maßnahme ist die möglichst nahtlose Weiterführung der Nachsorge für mindestens ein Jahr nach der Entwöhnungsphase, weil in der ersten Zeit nach der Reha die Rückfallquote besonders hoch ist. Erfolgsquoten nach einem Jahr von über 60 % gibt es auch bei stationären Zweit- oder Drittmaßnahmen.
Die stationäre Therapiedauer bei Alkohol- oder Medikamentenabhängigkeit liegt bei 12–15 Wochen, bei Drogenabhängigkeit bis zu 26 Wochen. Ambulant sind bis zu 12 Wochen bzw. bis zu 20 Wochen möglich.

Interventionskomponenten

- Kombination von Therapien im interprofessionellen Team
- Ärztlich-psychiatrische, -psychotherapeutische und sozialmedizinische Kompetenz
- Psychologisch-psychosozial:
  - Suchttherapie in Einzel- und Gruppeninterventionen

– Ggf. bei weiterer psychischer Komorbidität indikative Gruppen (→ Kap. 40)
– Motivationale Interventionen, Motivational Interviewing (→ Kap. 3)
– Kognitive Verhaltenstherapie
– Bearbeitung dysfunktionaler Verhaltensmuster und Kognitionen, Aufbau von Verhaltensalternativen und Bewältigungskompetenzen
– Kontingenzmanagement
– Angehörigenarbeit, Verbesserung des sozialen Netzes und sozialer Unterstützung
– Tiergestützte Therapie (→ Abb. 42.1)
– Paartherapie
– Psychodynamische Kurzzeittherapie: aufdeckende Konflikt- und beziehungszentrierte Bearbeitung von Motiven und Funktionen des Alkoholkonsums, Förderung der Persönlichkeitsentwicklung, Ich-Funktion, Nachreifung
– Förderung psychosozialer Kompetenz und kognitiver Fähigkeiten
– Angeleitete Patientengruppen: Selbstmanagement, Förderung Selbstsicherheit, Ressourcenaktivierung, Psychohygiene, soziales Kompetenztraining
– Neurokognitives Training
– Tabakentwöhnung
– Entspannungsverfahren

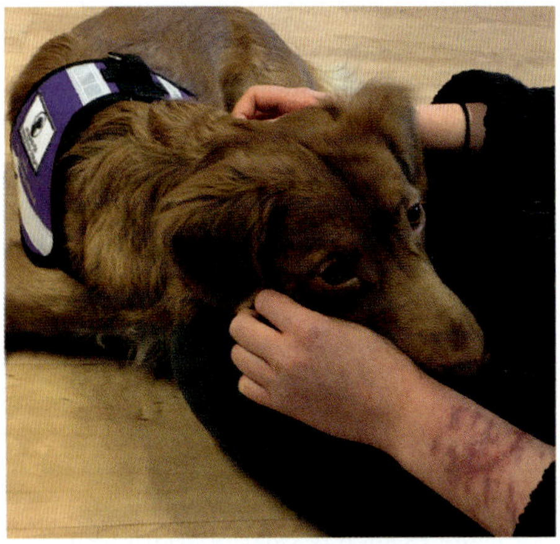

Abb. 42.1 Nähe-Distanz-Regulation durch tiergestützte Therapie: Menschen mit Süchten haben häufig Schwierigkeiten und Ängste in sozialen Kontakten. Tiere, wie hier ein Therapiehund, helfen, solche Ängste zu überwinden und das für Mensch und Tier passende Maß an Kontakt und Vertrauen zu finden. Die Rehabilitandin auf dem Bild hat Narben von (Selbst-?) Verletzungen auf ihren Unterarmen und kann durch diese Therapie einem positiven Empfinden ihrer Person näherkommen. [M1102]

- Ergotherapie:
  – Arbeitsbezogene Leistungen: Arbeitstherapie in den verschiedenen Berufsbereichen, Bewerbungstraining, berufliche Praktika, Klärung des berufsbezogenen Potenzials
  – Nutzung von Kreativangeboten zur Krankheitsbewältigung, neue Betätigungsfelder kennenlernen, Fähigkeitsdefizite abbauen: Musik-, Tanz-, Theater-, Kunsttherapie (→ Kap. 14)
- Sporttherapie:
  – Stärkung psychischer, physischer und sozialer Ressourcen, positive Bewegungserfahrungen, bewegungsbezogene Selbstwirksamkeitserfahrungen, Bewegungs- und Steuerungskompetenz für einen körperlich aktiven Lebensstil
  – Stärkung von Belastbarkeit und Trainierbarkeit
- Ernährungstherapie: Information, Motivation, praktische Übungen
- Sozialberatung:
  – Beratung zu sozialen und beruflichen Themen
  – Vorbereitung nachgehender Leistungen
- Berufsgruppenübergreifend: Gesundheitsbildung u. a. zu modifizierbaren Risikofaktoren der Grunderkrankung, zu Folge- und Nebenerkrankungen und Problemlagen, Stressbewältigung
- Pflege:
  – Gestaltung des rehabilitativen Milieus
  – Gesundheitstraining
  – Pflege bei Behandlung der Begleit- und Folgeerkrankungen
- Pharmakologisch: zur Behandlung psychischer und somatischer Folge- und Begleiterkrankungen

Eine Katamnese wird üblicherweise nach einem Jahr erhoben (Abstinenz, Konsumreduktion). Stoffungebundene Abhängigkeiten werden in einem suchtmedizinischen Konzept oder in einem psychosomatischen Konzept behandelt.

Nachsorge

Nachsorge ist für den Behandlungserfolg unerlässlich. Bei Rückkehr ins bisherige Umfeld besteht eine große Rückfallgefahr. Inhalte der Nachsorgeberatung in der Reha-Einrichtung sind:
- Beratung zu individuellen und organisierten Aktivitäten, die Lebensstiländerungen und Krankheitsbewältigung unterstützen
- Förderung von Selbsthilfefähigkeiten und Selbstbefähigung
- Umgang mit Barrieren, Rückfallmanagement
- Ambulante Weiterbehandlung

Zusammenfassung

- Die Rehabilitation stoffgebundener und stoffungebundener Suchterkrankungen wird als Entwöhnungsbehandlung durchgeführt.
- Mangels anderer spezifischer Leitlinien orientiert sich die Suchtrehabilitation an der Leitlinie zur Alkoholsucht.
- Die Diagnostik und Therapie im interprofessionellen Reha-Team zielt auf Abstinenz, psychische, körperliche und soziale Rekompensation und Wiedererlangung der gesellschaftlichen und beruflichen Teilhabe.
- Begleit- und Folgeerkrankungen werden mitbehandelt.
- Die möglichst nahtlos eingeleitete Nachsorge am Wohnort ist eine wesentliche Voraussetzung für den nachhaltigen Therapieerfolg.

43 Kinder- und Jugendrehabilitation

Chronische Erkrankungen sind u. a. Neurodermitis, Heuschnupfen und Übergewicht/Adipositas (bei fast 10 % der 4- bis 10-Jährigen). Seltener sind Asthma bronchiale, Migräne, Herzerkrankungen, Epilepsie und Diabetes mellitus Typ 1. Sie führen zu zahlreichen Einschränkungen der Betroffenen in ihrer Entwicklung. Die gesundheitsbezogene Lebensqualität ist erheblich vermindert. Psychische Störungen kommen bei chronisch Erkrankten wesentlich häufiger vor als bei gleichaltrigen Gesunden. Einen besonderen Risikofaktor dafür stellt Adipositas dar. Psychische Störungen kommen auch bei den Eltern chronisch Kranker gehäuft vor.

Leitend für die Durchführung der Kinder- und Jungendrehabilitation ist der individuelle Entwicklungsstand der Rehabilitand*innen. Entwicklungsorientierung ist die Voraussetzung für effektive rehabilitative Interventionen (→ Abb. 43.1).

Autismus und Folgen der infantilen Zerebralparese werden meist in sozialpädiatrischen Zentren und Frühförderstellen behandelt. Diese gehören nicht zur Rehabilitation im engeren Sinne, obwohl sie ähnliche Ziele haben und im multiprofessionellen Team arbeiten.
Die Interventionen sind entwicklungsorientiert, altersgruppenorientiert, ressourcenorientiert (von Kindern und Eltern), umfassend und alltagsbezogen.

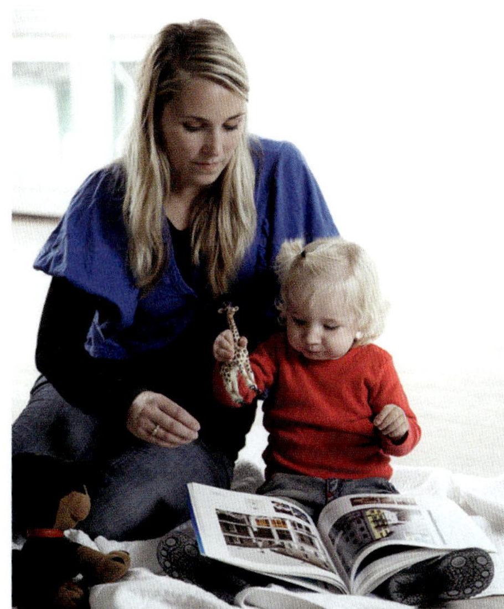

Abb. 43.1 Pädiatrische Rehabilitation: Die Therapeutin baut spielerisch Kontakt zur kleinen Rehabilitandin auf. Dabei nutzt sie dem Entwicklungsstand entsprechende Spielsachen, die in die eigentliche Behandlung eingebaut werden. [J787]

Aufgaben und Ziele

- Optimierung eingeschränkter Körperfunktionen und Aktivitäten
- Überwindung von Teilhabestörungen
- Möglichst uneingeschränkte Schul- und Berufsausbildung und spätere Berufstätigkeit

Verbesserung des Krankheitsmanagements

- Änderung des Gesundheitsverhaltens, Aufbau von gesundheitsbezogener Motivation, z. B. durch Motivational Interviewing (→ Kap. 3)
- Schulung der Rehabilitand*innen:
  - Vermittlung von handlungsrelevantem Wissen
  - Vorstellung, Einübung und Anwendung von neuen Verhaltensweisen für ein besseres Krankheitsmanagement. Verstärkung durch das Reha-Team.
  - Wahrnehmung der Reduktion von Krankheitssymptomen führt zur Erfahrung von zunehmender Selbstwirksamkeit.
- Gruppentherapien stellen für Kinder und Jugendliche ein ideales Lernumfeld dar, um neues Verhalten kennenzulernen, zu erproben und zu üben (Modelllernen). Erfahrungsaustausch und gemeinsames Erleben verstärken den Therapieeffekt.

Beispiel aus der Praxis
Die 15-jährige Rehabilitandin hat seit dem 6. Lebensjahr einen Diabetes mellitus Typ 1. Ihr bisheriges Leben ist von dieser Krankheit geprägt gewesen. Ihre Eltern unterstützen sie, waren aber in steter Sorge vor einem hypoglykämischen Schock. Mittlerweile ist die Einstellung mit der Insulinpumpe stabil. Die Rehabilitandin hat plötzlich keine Motivation mehr, sich ständig mit der Erkrankung auseinanderzusetzen. Sie isst unkontrolliert und erleidet mehrere Stoffwechselentgleisungen. In einer Reha-Maßnahme reflektiert sie ihre Ängste und ihre Frustration, lernt einen neuen Zugang zu ihrer Krankheit und beginnt, ein selbstbewusstes Leben im Alltag einer Jugendlichen trotz und mit Diabetes zu führen. Selbstwirksamkeit als Fähigkeit **für** und nicht **gegen** den eigenen Körper einzusetzen, ist in der Pubertät nicht selbstverständlich.

Verbesserung von Gesundheitszustand und Krankheitsverlauf

- Reduktion der Symptome
- Verbesserung der Prognose

Stärkung körperlicher Ressourcen

- Bei Bewegungsmangel Vermittlung von Freude an körperlicher Aktivität

Psychische Stabilisierung

- Diagnostik zur Eingrenzung der Störung
- Ziel der weiteren ambulanten (Langzeit-)Behandlung

Steigerung der Erziehungskompetenzen der Eltern

- Stärkung der Kompetenzen der Eltern bei der Unterstützung der Krankheitsbewältigung der Kinder
- Förderung eines autoritativ-partizipativen Erziehungsstils: liebe- und respektvolle Zuwendung in Kombination mit transparenten Regeln
- Praktische Vermittlung in handlungsorientiertem Elterncoaching

Präventivmaßnahmen

Präventionsmaßnahmen sind sinnvoll,
- wenn ein erhöhtes Risiko der Chronifizierung der Krankheit besteht,
- auch bei manifester chronischer Erkrankung mit stabiler Kontrolle der Symptome ohne relevante Beeinträchtigungen von Aktivität und Teilhabe.

Die Therapien dienen eher der Erholung, Entspannung und Stärkung der Resilienz im Vergleich zur leitlinienorientierten Reha-Maßnahme. Sie werden vor allem als Mutter-/Vater-Kind-Kur umgesetzt.

Indikationen

- Neurodermitis
- Adipositas
- Asthma bronchiale
- Diabetes mellitus
- Migräne
- Herzerkrankungen
- Epilepsie

Interventionen

Das Therapiekonzept enthält mit unterschiedlicher indikationsspezifischer Entwicklung funktionelle, edukative, psychotherapeutische und psychosoziale Elemente, die aufeinander aufbauen und sich ergänzen.

- Diagnostik der Auslöse- und Einflussfaktoren
- Verbessertes Krankheitsmanagement
- Angepasste Medikationsstrategie
- Verbesserter körperlicher Trainingszustand
- Stufenbehandlungskonzepte orientieren sich an Schweregrad und aktuellem Krankheitszustand der jeweiligen Erkrankung.

- Abwechslungsreiches Bewegungsangebot
- Trendsportarten und Mannschaftsspiele motivieren.
- Indikationsspezifische Einheiten, wie Intervalltraining
- Einzel- und Gruppenphysiotherapie bei Erkrankungen aus dem neurologischen, orthopädischen und pneumologischen Bereich
- Medizinische Bäder bei Hautkrankheiten, Inhalationen bei Atemwegserkrankungen
- Psychologische Diagnostik
- Musik- und Ergotherapie bei Wahrnehmungs- und Entwicklungsproblemen
- Angehörigengespräch und -beratung
- Gesundheitsbildung
- Ernährungstherapie
- Psychologische Beratung und künstlerische Therapien
- Training zur Stärkung der Selbstwahrnehmung und Handlungskompetenz
- Berufliche Orientierung und Integration (ab 14 Jahren)
- Soziale Arbeit, soziale und schulische Integration
- Vorbereitung von Nachsorge
- Der Übergang von der Pädiatrie zur Erwachsenenmedizin ist eine Herausforderung für Heranwachsende mit chronischen Erkrankungen. In der Rehabilitation werden dazu Trainingsmodule angeboten.
- Während der Reha-Maßnahme erfolgt eine pädagogische Betreuung der Rehabilitand*innen außerhalb der Therapien.
  - Soziales Kompetenztraining: Das Leben mit einer chronischen Erkrankung, häufig verbunden mit stigmatisierenden Reaktionen des Umfelds, erfordert hohe soziale Kompetenz.
  - Module des sozialen Kompetenztrainings:
    - Probleme durch eigenes Handeln beeinflussen
    - Wahrnehmung und Bewertung eigener und fremder Emotionen
    - Reflexion der Wirkung auf andere, Selbstpräsentation
    - Steigerung der Teamfähigkeit und Kooperationsbereitschaft
    - Förderung der Kritikfähigkeit, Selbstreflexion, Selbstkontrolle, Emotionskontrolle
    - Bestehen in schwierigen Situationen
  - Schulunterricht in der Rehabilitation: ca. 10 Schulstunden pro Woche in den Hauptfächern

Beispielhaft werden Strategien und spezifische Therapien bei wichtigen Indikationen vorgestellt. Die oben beschriebenen Therapien erfolgen außerdem dabei regelhaft.

Häufige Krankheitsbilder

Asthma bronchiale

- Bewegungstherapie: Bewegungsspiele, Atemgymnastik
- Instruktion Peak-Flow-Messung, Inhalationen
- Krankheitsspezifische Rehabilitand*innen- und Angehörigenschulung
- Psychologische Beratung und künstlerische Therapien
- Auch Rehabilitand*innen mit Mukoviszidose werden entsprechend behandelt.

Psychische Erkrankungen

Etwa 22 % der Kinder und Jugendlichen haben psychische Auffälligkeiten.

Indikationen zur Rehabilitation

- Aufmerksamkeitsdefizit-Hyperaktivitätsstörung (ADHS)
- Entwicklungsstörungen
- Essstörungen (Anorexie, Bulimie)
- Angststörungen, affektive Störungen
- Persönlichkeitsstörungen
- Somatoforme Störungen
- Organisch-symptomatische Störungen, z. B. bei Epilepsie

Die psychosoziale Entwicklung, weitere Belastungsfaktoren und die Anpassungsfähigkeit wirken sich auf die Ausprägung der Störung aus. Wesentliche Risikofaktoren sind: kritisches Familienklima, niedriger sozioökonomischer Status.

Hauptziele der Reha-Maßnahme

Verbesserung der Symptomatik, altersangemessene psychosoziale Entwicklung, verbesserte Eltern-Kind-Beziehung, Aufbau eines guten Selbstwertgefühls, individuelle ressourcenorientierte Vorbereitung der Schul- und Berufsausbildung, Organisation von weiterer Unterstützung (→ Abb. 43.2).

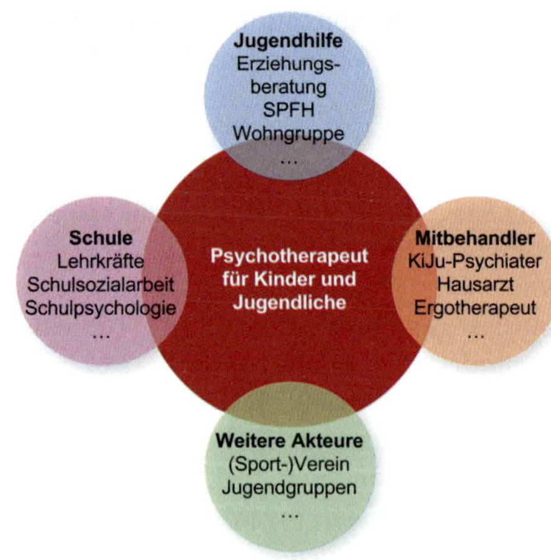

Abb. 43.2 Institutionelle Hilfen in der Kinder- und Jugendpsychotherapie [L231]

Therapie

Milieutherapie mit den Rehabilitand*innen und dem Reha-Team als Lebensgemeinschaft auf Zeit.

Adipositas

- Sport- und Bewegungstherapie: Bewegungsspiele
- Krankheitsspezifische Rehabilitand*innen- und Angehörigenschulung
- Ernährungstherapie: Ernährungsmanagement
- Therapieprogramme unter Einbeziehung von Familienmitgliedern

Neurodermitis

- Bewegungstherapie: Bewegungsspiele
- Krankheitsspezifische Rehabilitand*innen- und Angehörigenschulung
- Instruktion zur Haut- und Körperpflege, Balneotherapie
- Entspannungsverfahren

Nachsorge

Für die Indikation Adipositas existiert ein strukturiertes multimodales Nachsorgeprogramm mit Elternschulung in 16 Einheiten.

Zusammenfassung

- Die Reha für Kinder und Jugendliche orientiert sich stark am Entwicklungsstand der Rehabilitand*innen und bezieht die Familie mit ein.
- Wichtigste Indikationen sind Neurodermitis, Adipositas, Asthma bronchiale und psychische Störungen.
- Krankheitsspezifische Rehabilitand*innen- und Angehörigenschulungen, spielerisches Bewegungstraining, Verhaltenstherapie und spezifische Interventionen wie Inhalationen, Bäder und Hautpflege sind wesentliche Maßnahmen. Auch gehören pädagogische und psychosoziale Interventionen dazu.

Geriatrische Rehabilitation

Geriatrische Rehabilitation ist indikationsübergreifend und durch das Alter und nicht durch eine spezielle medizinische Indikation bestimmt. Träger ist meist die gesetzliche Krankenversicherung.

Im Fokus steht der Erhalt elementarer Aktivitäten der Selbstversorgung und des täglichen Lebens. Pflegebedürftigkeit soll überwunden, gebessert oder ihre Verschlimmerung verhindert werden.

Die Geriatrie befasst sich mit den physischen, psychischen, funktionellen und sozialen Aspekten in der Versorgung akuter und chronischer Krankheiten, der Rehabilitation und Prävention alter Menschen und deren Situation am Lebensende.
Vulnerabilität geriatrischer Rehabilitand*innen: Menschen ab 70 Jahren haben ein hohes Risiko, beim Auftreten zusätzlicher Gesundheitsprobleme aufgrund geringer Reservekapazitäten zu dekompensieren und die Beeinträchtigung ihrer Selbstbestimmung und selbstständigen Lebensführung zu erleiden, bei geringen Reserven, sich auf neue gesundheitliche Gegebenheiten einzustellen.

Geriatrische Syndrome

- Sturzneigung
- Schwindel
- Immobilität
- Kognitive Beeinträchtigungen
- Inkontinenz
- Gebrechlichkeit (Frailty)
- Fehl- oder Mangelernährung
- Schädigungen der Sinnesorgane
- Dekubiti
- Störungen im Flüssigkeits- und Elektrolythaushalt
- Polymedikation

Geriatrische Rehabilitationsindikation

- Reha-Bedürftigkeit mit anhaltenden alltagsrelevanten Einschränkungen von Aktivitäten und Teilhabe
- Bedarf an mehrdimensionaler interdisziplinärer medizinischer Rehabilitation
- Reha-begründende Diagnose und Vorliegen einer Geriatrie-typischen Multimorbidität
- Reha-Fähigkeit: Die Voraussetzungen sind niederschwellig im Vergleich zur indikationsspezifischen Reha. Nur stabile Vitalparameter und die Fähigkeit, sich täglich an mehreren Therapiemaßnahmen zu beteiligen, sind erforderlich.
- Alltagsrelevante Reha-Ziele: Minderung von Teilhabeeinschränkungen

Beispiel aus der Praxis
Auch kleinschrittige Reha-Ziele können für eine selbstbestimmte Lebensführung oder den Verbleib im bisherigen Wohnumfeld wichtig sein.
Es kann entscheidend sein, ob ein*e Rehabilitand*in nach Schlaganfall von einer oder nur von zwei Pflegekräften gemeinsam vom Bett in den Rollstuhl transferiert werden kann. Davon hängt ab, ob der/die Betroffene den Rest des Lebens nur noch im Bett verbringt oder nicht!

- Positive Reha-Prognose: Abhängig von Art, Dauer und Schwere der Beeinträchtigungen und den Kontextfaktoren im Lebensumfeld ist durch die Reha-Maßnahme das Reha-Ziel erreichbar, gegebenenfalls nur durch eine mobile Reha im Wohnumfeld.

Definitionen
- **Restitution:** Wiederherstellung der Körperstrukturen und -funktionen bis zum Normalzustand (ad integrum) oder weitestmöglich (ad optimum). Damit Erreichen der Reha-Ziele zu Aktivität und Teilhabe. Das ist selten möglich.
- **Kompensation:** Ziel der ersatzweisen Übernahme von geschädigten Strukturen, Funktionen und Aktivitäten durch andere, um gleiche Ziele der Aktivität und Teilhabe zu erreichen.
- **Adaptation:** Anpassung der aktiven Lebensvollzüge an die individuellen Einschränkungen und Kontextfaktoren oder ggf. deren Anpassung. Reduktion von Barrieren und Stärkung von Förderfaktoren im Umfeld. Entwicklung von Strategien der subjektiven Bewältigung (Coping) und Stützen von Ressourcen bei den Angehörigen (→ Kap. 2).

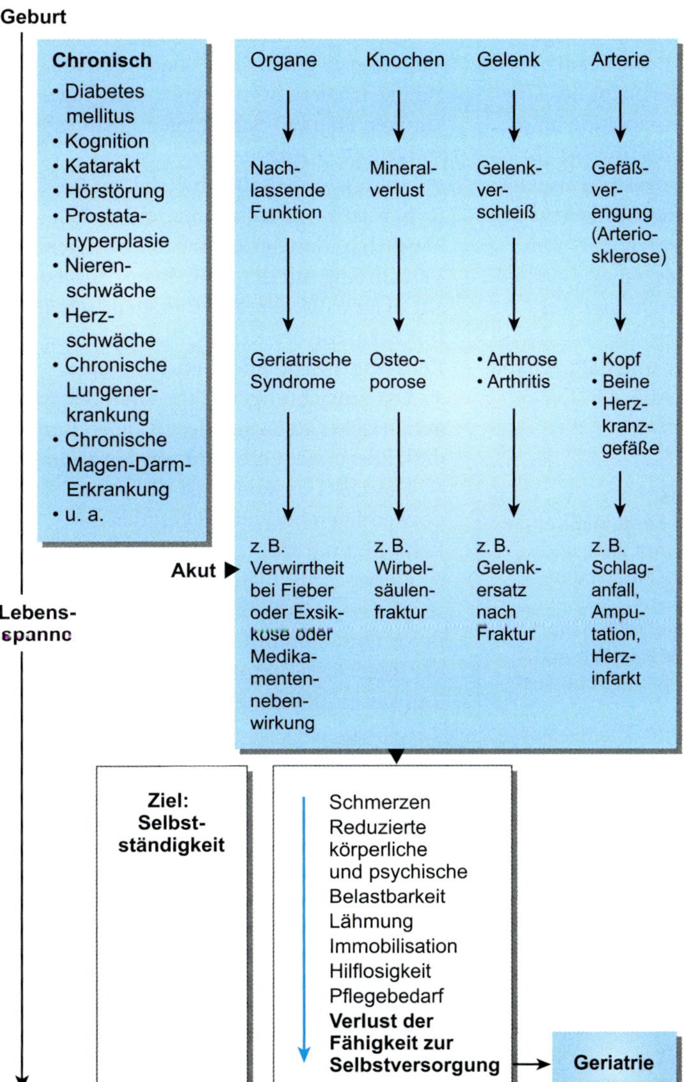

Abb. 44.1 Typische Multimorbidität in der Geriatrie (Wrobel 1998): Das Schema verdeutlicht die Komplexität der Krankheitsbilder und damit der Anforderungen an die Rehabilitation. [A300-157]

Merkmale geriatrischer Rehabilitation

- Große Bedeutung von Frührehabilitation: Bereits gut behandelbare zusätzliche Erkrankungen können zur Dekompensation der Betroffenen führen. Früh-Reha-Maßnahmen sind parallel zur Akutbehandlung notwendig (→ Kap. 29). Eine Immobilität muss so kurz wie möglich gehalten werden. Nicht die Schwere der Erkrankung ist ausschlaggebend, sondern die Vulnerabilität der Betroffenen.
- Multidimensionalität der Beeinträchtigungen
- Hohe Anforderungen an die Breite der Assessments
- Breit aufgestelltes geriatrisches Behandlungsteam mit rehabilitativer Pflege
  - Dazu gehören ärztlicherer und pflegerischer Dienst, Physio-, Ergo-, Stimm-, Sprech-, Sprach-, Schlucktherapie, Neuropsychologie, Sozialarbeit, Psychologie, Seelsorge, Ernährungsberatung, Orthopädietechnik
  - Aktivierende Pflege mit Anleitung und Motivierung zur Eigenaktivität und Anleitung der Angehörigen in enger Einbindung mit dem Reha-Team
- Bedeutung des Reha-Prinzips der Kompensation und der Adaptation an die Situation gegenüber der Restitution. Es bedarf oft einer Einstellungsänderung der Betroffenen und ihrer Angehörigen zu den Therapiezielen. Alle möchten, dass ihre Fähigkeiten wieder so werden, wie sie mal waren. Überzogene Wünsche sind verständlich.
- Vermittlung einfacher und gut nachvollziehbarer Therapien (→ Abb. 44.2)

Beispiel aus der Praxis
Ein wichtiger Inhalt der Reha-Maßnahme ist der Aufbau realistischer Ziele und die Ermutigung, diese schätzen und erreichen zu können.
Beispiel für Rehabilitand*innen: Ein berühmter Komiker fragte seinen Arzt, ob er mit seiner neuen Erkrankung auch Geige spielen könne. Dieser bejahte das. Der Komiker bemerkte, das sei schön, denn er wollte immer schon Geige spielen können. Dieser uralte Scherz hilft erfahrungsgemäß, Menschen Einsicht in reale neue Gegebenheiten zu geben, dennoch Mut zu fassen und aktiv zu werden, um das Beste aus der Situation zu machen.

- Einbeziehen der Kontextfaktoren in den Reha-Prozess
- Sektorenübergreifende Reha-Konzeption: Betreuungspersonen sollten frühzeitig in den Reha-Prozess eingebunden werden. Umso realistischer kann dieser aufgebaut und umgesetzt werden.
- Möglichst wohnortnahe Rehabilitation. Das ist der Wunsch vieler Rehabilitand*innen. Damit ist die Einbindung von bisherigen und neuen Betreuungspersonen leichter. Die Umsetzung von Anpassungen z. B. im Wohnumfeld ist vereinfacht.

Versorgungsstrukturen

Geriatrische Frührehabilitation (§ 39 SGB V)

- Geriatrische Fachabteilungen in Krankenhäusern: geriatrische Tageskliniken. Häufig erhalten Menschen z. B. in Tageskliniken erstmals Schulungen, nicht schon zu Hause (→ Abb. 44.3).
- Abgrenzung der Früh-Reha zur Reha: Primär ist eine akutstationäre Krankenhausbehandlung erforderlich mit enger Verzahnung mit der Früh-Reha. Zusätzlich zur diagnostischen und therapeutischen Infrastruktur des Krankenhauses gibt es Reha-spezifische Pflege und Therapie.
- Die Einrichtungen fangen den Bedarf an geriatrischer Reha auf, der in vielen Bundesländern nicht erbracht werden kann.
- Das DRG-System passt nicht zur notwendigen individuell gestalteten Reha-Maßnahme.
- Geriatrische Tageskliniken kompensieren die notwendige Infrastruktur, teilweise in Kombination mit Kurzzeitpflege, wo in der Regel keine aktivierenden Maßnahmen und kaum Mobilisation erfolgen.

Beispiel aus der Praxis
Ältere Menschen sind nach größeren Unfallverletzungen bei Entlassung aus der Akutklinik oft noch nicht in der Lage, an einer orthopädisch-traumatologischen Anschlussheilbehandlung (AHB) teilzunehmen. Sie werden z. B. für den Zeitraum der Extremitätenentlastung in eine Kurzzeitpflegeeinrichtung verlegt mit nur wenig Physiotherapie. Der physische und psychische Allgemeinzustand verschlechtert sich häufig – eine fatale Versorgungslücke.

Geriatrische Rehabilitation

- Stationäre Reha-Einrichtungen
- Ambulante Reha
- Mobile Reha:
  - Sie findet im Alltag der Rehabilitand*innen statt. Der Transfer in den Alltag erfolgt direkt und parallel.
  - Die Reha-Ziele sind an den konkreten Gegebenheiten vor Ort orientiert. Angehörige können direkt einbezogen werden.
  - Das Erlernte wird auch außerhalb der Therapiezeiten motiviert weiter trainiert.
  - Manche Therapieformen, wie Bewegungsbad oder Trainingsgeräte, sind nicht verfügbar.
  - Der logistische und personelle Aufwand ist hoch.

Reha bei Demenz
- Bei leichter bis mittelgradiger Demenz als Begleiterkrankung sind die Ergebnisse der Reha gut.
- Für Menschen mit mittelgradiger Demenz ist die mobile Reha besonders geeignet.

Zugangswege

- Stationäre Früh-Reha: Direktaufnahme im Krankenhaus oder Verlegung aus einer Akutabteilung

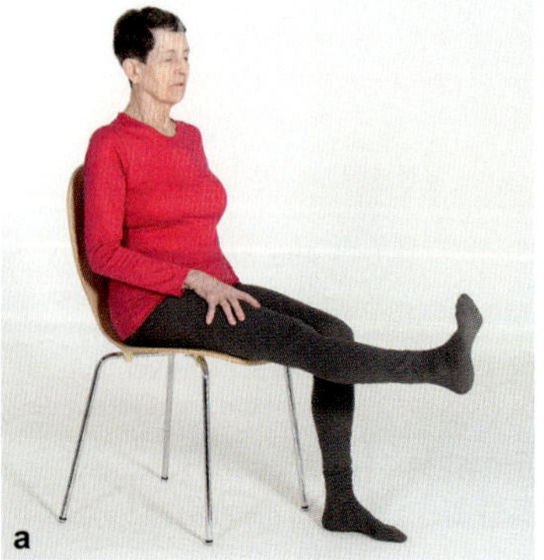
a

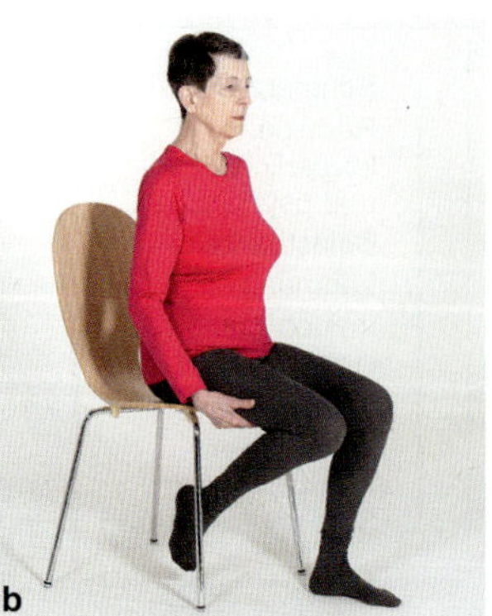
b

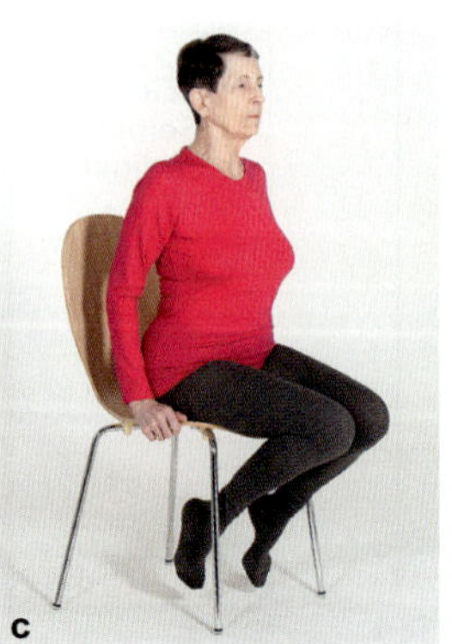
c

Abb. 44.2 Einfache Gymnastikformen: Auch ohne aufwendige Geräte sind effektive komplexe Übungen möglich, hier auf einem Stuhl. [K351]

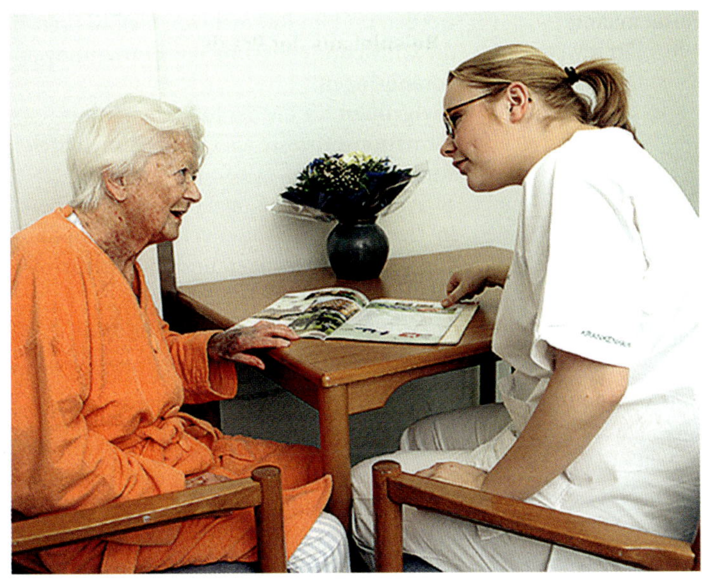

Abb. 44.3 Geriatrische Einzelschulung: Das Schulungsgespräch zeigt die Bedeutung des persönlichen Kontakts zwischen Rehabilitandin und Pflegekraft. [K115]

- Teilstationäre Früh-Reha:
  - Meist als Verlegung aus dem Akutkrankenhaus
  - Teilweise in Kombination mit Unterbringung in Kurzzeitpflege
- Stationäre geriatrische Reha:
  - Als AHB bei entsprechender Reha-Indikation (s. o.)
  - Mit oder ohne vorangegangene Früh-Reha
  - Manchmal durch Einleitung durch niedergelassene Ärzt*innen, selten durch Pflegebegutachtungen durch den Medizinischen Dienst der Krankenkasse
- Ambulante geriatrische Reha: gibt es kaum.
- Mobile geriatrische Reha: bundesweit nur punktuelle Angebote, überwiegend als AHB

Zusammenfassung

- Ältere Menschen weisen eine erhöhte Vulnerabilität auf, d. h., sie laufen Gefahr, auch bei zusätzlichen Erkrankungen oder Änderungen der Lebensumstände zu dekompensieren und ihre Selbstständigkeit zu verlieren.
- Häufig besteht Multimorbidität.
- Die Reha-Ziele sind Kompensation und Adaptation an neue Gegebenheiten. Selten ist Rekompensation möglich.
- Das Reha-Team und die Reha-Maßnahmen sind multidimensional und interdisziplinär ähnlich der neurologischen Reha.
- Geriatrische Früh-Reha sollte bereits während der stationären Akutbehandlung beginnen. Sie ersetzt die geriatrische Reha nicht.
- Geriatrische Rehabilitationseinrichtungen sind nicht in allen Bundesländern verfügbar und werden oft durch geriatrische Tageskliniken, teilweise parallel zur Kurzzeitpflege, erbracht.

Umwelt- und Klimaschutz

Auswirkungen von Umweltveränderungen

Umweltveränderungen wirken sich auch unmittelbar auf die medizinische Rehabilitation aus. Man unterscheidet schleichende und akute Folgen des Klimawandels.

- **Schleichende Folgen** des Klimawandels:
  - Hitze, Trockenheit, Wassermangel, verschlechterte Luftqualität, Verlängerung der Pollensaison, Ausbreitung von Krankheitserregern in bisher nicht betroffene Regionen
  - Zerstörung natürlicher Lebensräume, erschwerte Lebensbedingungen, Nahrungsmangel, Ressourcenknappheit, Migration
- **Akute Folgen** des Klimawandels:
  - Katastrophen durch Extremwetter, Überschwemmungen etc.
  - Verlust von Lebensgrundlagen, weitreichende Veränderungen des sozialen Umfelds
- **Gesundheitliche Folgen:** hitzebedingte Haut- und Kreislauferkrankungen, Atemwegserkrankungen, Infektionskrankheiten bis hin zu weiteren Pandemien, psychische Belastungen, Verletzungen durch Umweltkatastrophen (→ Abb. 45.1)

Reha-Einrichtungen müssen sich mit den Folgen dieser Veränderungen auseinandersetzen, sind aber auch Mitverursacher. 5 % der Gesamtemission von Treibhausgasen stammen in Deutschland aus dem **Gesundheitssektor.** Hauptursache ist eine ineffiziente Energieverwertung.
Aktuelle direkte umweltbezogenen Themen in Reha-Einrichtungen sind:

- Folgen der Corona-Pandemie
- Gebäudeschäden durch Extremwetterereignisse
- Steigende Kosten für Energie, Lebensmittel, Baumaterialien

In psychologischen Beratungen berichten Rehabilitand*innen vermehrt über Ängste und Belastungen im Zusammenhang mit Umweltthemen.

Maßnahmen in der medizinischen Rehabilitation

Die **Deutsche Rentenversicherung Bund** hat als größter Reha-Träger eine Nachhaltigkeitsstrategie entwickelt, um bis 2030 klimaneutral zu wirtschaften. Das bezieht sich auch auf die trägereigenen Reha-Einrichtungen. Reduktion des Ressourcenverbrauchs und die nachhaltige Beschaffung von Materialien werden angestrebt.
Handlungsleitlinien für medizinische Einrichtungen von verschiedenen Organisationen geben eine Richtschnur vor. Damit können auch Reha-Einrichtungen **Gütesiegel** für Nachhaltigkeit erwerben. Zu den angestrebten Maßnahmen gehören u. a.:

- **Investitionen** in energiesparende und energieeffiziente Technik, Gebäudedämmung
- Förderung von klimafreundlichem **Nutzerverhalten,** z. B. bei Heizung, Beleuchtung, nachhaltiger Beschaffung und Entsorgung. Damit können **Betriebskosten** gesenkt werden.

Teammitglieder sollen als **Klimamanager*innen** in den Einrichtungen qualifiziert werden und im Rahmen von Netzwerken die Umweltorientierung der Einrichtungen voranbringen.
Zielgrößen für die ökologischen Transformationsprozesse als Unternehmensziele sind:

- Anpassung der Konzepte und Angebote in Therapie und Speisenversorgung an die Umweltveränderungen und ihre medizinischen Folgen
- Klimaneutralität, Einsparung von Ressourcen und nachhaltiges Wirtschaften

In den **Therapiebereichen** Bewegung, Ernährung und Psychologie sollen umweltbezogene Themen integriert und auch zur Gesundheitsbildung herangezogen werden. Lebensstiländerungen, die in der Reha gefördert werden, um gesundheitsförderliches Verhalten umzusetzen, können damit auch auf klimafreundliches Verhalten erweitert werden. Alle **Bereiche** der Reha-Einrichtungen (Verwaltung, Therapie, Technik) sollten zusammenwirken und am Veränderungsprozess teilnehmen. Anreize durch staatliche **Fördermöglichkeiten** und Kosten- und Leistungsträger sind zur Umsetzung erforderlich. Zunächst sind die notwendigen Maßnahmen aufwendig.
Innovation und Nachhaltigkeit sollen künftig in die **Vergütungssätze** als einrichtungsspezifische Merkmale eingehen. Diese könnten sich an den Kriterien der o. g. Gütesiegel orientieren.
Reha-wissenschaftliche Forschung sollte die Auswirkungen der genannten Maßnahmen auf die Gesundheit von Rehabilitand*innen und der Reha-Teams untersuchen. Es gibt

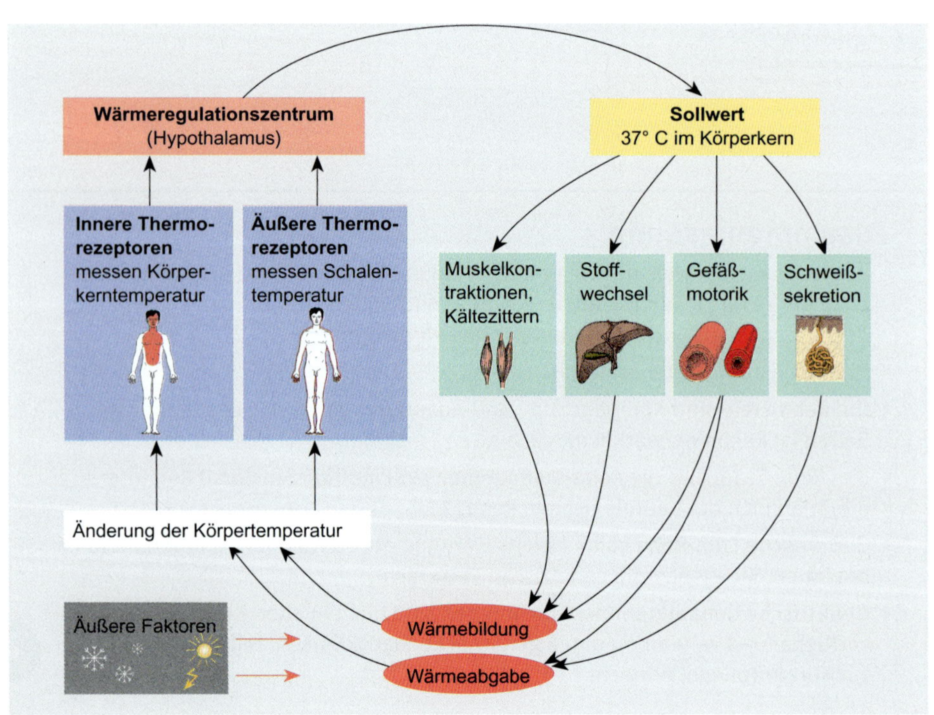

Abb. 45.1 Risikofaktor Hitze: Anpassungsmechanismen des Körpers [L215]

bereits **Forschungsergebnisse** zur Verbesserung von Atemwegserkrankungen, von Luftqualität, Wohlbefinden der Bewohner und Abnahme von Stress bei sog. grüner Bauweise. Außerdem sollten die ökologischen Transformationsprozesse **wissenschaftlich** begleitet werden.

Die **Einrichtungsauswahl** für die Belegung wird durch die Rentenversicherung neu geregelt mit folgenden Kriterien:

- Sozialmedizinische Kriterien
- Qualität der Einrichtung
- Entfernung vom Wohnort
- Wartezeit bis zum Beginn der Maßnahme
- Ökologische Ausrichtung

Zunehmend wird der Lage von Reha-Einrichtungen im ländlichen Raum eine therapeutische Bedeutung zum Erleben von Natur und damit zur Steigerung des Umweltbewusstseins beigemessen.

Eine nachhaltige Ausrichtung der Reha-Einrichtung kann in Zeiten der hohen Gewichtung von Wunsch- und Wahlrecht der Rehabilitand*innen ein **Belegungsvorteil** sein. Auch für die **Gewinnung von Mitarbeitenden** kann eine ökologische verantwortungsbewusste Ausrichtung der Einrichtung von Vorteil sein. Die **Kontrolle** der Einhaltung ökologischer Ziele kann wie bei anderen Qualitätskontrollen durch die federführenden Kostenträger erfolgen (→ Kap. 25).

Beispiele für ökologische Maßnahmen in Reha-Einrichtungen

- **Energieeffizienz:** natürliche Ventilation, natürliche Lichtquellen, Einsatz erneuerbarer Energien, Nutzung energieeffizienter, möglichst natürlicher Dämmstoffe
- Effiziente **Wassernutzung:** wassereffiziente Ausstattung installieren, Regenwasser nutzen
- Ökologisch orientierte **Innenausstattung**
- Nachhaltige **Geländeplanung:** Dachbegrünung, grüne Parkplätze
- **Materialien:** Verwendung umweltfreundlicher, dauerhafter, ungiftiger Baumaterialien
- Nachhaltiges **Abfallmanagement:** Abfallvermeidung, Vermeidung von Einwegartikeln bei der Speisenversorgung, Mülltrennung
- **Speisenversorgung:** Nutzung regionaler Produkte in der Speisenversorgung, möglichst aus biologischem Anbau, Küche vor Ort, keine Transporte über weite Strecken, Vermeidung von Einweggebinden
- Abbau von **Papier** im Verwaltungsbereich
- Nutzung von **Abwärme** von Computer-Servern zur Gebäudeheizung
- **Schulung** des Reha-Teams in umweltschonendem Verhalten
- Sponsoring von **Dienstfahrrädern** und **Abonnements** für den öffentlichen Nahverkehr für Mitarbeitende durch Einrichtungsbetreiber
- Unterstützung der Rehabilitand*innen bei Anreise/**Transport** mit öffentlichen Verkehrsmitteln oder Sammeltransporte in ambulanten Einrichtungen
- Seitens der Kostenträger sollte die Belegung mit Rehabilitand*innen aus großer räumlicher **Entfernung** überdacht werden. Distanz vom heimischen Umfeld kann im Einzelfall sinnvoll sein, um z. B. Rehabilitand*innen einen Perspektivwechsel zum eigenen Verhalten zu ermöglichen. Das sollte im Rahmen der ökologischen Transformation die Ausnahme werden.

Zusammenfassung

- Es besteht eine grundlegende Notwendigkeit zur ökologischen Transformation in der medizinischen Rehabilitation.
- Das betrifft sowohl die Einrichtung selbst, ihre Ausstattung und Prozesse wie auch die Inhalte und Konzepte sowie die medizinischen Anforderungen durch die Rehabilitand*innen an das Team.
- Die Qualifikation von Klimamanager*innen ist für jede Einrichtung bedeutsam. Umweltzertifizierungen helfen bei der systematischen Umsetzung der notwendigen Veränderung und unterstützen die Vernetzung mit anderen Einrichtungen, da Erfahrungsaustausch auch hierbei wichtig ist.
- Wenn sich Einrichtungen dieser Aufgabe nicht oder zu zögerlich stellen, geraten sie schnell in einen (teuren) Krisenmodus. Auch die Belegung und die Stellenbesetzung werden zunehmend abhängig von der ökologischen Ausrichtung sein, um konkurrenzfähig zu bleiben und ökonomisch wirtschaften zu können.

Forschung, Ethik, Datenschutz

Forschung in der Rehabilitationsmedizin

Ziele der Reha-Forschung sind:

- Verbesserung der konzeptuellen und theoretischen Grundlagen der Reha-Medizin
- Wissen zu Wirkungsprozessen und Wirksamkeit rehabilitativer Maßnahmen verbessern
- Qualität und Nachhaltigkeit der Versorgung von Rehabilitand*innen untersuchen und sicherstellen

> Wissenschaftliche Forschung bildet die Grundlage für eine bedarfsorientierte und evidenzbasierte Rehabilitationsmedizin.

Seit den 1990er-Jahren gibt es zunehmend strukturierte Forschungsförderprogramme dazu. Daraus resultiert konsolidiertes Wissen zur Bewältigung von Krankheitsfolgen und Behinderung, zu Maßnahmen zur Stärkung von Selbstbestimmung und Teilhabe, zur Weiterentwicklung der rehabilitativen Infrastruktur. Reha-medizinische Behandlung soll auf empirisch geprüftem Wissen zu Wirkungsweisen und Wirksamkeit von Therapiemaßnahmen fußen.
Besonders die gesetzlichen Rentenversicherungsträger engagieren sich in der Förderung von Reha-Forschung. Weitere Akteure in der Reha-Forschung sind Gesetzgeber/Gesundheitspolitik, Leistungsträger, Reha-Einrichtungen, Universitäten und Hochschulen.
Erst seit den 1990er-Jahren wurden Professuren für Rehabilitationsforschung eingerichtet, oft als Stiftungsprofessuren. An der Reha-Forschung ist nicht nur die Medizin beteiligt, sondern auch die Psychologie, Soziologie, Gesundheitswissenschaften und die akademischen Bereiche der Pflege, Physio- und Ergotherapie und weitere Gebiete.
Der Reha-Begriff orientiert sich in der Forschung stets am biopsychosozialen Modell (ICF, → Kap. 2). Themen der Reha-Forschung sind (Auswahl):

- Theoretische und methodische Grundlagen von Rehabilitation und Reha-Forschung
- Entstehung, Häufigkeit, Prognose von Teilhabestörungen
- Entwicklung von Reha-Assessments und Reha-Interventionen
- Indikationsstellung, Zuweisungsprozesse, Therapiesteuerung
- Gesetzliche, ökonomische Rahmenbedingungen und ihre Folgen
- Internationaler Vergleich
- Demografische Entwicklung und Diversität
- Partizipative Entscheidungsfindung
- Digitalisierung, E-Health in der Rehabilitation
- Konzepte zur Aus-, Fort- und Weiterbildung der Teammitglieder

Ein Forschungsthema ist auch die Umsetzung der Forschungsergebnisse in der Praxis der Reha-Einrichtungen (Transfer).

> Besonderheiten der Reha-Forschung sind durch die institutionellen und organisatorischen Gegebenheiten der Reha bedingt.
> Reha hat besonders hohe Anforderungen an Interdisziplinarität und Zusammenarbeit.

Die **Deutsche Gesellschaft für Rehabilitationswissenschaften e. V. (DGRW)**, gegründet 2000, ist der interdisziplinären, interprofessionellen unabhängigen Erkenntnis verpflichtet. Im Zusammenschluss engagieren sich wissenschaftlich Tätige aus allen Bereichen der Rehabilitation. Sie ist Mitglied der Arbeitsgemeinschaft der Wissenschaftlichen Medizinischen Fachgesellschaften e. V. (AWMF) und darüber an Leitlinienerstellung und Fragen zur ärztlichen und therapeutischen Aus-, Fort- und Weiterbildung beteiligt. Die **Deutsche Gesellschaft für Physikalische und Rehabilitative Medizin (DGPRM)** und die DGRW arbeiten z. B. bei Leitlinienprojekten zusammen.
Der wichtigste Jahreskongress der Reha-Wissenschaften ist das **Reha-wissenschaftliche Kolloquium (Deutscher Kongress für Rehabilitationsforschung).** Veranstalter sind die Deutsche Rentenversicherung und die DGRW.
Dic Rehabilitationsmedizin hat mit dem neuen Gegenstandskatalog eine größere Bedeutung im Medizinstudium erhalten. Das entspricht der Einschätzung der WHO, die Rehabilitation als eine wesentliche Zukunftsaufgabe für die Weltbevölkerung sieht (→ Kap. 2).

Ethik in der Rehabilitation

Medizinische Ethik beschäftigt sich mit den ethischen Normsetzungen, die für das Gesundheitswesen gelten sollen. Sie hat sich aus der ärztlichen Ethik entwickelt, bezieht sich aber auf alle in der Medizin, auch in der Rehabilitationsmedizin tätigen Personen, Institutionen und auch die Rehabilitand*innen. Grundlegende Werte sind:

- Wohlergehen der Menschen zu fördern
- Verbot, zu schaden („Primum non nocere", vgl. Hippokratischer Eid)
- Prinzip der Autonomie der Rehabilitand*innen
- Prinzip der Menschenwürde (→ Abb. 46.1)

Bei der Forschungsethik gilt als Mindeststandard die **informierte Zustimmung.** In der Deklaration von Helsinki 1964 (Weltärztebund) wurden die Grundlagen der Forschungsethik aus ärztlicher Perspektive konkretisiert. Sie bildet die weltweite Grundlage für Gesetzgebungen. Die ärztliche Berufsordnung in Deutschland ist von ihr geprägt. Von 1975 bis 2009 wurde diese weiterentwickelt, nun mit eindeutigen Empfehlungen z. B. zum Umgang mit Placebos, Umgang mit Ressourcen im Gesundheitswesen.
Menschen mit Krankheiten gelten als vulnerabel.

> Vulnerabilität einer Person: Aufgrund ihrer aktuellen Situation könnte sie in ihrer Selbstbestimmung eingeschränkt sein oder schnell eingeschränkt werden.

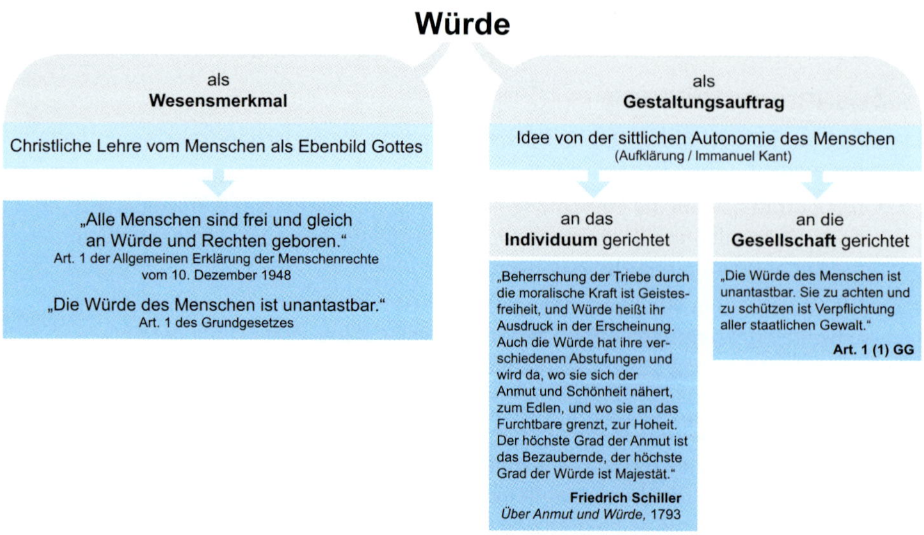

Würde

als **Wesensmerkmal**

Christliche Lehre vom Menschen als Ebenbild Gottes

„Alle Menschen sind frei und gleich an Würde und Rechten geboren."
Art. 1 der Allgemeinen Erklärung der Menschenrechte vom 10. Dezember 1948

„Die Würde des Menschen ist unantastbar."
Art. 1 des Grundgesetzes

als **Gestaltungsauftrag**

Idee von der sittlichen Autonomie des Menschen
(Aufklärung / Immanuel Kant)

an das **Individuum** gerichtet

„Beherrschung der Triebe durch die moralische Kraft ist Geistesfreiheit, und Würde heißt ihr Ausdruck in der Erscheinung. Auch die Würde hat ihre verschiedenen Abstufungen und wird da, wo sie sich der Anmut und Schönheit nähert, zum Edlen, und wo sie an das Furchtbare grenzt, zur Hoheit. Der höchste Grad der Anmut ist das Bezaubernde, der höchste Grad der Würde ist Majestät."
Friedrich Schiller
Über Anmut und Würde, 1793

an die **Gesellschaft** gerichtet

„Die Würde des Menschen ist unantastbar. Sie zu achten und zu schützen ist Verpflichtung aller staatlichen Gewalt."
Art. 1 (1) GG

Abb. 46.1 Menschenwürde [V492]

Zentrale ethische Perspektive: Prinzipienethik

Vier Grundsätze stehen nebeneinander und müssen fallbezogen gegeneinander abgewogen werden. Sie unterstehen allgemeinen Moralprinzipien:

- **Prinzip der Autonomie:** Selbstbestimmung
  - Entscheidungsfähigkeit der Rehabilitand*innen fördern
  - Verständliche wahre Erklärungen geben, freiwillige Entscheidungen ermöglichen/sicherstellen, Einverständnis einholen, Vertraulichkeit wahren, Wunsch der Rehabilitand*innen zum Umgang mit ihnen unterstützen
- **Prinzip des Nichtschadens:** Ist eine Handlung moralisch vertretbar, wenn andere dafür geschädigt werden?
- **Prinzip der Fürsorge**
- **Prinzip der Gerechtigkeit**

Ethische Theorie und moralische Praxis stehen in einer Wechselbeziehung. Die Theorie gibt Orientierung, muss sich aber in der Praxis beweisen.

Datenschutzgrundlagen

Reha-Einrichtungen verarbeiten Gesundheitsdaten von Versicherten. Es handelt sich um besonders sensible und schutzbedürftige personenbezogene Daten. Grundlage ist die EU Datenschutz-Grundverordnung (DSGVO).

Die Daten unterliegen zugleich dem Sozialgeheimnis (SGB I). Risiken bei der Verarbeitung personenbezogener Daten sind:

- Verletzung der Menschenwürde
- Verletzung des Allgemeinen Persönlichkeitsrechts
- Verletzung besonderer Persönlichkeitsrechte, z. B. Recht am eigenen Bild
- Körperverletzung, z. B. infolge fehlerhafter Gesundheitsdaten
- Sachschäden, z. B. infolge unzutreffender Daten
- Finanzieller Verlust
- Rufschädigung
- Diskriminierung

Datenschutzgrundsätze sind:

- Rechtmäßigkeit (also mit Einverständnis)
- Zweckbindung
- Transparenz
- Datenminimierung (so viel wie nötig, so wenig wie möglich)
- Richtigkeit
- Zeitliche Speicherbegrenzung
- Integrität
- Verarbeitung nach Treu und Glauben

Reha-Einrichtungen müssen durch geeignete Maßnahmen gewährleisten, dass die Rechte und Freiheiten der Rehabilitand*innen beachtet werden.
Jede Reha-Einrichtung muss eine*n Datenschutzbeauftragte*n benennen. Datenschutzbeauftragte sind in Ausübung ihrer Fachkunde weisungsfrei und berichten der obersten Managementebene.
Jede Einrichtung hat ein Datenschutzkonzept und ein Datensicherheitskonzept.
Es gilt die ärztliche Schweigepflicht.
Die ärztliche Dokumentationspflicht ist einzuhalten. Der Schweigepflicht unterstehen alle Teammitglieder, die eine unmittelbar im Zusammenhang mit der ärztlichen Behandlung stehende Tätigkeit ausüben. Rehabilitand*innen-bezogene Daten dürfen nur zu dem Zweck genutzt werden, zu dem sie erhoben wurden, nie „auf Vorrat".
Rechte der Rehabilitand*innen sind:

- Recht auf Information
- Recht auf Akteneinsicht
- Recht auf Auskunft über die gespeicherten Daten
- Recht auf Berichtigung, Löschung, Einschränkung der Verarbeitung von Daten
- Recht auf Widerspruch, Schadensersatz, Beschwerde bei der Aufsichtsbehörde

Bei Forschungsvorhaben ist für die Verwendung personenbezogener Daten die **Einwilligung** der Betroffenen erforderlich. Diese muss freiwillig und informiert erfolgen.

Die Übermittlung von Daten, z. B. an den Rentenversicherungsträger, ist geregelt. Entlassungsberichte werden **ohne** ausdrücklich erforderliche Zustimmung an den Rentenversicherungsträger versendet, der Träger der Reha-Maßnahme war. Für die Versendung an weiterbehandelnde Ärzt*innen oder an andere Stellen ist die ausdrückliche schriftlicher Zustimmung der Rehabilitand*innen erforderlich.
Unterlagen dürfen dem **Medizinischen Dienst** der gesetzlichen Krankenversicherung (MDK) vorgelegt werden, wenn die Zustimmung der Rehabilitand*innen erteilt wurde, **nicht** jedoch der vollständige Entlassungsbericht der Krankenkasse selbst. Medizinische Unterlagen müssen entsprechend gesetzlichen Vorgaben in der Regel 10 Jahre archiviert werden. Für manche Bereiche gelten Sonderregelungen (z. B. bei Arbeitsunfällen oder Berufskrankheiten 30 Jahre).
Zunehmend müssen sich Reha-Einrichtungen auch auf Cyberkriminalitätsangriffe einstellen. Das gilt vor allem auch für die gerade in der Reha unvermeidlichen Schnittstellen. Durch neue Entwicklungen kommen ständig Schnittstellen dazu.

Zusammenfassung

- Rehabilitationsforschung befasst sich mit Grundlagen der Reha, der Wirksamkeit von rehabilitativen Maßnahmen. Sie wurde erst ab den 1990er-Jahren systematisch in Deutschland eingeführt. An Hochschulen und Universitäten wurden Lehrstühle eingerichtet, nicht nur in der Medizin. Das spiegelt die Interdisziplinarität der Rehabilitation wider. Grundlage der Forschung ist die ICF.
- Reha-wissenschaftliche Fachverbände bringen sich in der Entwicklung von medizinischen Leitlinien und in der Aus-, Fort- und Weiterbildung der Reha bezogenen Berufe ein, auch im Medizinstudium.
- Die Ethik der Reha-Medizin fußt auf der ärztlich-medizinischen Ethik. Grundsätze der sog. Prinzipienethik finden dabei ihren Niederschlag.
- Ethische Theorie als Orientierung und moralische Praxis stehen in einer Wechselbeziehung, die zuweilen praktische Korrekturen erfordert.
- Datenschutz gilt wie überall in der Medizin auch in der Reha. Sozialdaten gelten als besonders schützenswert. Rehabilitand*innen werden als vulnerable Personen eingeschätzt.
- Jede in der Reha tätige Person sollte die gültigen Datenschutzgrundsätze kennen und entsprechend agieren.
- Durch neue Mediennutzung wie E-Health, Nachsorge-Apps etc. entstehen zusätzliche Schnittstellen mit einem entsprechend zu beachtenden Risiko.

Gesellschaftliche Entwicklungen

Folgende Gruppen bzw. Themen sollten in diesem Kontext mehr Beachtung finden, sowohl in den Einrichtungen wie auch in der Forschung (Auswahl):

- Menschen mit Migrationshintergrund als Rehabilitand*innen und als Teammitglieder
- Ältere Rehabilitand*innen und ältere Teammitglieder
- Unterschiedliche Reha-Bedarfe alters- und geschlechtsabhängig, aber auch bezüglich der sozialen Zugehörigkeit
- Menschen mit Transsexualität

> Diversität und Veränderungen durch den demografischen Wandel wirken sich stark in der Rehabilitationsmedizin aus. Daraus ergibt sich die Notwendigkeit eines Diversitätsmanagements in Reha-Einrichtungen.

Menschen mit Migrationshintergrund

Circa 25 % der Bevölkerung in Deutschland haben einen Migrationshintergrund, d. h., sie selbst oder ihre Eltern sind aus einem anderen Land zugewandert. Sie arbeiten häufiger in Fertigungsberufen.
Die Inanspruchnahme und die Erfolge von Reha-Leistungen sind unterschiedlich. Häufig kommen Menschen aus anderen Gesundheitssystemen und haben andere Erwartungen an die Aufgaben und die Durchführung von Reha-Maßnahmen als Menschen ohne Migrationshintergrund. Das hat Einfluss auf die Zufriedenheit mit der Maßnahme. Sprachbarrieren, aber auch eine andere Gesundheitsbildung, führen zudem zu Missverständnissen bei der Durchführung von Reha-Maßnahmen und u. a. dadurch zu schlechteren Ergebnissen und geringerer Zufriedenheit mit der Maßnahme.
Es besteht eine Benachteiligung in Bezug auf die arbeitsbezogene Gesundheit, höhere Quoten von Arbeitsunfällen, Berufskrankheiten und Erwerbsminderungen. Es besteht außerdem ein erhöhtes Erwerbsminderungsrisiko.

Teammitglieder

In allen Branchen gibt es in Deutschland einen Fachkräftemangel. Das betrifft auch alle medizinischen Berufe in den Reha-Einrichtungen. Außerdem liegen vor allem viele stationäre Reha-Einrichtungen in eher abgelegenen Regionen, den früheren „Kurorten". Das bedeutet für Stelleninteressenten lange und umständliche Fahrten zur Arbeit oder einen Umzug in eine gerade für jüngere Menschen meist wenig attraktive Region.
Rehabilitationsmedizin gilt in der Medizin oft noch als „Kurmedizin" und wird fachlich eher geringer eingeschätzt als die Akutmedizin. Sie hat ein großes Imageproblem. Das liegt zum Teil an fehlendem Wissen in der Gesellschaft und in vielen Medizinbereichen über Rehabilitationsmedizin.
Als Teammitglieder gerade im ärztlichen Bereich bewerben sich viele Menschen, die ihr Studium und oft auch ihre bisherige berufliche Tätigkeit in völlig anderen Gesundheitssystemen als dem deutschen absolviert haben. Die Reha-Medizin im deutschsprachigen Bereich unterscheidet sich sehr von anderen Systemen. Das kann zu Schwierigkeiten bei der Einarbeitung neuer Teammitglieder führen. Viele Bewerber*innen fühlen sich rasch überfordert und hatten ganz andere Erwartungen an das Arbeitsgebiet, die dann enttäuscht werden. Auch kulturelle Unterschiede und Gewohnheiten in der Kommunikation können die Tätigkeit für alle Beteiligten erschweren.
Kultursensible Kommunikation ist für die Teambildung von großer Bedeutung. Kulturelles Bewusstsein, Wissen und Fertigkeiten ermöglichen die Fähigkeit zum Perspektivwechsel als zentrale Kompetenz zur Vermeidung und Lösung von Konflikten in diesem Kontext.
Weil auch bei neuen Teammitgliedern mit einer Ausbildung, einem Studium oder einer bisherigen Tätigkeit in Deutschland häufig keine Erfahrungen in der Reha-Medizin vorliegen, muss die Reha-Einrichtung darauf eingehen und die Grundlagen der Reha-Medizin vermitteln. Daher sind eine gut strukturierte Einarbeitung und ein Coaching der betreffenden neuen Mitarbeiter*innen für jede Reha-Einrichtung zu empfehlen.
Zunehmend werden im Medizinstudium und in den Curricula der weiteren Medizinberufe auch Reha-Aspekte in die Aus- und Weiterbildung integriert. Das sollte auch bei der Akademisierung der bisherigen Ausbildungsberufe (z. B. Physiotherapie, Logopädie, Ergotherapie, Pflege) berücksichtigt werden.

Demografische Entwicklung

Durch die demografische Entwicklung verändern sich die Anforderungen für die Reha-Einrichtungen. Zunehmend kommen ältere Menschen mit chronischen Krankheiten oder nach Unfällen, oft multimorbid und mit hohem Pflegebedarf, in die Rehabilitation. Sie brauchen mehr Pflege, Medikamente (die üblicherweise im Tagessatz von Reha-Einrichtungen inklusive sind), Hilfsmittel, Wundmanagement und überwiegend Einzeltherapien. Immer weniger Menschen können im Alter in ihrer Familie gepflegt werden. Viele leben allein. Der Reha kommt oft die wichtige Bedeutung zu, die weitere Wohnsituation und Pflege zu organisieren, wenn die Rückkehr ins bisherige Umfeld nicht mehr möglich ist.
Auch die Mitglieder des Reha-Teams werden älter, arbeiten länger, müssen bei Fachkräftemangel und eher schrumpfender Teamgröße mehr leisten. Das kann zu personellen Engpässen führen.
Reha-Einrichtungen müssen systematisch jüngere Mitarbeiter*innen anwerben und ihnen eine langfristige berufliche Perspektive bieten. Dazu gehören eine berufliche Weiterqualifizierung, interessante Arbeitsbedingungen mit guter Vereinbarkeit von Beruf und Familie und ein stabiles Reha-Team, das seinen Mitgliedern Stabilität, Entlastung in schwierigen Situationen mit Rehabilitand*innen und die Möglichkeit gibt, sich mit den eigenen Kompetenzen aktiv einzubringen und weiterzuentwickeln (→ Kap. 3). Nur so kann das Team leistungsfähig bleiben. Ältere und jüngere Mitarbeiter*innen ergänzen sich.

Berufliche Anforderungen

Das Berufsleben der meisten Menschen verändert sich mit großer Geschwindigkeit. Arbeitsfelder und -aufgaben verändern sich, es kommt zur Arbeitsverdichtung. Lebenslanges Lernen, vor allem mit neuen Techniken, Arbeitsumfeldern und -abläufen sowie eine hohe Flexibilität werden von den Menschen erwartet. Das führt zu Stress und verstärkt nicht nur psychische Erkrankungen, es ist auch Risiko und aufrechterhaltender Faktor für viele körperliche chronische Erkrankungen. Menschen erleben sich als wenig selbstbestimmt, „im Hamsterrad", häufig in Verbindung mit sozialer Kälte. Neue Entwicklungen, wie der Einsatz von künstlicher Intelligenz, werden oft als Bedrohung für den eigenen Arbeitsplatz empfunden.
Trotz des Fachkräftemangels wirkt sich das eigene zunehmende Alter, oft in Kombination mit chronischen Erkrankungen und Behinderungen, negativ auf die Arbeitsplatzsicherheit aus. Das führt im Hinblick auf das steigende Renteneinstiegsalter zu finanziellen Zukunftssorgen bei vielen Menschen.
Die mangelnde Vereinbarkeit von Beruf und Familie ist in vielen Branchen, vor allem aber in der Medizin, ein großes Thema. Gerade in der medizinischen Rehabilitation kann diese Vereinbarkeit für die Teammitglieder oft besser gelingen als im akutmedizinischen Bereich, ist aber bisher nicht überall ausreichend beachtet und gegeben worden.

In vielen Branchen wird unsolidarisches und konkurrenzorientiertes Verhalten gefördert. Auch die Zunahme von Minijobs und die meist geringen Lebensarbeitsjahre, meist auch mit geringeren Löhnen oder Gehältern als bei Männern (Gender Pay Gap), von Frauen bergen die Gefahr der Altersarmut, die weiteren Stress auslöst. Viele Menschen zweifeln an der Sicherheit ihrer gesetzlichen Altersrente. Diese Faktoren führen viele Rehabilitand*innen in eine besondere berufliche Problemlage (→ Kap. 27).

Weitere soziale Entwicklungen

Die bisher in diesem Kapitel beschriebenen Punkte sind soziale Entwicklungen. Hier sollen noch einige weitere Aspekte aufgeführt werden, auch diese ohne Anspruch auf Vollständigkeit:

Viele Menschen haben ein eher geringes Wissen über Gesundheit (Health Literacy), Salutogenese, Stressbewältigung, gesunde Ernährung, gesundheitsfördernden Sport und das richtige Maß an Bewegung. Es fehlt oft an Köpergefühl und Achtsamkeit mit sich. Stattdessen werden vermeintlich erstrebenswerte Vorbilder aus den verschiedenen Medien mit z. T. pathologischen Körperbildern (z. B. Magersucht bei jungen Frauen) und fragwürdige Selbstoptimierungsziele verfolgt. Ein unbelasteter Umgang mit sich selbst wird für junge Menschen immer schwerer. Zusätzlich ändern sich Rollenbilder, was Orientierungsschwierigkeiten fördert. Daraus können vermehrte Doppelbelastungen (Beruf und Familie) für alle Geschlechter resultieren.

Transsexualität kann Menschen im Alltag belasten, weil die Gesellschaft in vielen Bereichen noch nicht darauf eingerichtet ist (ganz praktisch z. B. bei der Nutzung von Umkleideräumen im Sport).

Zusammenfassung

- Menschen mit Migrationshintergrund stellen eine große Gruppe der Rehabilitand*innen und der Teammitglieder in Reha-Einrichtungen dar. Häufig werden Erwartungen zur medizinischen Rehabilitation nicht erfüllt, weil die Menschen andere Erwartungen haben und Missverständnisse u. a. aus sprachlichen Gründen oder (im beruflichen Kontext) wegen des besonderen Reha-Systems im deutschsprachigen Raum entstehen.
- Auch der Fachkräftemangel, die demografische Entwicklung und die Veränderungen der Arbeitsumfelder in allen Branchen und weitere gesellschaftliche Entwicklungen wirken sich auf die medizinische Rehabilitation, ihre Aufgaben, Inhalte und Abläufe aus.
- Es ist Aufgabe der medizinischen Rehabilitation in allen Fachrichtungen, sich dieser Themen anzunehmen und den Rehabilitand*innen und den eigenen Mitarbeiter*innen zu helfen, sich ihnen selbstbewusster und gestärkt zu widmen, ihnen nicht einfach auszuweichen und ihren Weg damit aktiv zu gehen.

Fallbeispiele

BASICS

Fall 1: Schlaganfall mit Hemiparese

Fallbeschreibung

Herr Abel, 67 Jahre alt, kommt zur neurologischen Anschlussrehabilitation.
Reha-Anlass: rechtshirniger Schlaganfall (Verschluss der A. cerebri media) vor 6 Wochen mit Hemiparese links, Lysetherapie und Frührehabilitation im Krankenhaus (→ Kap. 29), erhebliche Schwierigkeiten beim Aufrichten, einige Schritte sind mit Unterstützung von zwei Personen möglich, ausgeprägte Sprech- und Schluckstörung, keine kognitiven Einschränkungen. Herr Abel ist weinerlich, wirkt, soweit er sich äußern kann, depressiv. Zuvor war er eine gesellige Frohnatur. Die Ehefrau erläutert die Anamnese. Herr Abel hat offensichtlich verstanden, dass er einen Schlaganfall mit Hemiparese hat.

Welche weiteren Informationen benötigen Sie aus der Anamnese, um die Reha-Therapien verordnen zu können?

Die Reha-relevanten Vorerkrankungen, Risikofaktoren für die Arteriosklerose, für Herz-Kreislauf-Erkrankungen und der bisherige Krankheitsverlauf der aktuellen Reha-Diagnose müssen erfasst werden. Wichtig sind die bisher erfolgten Therapiemaßnahmen und deren Wirkung, aber auch die individuelle Krankheitsbewältigung und die Konstellation des Umfelds. Die Vorerkrankungen und der Verlauf der aktuellen Erkrankung werden zusammengetragen. Die bisherigen Behandlungen und deren Wirkung werden erfragt, ggf. auch als Fremdanamnese, die Vorbefunde ausgewertet. Besonders wichtig sind die Auswirkungen der Erkrankungen auf Funktionsfähigkeit und Aktivitäten im Alltag.

- Jahrelanger Alkoholmissbrauch, seit etwa 15 Jahren trocken
- Ex-Raucher seit 10 Jahren, vorher starker Raucher
- Koronare Herzkrankheit seit 12 Jahren, selten Angina-pectoris-Beschwerden, kein Herzinfarkt
- Periphere arterielle Verschlusskrankheit (pAVK) an beiden Beinen seit 16 Jahren, mehrere Bypass-Operationen waren teilweise erfolgreich.
- Vorfußamputation rechts vor 8 Jahren bei progredienter Nekrose durch die pAVK, seitdem nicht heilender Hautdefekt am Stumpf, Vorfußprothese
- Zervikale und lumbale Spinalkanalstenose mit Claudicatio-spinalis-Symptomatik, Gehstrecke vor dem Schlaganfall 1 km, in beide Arme ausstrahlende Bewegungsschmerzen
- Kombinierte Fettstoffwechselstörung
- Arterieller Hypertonus seit 20 Jahren
- Übergewicht (BMI 29 kg/m^2)
- Prostatahyperplasie, Blasenentleerungsstörung, Nykturie dreimal pro Nacht
- Medikation: Lipidsenker, Acetylsalicylsäure, mehrere Antihypertensiva, ein niedrig dosiertes Stufe-2-Opioid und ein NSAR

Welche Kontextfaktoren müssen Sie kennen?

Die Kontextfaktoren von Rehabilitand*innen sind wesentlich für die Formulierung von Reha-Zielen und die Erstellung des Reha-Plans. Der Reha-Prozess bezieht sich auf die Situation des Rehabilitanden mit Erkrankungsfolgen im tatsächlichen Alltag. Die Sozialanamnese muss recherchiert werden, die familiären Verhältnisse, die Wohnsituation und die Berufsanamnese. Auch bei Altersrentnern sollte man sich ein Bild machen: Welchen Bildungsstand hat der/die Rehabilitand*in? Gibt es einen Kontrast zum jetzigen Zustand? Von den Kontextfaktoren hängt ab, welche Reha-Ziele sinnvoll sind, welche Maßnahmen ergriffen werden müssen, um die Reintegration und eine möglichst große Autonomie im bisherigen Umfeld zu ermöglichen.

Herr Abel war Verwaltungsangestellter und wurde mit 53 Jahren wegen der pAVK voll erwerbsgemindert berentet, mittlerweile in Altersrente. Die finanzielle Situation ist stabil.
Er ist verheiratet, hat drei erwachsene Kinder und vier Enkel. Der Kontakt zur Familie ist gut, ein Freundeskreis vorhanden. Die Ehefrau ist noch halbtags als Büroangestellte tätig, sie hatte ein Mammakarzinom mit Metastasen, bisher ohne Einschränkungen. Sie versorgte bisher die Vorfußwunde ihres Mannes.
Die Familie bewohnt ein Eigenheim, fünf Stufen im Eingangsbereich. Im Hauptgeschoss ist das Schlafzimmer und das behindertengerechte Bad. Herr Abel muss nicht in andere Etagen steigen. Bis zum Schlaganfall fuhr Herr Abel E-Bike und das eigene Auto.

Welche klinischen Untersuchungen führen Sie durch? Welche Diagnostik, welche Assessments leiten Sie ein?

Bei dem komplexen Krankheitsbild wird eine klinische Untersuchung des ganzen Körpers durchgeführt. Dabei wird besonders auf Funktion und Fähigkeiten geachtet. Hier geht es um das Gehen, Paresen, Selbsthilfefähigkeit beim Ankleiden, Schlucken, Sprechen, kognitive Fähigkeiten.

Herr Abel ist orientiert und zugewandt, kann sich sprachlich aber kaum äußern. Das Sprachverständnis ist offenbar ungestört. Er kommt im Rollstuhl, von seiner Ehefrau geschoben. Er sitzt nach links geneigt, kann mithilfe von zwei Personen aufstehen und mit deren Unterstützung einige Schritte gehen (→ Abb. 48.1). Ankleiden und Essen sind mit der rechten Hand möglich (Rechtshänder). Der linke Arm und das linke Bein zeigen Beugekontrakturen und eine geringe Spastik. Willkürmotorik ist in der linken Körperhälfte gering vorhanden, Kraftgrad 2–3 nach Janda. Es bestehen Schluckstörungen. HWS und LWS sind erheblich in ihrer Beweglichkeit eingeschränkt, es besteht eine kontrakte thorakale Hyperkyphose. Die Haut an beiden Beinen ist bräunlich verfärbt und sehr dünn. Die Fußpulse sind beidseits nicht tastbar. Die chronische Wunde am rechten Fuß nach Vorfußamputation ist im Mittelfußbereich ist schmierig belegt und feucht. Die Prothese kann derzeit nicht getragen werden. Keine Kontinenzprobleme, keine Blasenentleerungsstörung. Herr Abel befindet sich in Phase D der neurologischen Rehabilitation (→ Kap. 30). Neben der klinischen neurologischen ärztlichen Untersuchung werden pflegerische Assessments wie der Functional Independence Measure (FIM) und der Barthel-Index, neuropsychologische und psychologische Tests und ergotherapeutische Funktionstests durchgeführt. Die Untersuchung der Sprech- und Schluckstörungen erfolgt durch die Logopädin. Das aktuelle EKG zeigt Folgen eines älteren Infarkts im Vorderwandbereich. Die Laborwerte zeigen eine gute Einstellung des Stoffwechsels, die Transaminasen sind konstant etwas erhöht.

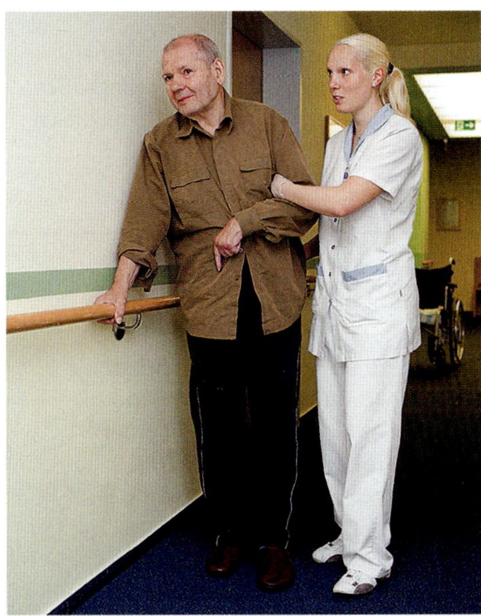

Abb. 48.1 Mobilisation nach Schlaganfall: Der Rehabilitand hält sich mit der nicht betroffenen Hand am Geländer fest, die betroffene Seite wird durch die Therapeutin gestützt. [K115]

Welche Reha-Ziele besprechen Sie mit dem Rehabilitanden?

Reha-Ziele sollten umfassend und realistisch sein. Die individuellen Ziele der Rehabilitand*innen müssen ggf. korrigiert werden, wenn sie unrealistisch sind, um ihnen Enttäuschungen zu ersparen.

> Herr Abel möchte wieder in seinem Haus wohnen und selbstständig gehen, sich versorgen, normal sprechen und Auto fahren können. Er will seiner Frau nicht zur Last fallen. Außerdem möchte er sich wieder mit Freunden treffen. Stationsärztin und Oberarzt besprechen mit ihm, dass er wahrscheinlich wieder zu Hause wohnen kann. Eine ausreichende Selbstversorgung und Gehfähigkeit werden aber erst nach längerer Zeit wieder erreichbar sein. Ob er wieder normal sprechen können wird, ist noch nicht klar. Autofahren wird nicht mehr möglich sein, obwohl sein Auto ein Automatikgetriebe hat (Hemiparese links – Kupplung treten ist nicht möglich).

Welche Therapien verordnen Sie?

Therapien im Wasser sind aufgrund der offenen Wunde am rechten Vorfuß nicht möglich. Die Herz-Kreislauf-Parameter würden Vollwasseranwendungen zulassen, es besteht keine Dekompensation. Tabakentwöhnung ist nicht erforderlich.

Therapien:

- Aktivierende Pflege (→ Kap. 22) mit Übungen zum Auf- und Umsetzen, Waschen, Anziehen, Essen (Technik: Bobath-Konzept), Wundmanagement der Vorfußwunde am Stumpf
- Ergotherapie: ADL-Training (Anziehen, Essen, Badbenutzung), Koordination, Sensibilität, Stumpfbehandlung, Hilfsmittelversorgung und -training
- Physiotherapie: Aufsteh- und Gehtraining, Normalisierung des Muskeltonus
- Logopädie: Sprech- und Schlucktraining
- Neuropsychologisches Training
- Psychologische stützende Gespräche: Ehe, Familie, Hobbys
- Entspannungstraining
- Sozialberatung: u. a. Wohnsituation: Rampe zum Überwinden der Stufen im Hauseingang, Nachsorge in einer Selbsthilfegruppe am Wohnort zusammen mit der Ehefrau
- Rehabilitand*innenschulung: Thema Schlaganfall
- Ernährungsberatung: Umstellung auf eine gesunde Ernährung (zusammen mit der Ehefrau), aufgrund der Schluckstörungen Beratung zur Konsistenz der Nahrung
- Physikalische Therapie für den Rücken: Infrarotbestrahlung, Massagen

Worauf achten Sie im Reha-Verlauf?

Fortschritte, Besonderheiten, Komplikationen bei der Therapie werden erfasst und mit den Reha-Zielen abgeglichen. Gegebenenfalls muss der Therapieplan angepasst werden.

> Herr Abel nimmt sehr motiviert an allen Therapiemaßnahmen teil. Er erreicht eine realistische Sichtweise seines Zustands, findet sich mit dem Gedanken ab, dass er zusätzlich zu seinen chronischen Krankheiten auch noch einen Schlaganfall hatte. Im Reha-Team werden u. a. die Aufgaben und Fortschritte in der Pflege, der Ergotherapie und der Physiotherapie koordiniert. Seine Selbsthilfefähigkeit bessert sich zügiger als zunächst angenommen. Bald kann er allein essen, ohne sich zu verschlucken. Er wäscht sich am Oberkörper eigenständig. Beim Duschen und Sockenanziehen benötigt er Unterstützung. Die chronische Wunde bessert sich, schließt sich aber nicht. Die Gehfähigkeit mit einer Gehhilfe rechts ist gegeben, erste Treppenstufen werden bewältigt. Das Sprechen fällt leichter, ein Gespräch kann geführt werden. Seelisch stabilisiert sich Herr Abel, ist nicht mehr depressiv und freut sich auf sein Zuhause und seine Freunde.

Worauf achten Sie beim Abschlussgespräch und bei der Abschlussuntersuchung? Wie beurteilen Sie die Erreichung der Reha-Ziele? Was veranlassen Sie als Reha-Nachsorge?

Hier muss konkret besprochen und untersucht werden, was der Rehabilitand subjektiv und objektiv erreicht hat. Wird er zu Hause zurechtkommen, kann er sich sprachlich äußern, hat er eine adäquate Krankheitswahrnehmung? Die Ergebnisse aus den Reha-Teamsitzungen fließen ein. Welche Maßnahmen müssen nach der Reha erfolgen?

> Herr Abel hat nach eigener Angabe viel erreicht. Das Autofahren wird er künftig seiner Frau überlassen. Ein Ziel sei, wieder in die anderen Stockwerke seines Hauses steigen zu können. Er freut sich auf Unternehmungen mit der Familie und mit Freunden.
> Das Reha-Team sieht die Ziele als weitgehend erreicht an. Der Rehabilitand kann eine kleine Treppe steigen und das Klinikgebäude mit Gehhilfe umrunden. Die Spastik ist minimal, die Gebrauchsfähigkeit der linken Hand gebessert. Selbsthilfefähigkeit ist mit Einschränkungen erreicht. Sprechen und Schlucken sind nur gering behindert. Eine plastische Deckung der nun granulierenden Wunde am Fuß soll erwogen werden.
> Nach 6 Wochen in der Reha-Einrichtung wird Herr Abel nach Hause entlassen. Ambulante Pflege ist eingeleitet, um die Wunde zu verbinden. Ambulante Ergo- und Physiotherapie sind organisiert.

Fall 2: Schwere Depression

Fallbeschreibung

Frau Bauer, 86 Jahre alt, kommt zur psychiatrisch-psychosomatischen Rehabilitation. Zuvor war sie in einer gerontopsychiatrischen Klinik. Diagnosen: Schwere depressive Episode, symptomatische lumbale Spinalkanalstenose.

Welche weiteren Informationen benötigen Sie, um die Reha-Therapien verordnen zu können?

Zunächst sollten Informationen zu den vorhergehenden Untersuchungen und Vorbehandlungen aus dem psychiatrischen und dem wirbelsäulenchirurgischen Fachgebiet eingeholt werden. Die Rehabilitandin erwartet eine Stellungnahme dazu für den Reha-Ablauf und weitere Empfehlungen.

Sie hatte seit über 20 Jahren mehrere schwere depressive Episoden, die stationär psychiatrisch behandelt wurden. Sie konnte damit gut umgehen, war regelmäßig in ambulanter psychiatrischer Behandlung, keine Suizidversuche, brauchte keine kontinuierliche Medikation. Mehrmals führte sie motiviert eine ambulante verhaltenstherapeutische Psychotherapie durch. Sie merkt den beginnenden depressiven Schub und sucht sich sofort medizinische Unterstützung. Auch die Mutter litt an Depressionen und verstarb in einer psychiatrischen Klinik.

Frau Bauer hat für sich erkannt, dass sie seelisch von festen Aufgaben und sozialer Einbindung sehr profitiert. Da sie gut darstellen kann und seit ihrer Jugend im Laientheater engagiert ist, ist ihr die Mitwirkung in ihrer Theatergruppe sehr wichtig. Dort hat sie sehr gute Kontakte und viel Unterstützung. Alle sind viel jünger als sie. Sie erfährt dabei Respekt und Anerkennung.
Neuerdings macht sich Frau Bauer große Sorgen: Sie kann sich seit einigen Monaten schlecht konzentrieren und sich die Rollentexte schlecht merken. Auch passieren ihr im Alltag Fehler, die Vergesslichkeit nimmt zu. Sie befürchtet, an einer Demenz zu erkranken.
Weitere Vorerkrankungen: Adipositas mit BMI 32 kg/m^2, Diabetes mellitus Typ 2, medikamentös gut eingestellt. Seit Jahren bestehen chronische lumbale Rückenschmerzen. Seit 2 Jahren kann Frau Bauer schlechter gehen und muss häufig stehen bleiben und sich vorbeugen oder hinsetzen. Orthopädisch wird eine schwere lumbale Spinalkanalstenose mit Claudicatio spinalis festgestellt, Gehstrecke zuletzt 300 m. Außerdem zunehmende Thorakalkyphose bei Wirbelverformungen durch Osteoporose. Nach längerer Physiotherapie und medikamentöser Schmerztherapie werden die Rückenprobleme schlechter. Es besteht die Indikation zur Dekompression der Spinalstenose.
Nun ist die Depression dazwischengekommen. Frau Bauer ist weiter sehr strukturiert und organisiert, wie sie es jahrzehntelang als Chefsekretärin trainiert hat. Sie sucht sich im Internet (mit 86 Jahren!) eine psychiatrische Klinik, in deren Nähe eine psychiatrische Reha-Einrichtung und ein Wirbelsäulenzentrum vorhanden sind. Sie wird in der Gerontopsychiatrie aufgenommen und erfolgreich behandelt. Da sie für die Wirbelsäulenoperation aber noch nicht stabil genug ist, wird eine psychiatrische Reha-Maßnahme eingeleitet.
Medikation: kombinierte antidepressive Medikation, ein NSAR, ein Stufe-2-Opioid, ein Bisphosphonat, Kalzium und Vitamin D_3, ein orales Antidiabetikum

Welche Kontextfaktoren müssen Sie kennen?

Die Förderfaktoren und Barrieren im Umfeld sind gerade bei kombinierten Erkrankungen im höheren Lebensalter von großer Bedeutung. Auch die Ressourcen des/der Rehabilitand*in wirken sich entscheidend auf die Prognose aus.

Frau Bauer ist eine ehemalige Chefsekretärin, alleinlebend, keine Kinder. Sie lebt in ihrer Eigentumswohnung in einer Großstadt, ein Aufzug ist im Wohnhaus vorhanden. Sie fährt ein eigenes Auto und hat einen Garagenplatz im Wohnhaus. Ein großer Bekanntenkreis ist vorhanden. Ihr Hobby seit vielen Jahren ist die Mitwirkung in einer Laientheatergruppe. Diese probt regelmäßig und hat überregional Aufführungen anspruchsvoller Stücke. Ihre größten Sorgen sind der Verlust ihrer Selbsthilfefähigkeit in der eigenen Wohnung und das Auftreten einer Demenz, die ihr die Mitwirkung in der Theatergruppe unmöglich machen würde.

Welche klinischen Untersuchungen führen Sie durch? Welche Diagnostik, welche Assessments leiten Sie ein?

Die klinische allgemeinmedizinische und die psychiatrische Untersuchung werden durch psychologische Tests zur Depression und zu einer möglichen Demenz ergänzt. Eine wirbelsäulenchirurgische Konsiliaruntersuchung soll klären, wie dringlich die Operationsindikation ist.

Adipöse Rehabilitandin, gebeugt gehend, nutzt zwei Handstöcke. Sie spricht mit leiser Stimme, ist aber kognitiv nicht eingeschränkt und komplett orientiert. Es bestehen noch Schlafstörungen, die Unruhe während des Tages sei schon gebessert. Die Stimmung ist gedrückt, sie betont, dass sie das alles zur Genüge kenne. Keine aktuelle Suizidalität. Falls sie aber dement werde, wolle sie so nicht leben und rechtzeitig, solange sie dazu noch in der Lage sei, Selbstmord begehen. Herz und Kreislauf sind unauffällig. Sie gibt lumbalen Ruhe- und Bewegungsschmerz an, mit Ausstrahlung in die Beine beim Gehen. Die Rumpf- und Extremitätenmuskulatur sind schwach. Extremitätengelenke frei beweglich. Keine Paresen, keine Blasen-Mastdarm-Störung.
Die psychologischen Gespräche und Tests ergeben eine nun mittelschwere depressive Episode ohne eindeutige kognitive Einschränkungen. Hinweise auf eine Demenz bestehen nicht. Dagegen zeigt sich, dass die Gedächtnisstörungen im Zusammenhang mit der Einnahme von Opioiden stehen. Die Medikation wird umgestellt, und die Opioide werden ausgeschlichen.

Welche Reha-Ziele besprechen Sie mit der Rehabilitandin?

Hier besteht die Aufgabe darin, die Ziele zu gewichten und dafür zu sorgen, dass sich Frau Bauer nicht zu viel zumutet. Die psychische Diagnostik und Stabilisierung stehen im Vordergrund.

Frau Bauer möchte seelisch so stabil werden, dass sie sich die Wirbelsäulenoperation zumuten kann. Sie möchte, dass eine Demenz möglichst ausgeschlossen wird und ihr Gedächtnis wieder besser wird. Sie will in ihrer Wohnung weiter allein leben können und Theater spielen. Sie sieht, dass ihr eine Gewichtsreduktion gut tun würde. Auch möchte sie ihren Rücken stärken und ihre Schmerzen reduzieren. Ärztlicher- und psychologischerseits werden ihre Ziele bestätigt und unterstützt. Ergänzend kann Ernährungsberatung die Ernährungsweise modifizieren helfen. Wie vielen alleinstehenden älteren Menschen fällt es Frau Bauer schwer, regelmäßig und gesund zu kochen und zu essen, obwohl sie darüber gut Bescheid weiß.

Welche Therapien verordnen Sie?

Die Therapien nehmen vor allem die Depression in den Fokus. Außerdem wird die Schmerztherapie angepasst.
Folgende Therapien werden eingesetzt (→ Abb. 49.1):

- Psychotherapeutische Einzelgespräche
- Teilnahme an indikativen Gruppen zur Depressionsbewältigung
- Entspannungstraining
- Psychoedukation
- Schmerzbewältigungsgruppe
- Einzel- und Gruppenphysiotherapie für den Rücken
- Bewegungsbäder
- Sporttherapie: altersangepasste Gruppe, Gehtraining an Nordic-Walking-Poles
- Ernährungsberatung
- Ergotherapie: künstlerisches Gestalten, Musiktherapie (Theatertherapie ist leider nicht im Angebot der Einrichtung)
- Sozialberatung: Organisation der weiteren medizinischen Behandlung und der Rückkehr in das bisherige Umfeld

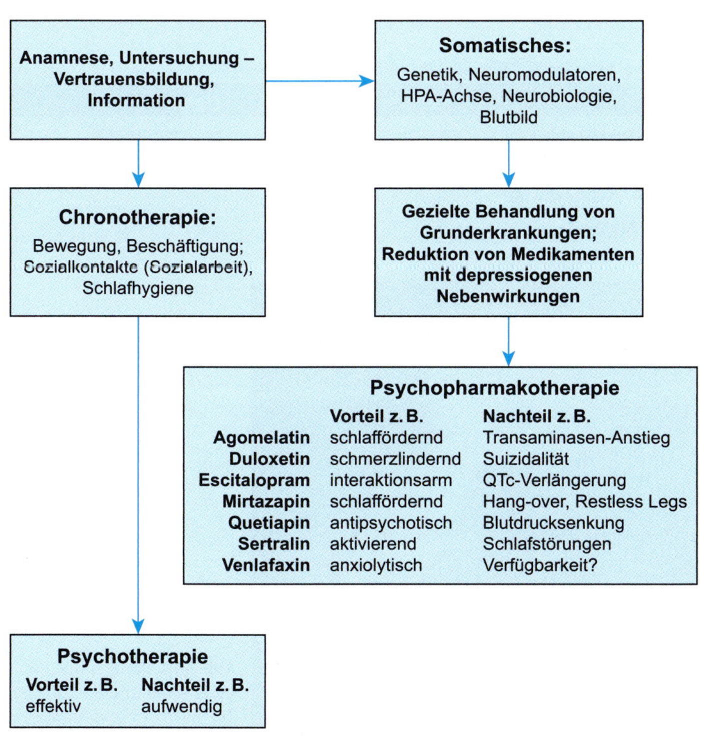

Abb. 49.1 Therapie der Depression im Alter [P1154/L143]

Worauf achten Sie im Reha-Verlauf?

Bei einer so motivierten resoluten alten Dame ist das Risiko einer körperlichen und seelischen Dekompensation während der Reha gegeben. Ihre Belastbarkeit und der Verlauf der Schmerzen unter der Reduktion der Opioidmedikation müssen engmaschig begleitet werden. Informationen aus dem Reha-Team sollten zusammengeführt werden, um die Therapie anpassen zu können.

Das Reha-Team ist von der Zielstrebigkeit und Besonnenheit der Rehabilitandin beeindruckt. Durch ihre Motivation hat sie jüngere Mitrehabilitand*innen in den Gruppen positiv beeinflusst und ihnen Mut gemacht. Das Therapieprogramm begann langsam und wurde im Verlauf gesteigert.

Worauf achten Sie beim Abschlussgespräch und bei der Abschlussuntersuchung? Wie beurteilen Sie die Erreichung der Reha-Ziele? Was veranlassen Sie als Reha-Nachsorge?

Die Ergebnisse der psychologischen Tests im Verlauf werden beim Abschluss einbezogen und mit der Rehabilitandin besprochen. Die Beratung, wie es nun womit weitergehen soll, hat einen großen Stellenwert: Wie hat sich die Depression entwickelt? Konnte die Demenz ausgeschlossen werden? Wo steht Frau Bauer in der Schmerztherapie? Liegt wirklich die Indikation zur Wirbelsäulenoperation vor, und wenn ja, wie dringlich ist sie?

Frau Bauer konnte alle Therapien gut mitmachen. Sie ist seelisch stabilisiert. Die Schmerzen sind erträglich, obwohl die Opioidmedikation ersatzlos ausgeschlichen wurde.
Sie ist erleichtert, weil das Gedächtnis nun wieder viel besser ist und eine Demenz unwahrscheinlich erscheint. Sie möchte nun bald die Operation durchführen lassen und dann eine orthopädische Reha-Maßnahme, z. B. ambulant am Wohnort, durchführen lassen.
Alle Ziele wurden aus der Sicht von Frau Bauer erreicht. Das Reha-Team bestätigt die Zielerreichung, hat aber Bedenken, ob Frau Bauer sofort im Anschluss die Operation auf sich nehmen sollte. Die antidepressive Medikation kann stufenweise reduziert werden. Eine weitere psychotherapeutische Begleitung ist sinnvoll. Das Gangbild ist deutlich gebessert. Frau Bauer hat sich sofort im Anschluss im Wirbelsäulenzentrum operieren lassen und ist anschließend in einer orthopädischen Reha-Maßnahme. Das Ergebnis ist sehr gut, die Claudicatio-Beschwerden verschwinden. Die Gehstrecke verdreifacht sich, ist später unbegrenzt. Sie kann alle Analgetika absetzen. Es bestätigt sich, dass die Gedächtnisstörungen damit im Zusammenhang standen. Beim nächsten Projekt der Theatergruppe ist sie wieder dabei. Sie hat 5 kg abgenommen und ihre Ernährung umgestellt. Ihren Alltag bewältigt sie eigenständig mit ungebrochener Energie und Entschlossenheit.

Fall 3: Koxarthrose – Hüft-TEP

Fallbeschreibung

Herr Conrad, 59 Jahre alt, hat seit 2 Jahren progrediente Schmerzen in der linken Leiste, bis ins Knie ausstrahlend, Anlaufschmerz morgens 30 Minuten. Er erhielt bei gesicherter Koxarthrose links vor 8 Tagen eine zementfreie Hüft-Totalendoprothese. Er ist berufstätig und kommt arbeitsunfähig in die orthopädische Anschlussheilbehandlung.

Welche weiteren Informationen benötigen Sie, um die Reha-Therapien verordnen zu können?

Weitere Reha-relevante Erkrankungen und Risikofaktoren müssen erfragt werden. Der Stil der Krankheitsbewältigung ist von Bedeutung.

Die Koxarthrose habe sich unbemerkt entwickelt. Herrn Conrad war aufgefallen, dass er Probleme beim Sockenanziehen und beim Auf- und Absteigen mit dem Fahrrad bekam. Die Entscheidung zur Endoprothese nach Diagnose einer Koxarthrose links sei rasch gefallen. Er kenne Menschen mit Hüft-TEP, die zufrieden und aktiv seien. Das habe ihn ermutigt. Die OP sei gut verlaufen und die Schmerzen fast weg, aber die Narbe noch nicht ganz verheilt. Vollbelastung wurde nach Röntgenkontrolle erlaubt (→ Abb. 50.1). Nun ist Herr Conrad erstaunt, weil Beweglichkeit und Gehfähigkeit noch nicht wieder normal seien. Er habe sein Fahrrad mit in die AHB mitgebracht, damit es richtig losgehen könne.

- Seit der Jugend Raucher, ca. 20 Zigaretten pro Tag. Das kann die Wundheilung verzögern.
- Infektallergisches Asthma bronchiale, mit Dosieraerosol kompensiert. Die Kombination mit dem Rauchen ist ungünstig.
- In der Jugend Ausdauersportler (Laufen) und Fußball, seit ca. 20 Jahren nur selten Fahrradfahren
- Die schmerzfreie Gehstrecke betrug vor OP 15 Minuten, Nachtschmerz in der linken Leiste. Zunehmend Beschwerden beim Treppensteigen.
- **Medikation:** orales Antikoagulans (NOAK), ein NSAR mit Magenschutz, ein Dosieraerosol bei Bedarf.

Welche Kontextfaktoren müssen Sie kennen?

Der Rehabilitand ist berufstätig. Darum muss ab Reha-Beginn an die sozialmedizinische Beurteilung gedacht werden. Arbeitszufriedenheit und die subjektive Erwerbsprognose haben entscheidenden Einfluss auf das Reha-Ergebnis, mehr als der organische Befund. Es zeichnen sich Risikofaktoren ab, die in der Reha thematisiert werden sollten.

Herr Conrad ist Chemiker in einem Industriebetrieb. Er muss viel im Labor stehen, Chemikalien mit bis zu 10 kg heben, tragen und ggf. umfüllen. Stäube und Gase belasten ihn. Es besteht Zeitdruck, Projekte müssen nach Zeitplan erledigt werden, Ergebnisse dann vorliegen. Bei Stress raucht er mehr, habe Schlafstörungen, sei unausgeglichen, aufbrausend. Es gebe Streit unter den Kollegen.
Er ist geschieden, habe eine neue Partnerschaft, lebt aber allein. Die beiden erwachsenen Kinder sehe er selten. Sein Vater sei dement, lebe in einem Heim. Herr Conrad lebt in einer Mietwohnung in der vierten Etage ohne Aufzug. Der Weg zum Arbeitsplatz wird mit dem Auto zurückgelegt, 20 km pro Strecke, häufig Stau. Hobbys: Fernsehen und Reisen, kaum Freunde.

Welche klinischen Untersuchungen führen Sie durch? Welche Diagnostik, welche Assessments leiten Sie ein?

Die klinische Untersuchung umfasst Funktionsuntersuchungen. Ergänzend werden Assessments zur Hüftgelenksfunktion und zu psychosozialen Belastungen erhoben. Orientierend wird eine Lungenfunktionsprüfung eingeleitet.

Normalgewichtiger vorgealtert wirkender Mann an zwei Unterarmgehstützen mit Vollbelastung des linken Beines im Dreipunktgang mobilisiert. Hinken links. Beckentiefstand links 1 cm. Trendelenburg-Zeichen links positiv. Glutealmuskelkraft links vermindert, Kraftgrad 3/5. Beugekontraktur linke Hüfte von 20°, Innenrotation nicht möglich (→ Tab. 50.1). Die Innenrotation darf kurz postoperativ nicht forciert geprüft werden, weil das eine Luxation bewirken könnte.

- Kontrakte Kniestrecker beidseits. Nicht komplett geschlossene Operationsnarbe. Deutliches postoperatives Unterschenkelödem links.
- Das linke Bein ist gegenüber rechts 2 cm umfangsvermehrt, Unterschenkelödem.
- Staffelstein-Score bei Aufnahme 65 Punkte (120 maximal erreichbar).
- Giemendes Atemgeräusch.

Die postoperativen Röntgenaufnahmen der Hüftprothese liegen vor, ebenso die Nachbehandlungsempfehlungen des Operateurs. Das Ultrakurzscreening (UKS) zeigt eine grenzwertige Belastung für Beruf, Familie und Schmerz.

Tab. 50.1 Bewegungsumfänge der Hüftgelenke bei Aufnahme

	Rechts	Links
Extension/Flexion	0° – 0° – 110°	0° – 20° – 90°
Außen-/Innenrotation (bei 90° Hüftbeugung)	30° – 0° – 20°	30° – 0° – nicht geprüft
Ab-/Adduktion	30° – 0° – 20°	20° – 0° – 10°

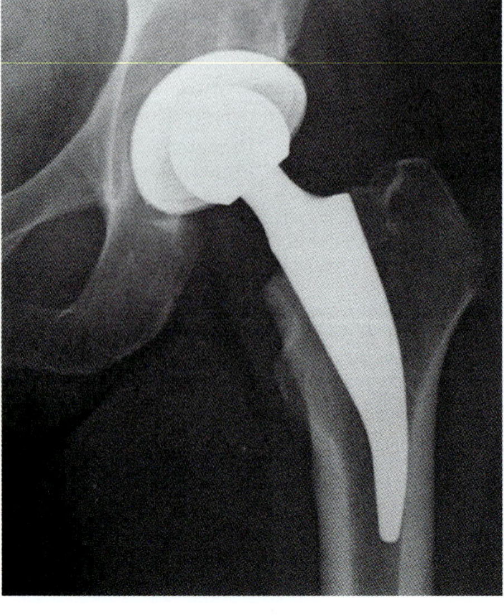

Abb. 50.1 Röntgenbild einer zementfreien Hüft-TEP links bei Koxarthrose: Aufgrund des korrekten Sitzes der Endoprothese wird die Vollbelastung freigegeben. [M614]

Welche Reha-Ziele besprechen Sie mit dem Rehabilitanden?

Das mitgebrachte Fahrrad zeigt, dass der Rehabilitand noch nicht verstanden hat, wie mit der Hüftendoprothese umzugehen ist. Er hat unrealistische Erwartungen. In den ersten 6 Wochen nach dieser Operation sollte das Hüftgelenk nicht über 90° gebeugt werden, um eine Hüftgelenksluxation zu vermeiden. Es muss Gelenkschutz vermittelt werden. Eine gestufte Gehschule ist sinnvoll. Die Risikofaktoren müssen in die Reha-Ziele und -Therapien einbezogen werden.

Herr Conrad möchte die Unterarmgehstützen weglassen und sein Fahrrad benutzen. Er möchte bald wieder Auto fahren. Die Treppen zu seiner Wohnung will er schaffen. Er müsse arbeiten und will an seinen Arbeitsplatz zurückkehren. Ärztlicherseits wird Herr Conrad aufgeklärt, dass die Unterarmgehstützen bis 6 Wochen postoperativ notwendig bei ihm sind, um dauerhaftes Hinken zu vermeiden. Fahrradfahren ist in den ersten 3 Monaten postoperativ nicht sinnvoll wegen der notwendigen Hüftgelenksflexion über 90°, Luxations- und Sturzgefahr. Autofahren ist aus versicherungsrechtlichen Gründen noch nicht empfohlen, obwohl die linke Hüfte betroffen ist und ein Automatikgetriebe vorhanden ist. Wegen des Asthmas wird zur Tabakentwöhnung geraten. Außerdem ist die Wundheilung bei Rauchern oft verzögert. Regelmäßiger Ausgleichssport und andere Maßnahmen zur Stressbewältigung sind anzuraten. Es fällt Herrn Conrad schwer, sich auf die erweiterten bzw. modifizierten Ziele einzulassen.

Welche Therapien verordnen Sie?

Die Therapien orientieren sich am Reha-Therapiestandard Totalendoprothesen.

- Physiotherapie einzeln und in der Gruppe
- Bewegungsbäder nach Abheilung der OP-Wunde
- Teilnahme an der multimodalen Endoprothesenschulung (ärztlich, ergo- und physiotherapeutisch)
- Gerätegestütztes Training: Stabilisierung für den Oberkörper, ohne Leg Press
- Ergotherapie: Anziehtraining (keine Hüftflexion bei Hüft-TEP über 90° in den ersten sechs Wochen postoperativ)
- Inhalationen mit Sole
- Tabakentwöhnungstraining, unterstützend Ohrakupunktur nach 24 Stunden Rauchfreiheit
- Lymphdrainagen für das linke Bein mit anschließender Kompression
- Entspannungstraining nach Jacobson
- Psychologische Beratung zur familiären und beruflichen Stresssituation
- Stressbewältigungsgruppe
- Sozialberatung zur beruflichen Wiedereingliederung und IRENA-Nachsorge am Wohnort

Worauf achten Sie im Reha-Verlauf?

Fortschritte und Komplikationen im Verlauf werden auf die Rückmeldungen aus dem Reha-Team und die Reha-Ziele bezogen.

Herr Conrad kann sich auf die Therapien einlassen und bekommt zunehmend Freude daran, weil er Erfolge sieht. Er lernt seine aktuellen Grenzen und Möglichkeiten kennen und lässt das Fahrrad stehen. Er merkt, wie sehr ihm Bewegung beim Stressabbau hilft. Erstaunt ist er über das Nichtrauchertraining. Er erzählt allen Bekannten von seiner erreichten Rauchfreiheit, um damit die Rückfallgefahr zu vermindern. Das Entspannungstraining kann er nicht für sich nutzen. Seine Kondition verbessert sich, er hat keine Dyspnoe mehr beim Treppensteigen. Die Analgetika werden bei Schmerzfreiheit abgesetzt. Die Thromboemboliephrophylaxe wird bei hohem Risiko (Hüft-TEP) bis 6 Wochen postoperativ weitergeführt.

Worauf achten Sie beim Abschlussgespräch und bei der Abschlussuntersuchung? Wie beurteilen Sie die Erreichung der Reha-Ziele? Was veranlassen Sie als Reha-Nachsorge?

Selbsteinschätzung des Reha-Erfolgs und Lernerfolg werden erfragt. Die Abschlussbefunde werden mit den Aufnahmebefunden verglichen und bewertet.

Herr Conrad ist mit dem Reha-Ergebnis sehr zufrieden. Er habe alle Ziele erreicht und verstanden, warum Fahrrad- und Autofahren noch nicht sinnvoll waren. Die Beweglichkeitsverbesserung, der Kraftaufbau, das Nichtrauchen und der verbesserte Schlaf freuen ihn. Er werde bewusster mit Stress umgehen.
Abschlussbefund: Beckengeradstand, die Kontrakturen der linken Hüfte sind weitgehend gelöst, die Beweglichkeit verbessert (→ Tab. 50.2). Glutealmuskelkraft links 4/5. Gelenkschutz wurde gelernt. Sicheres Gangbild an Unterarmgehstützen im Vierpunktgang, einige Schritte können auch ohne Gehstützen sicher zurückgelegt werden. Sockenanziehen mit Hilfsmitteln. Kein Unterschenkelödem links mehr. Staffelstein-Score 113 Punkte.
Kein Giemen. Die Entspannungsfähigkeit und Stressbewältigung haben sich verbessert.
Ein Nachsorgeprogramm als IRENA wurde eingeleitet (→ Kap. 23).

Tab. 50.2 Bewegungsumfänge der Hüftgelenke bei Entlassung

	Rechts	Links
Extension/Flexion	0° – 0° – 120°	0° – 0° – 110°
Außen-/Innenrotation (bei 90° Hüftbeugung)	35° – 0° – 30°	35° – 0° – 20°
Ab-/Adduktion	40° – 0° – 30°	30° – 0° – 20°

Welche sozialmedizinische Beurteilung treffen Sie?

Die Fähigkeiten und Funktionsstörungen müssen mindestens für die nächsten 6 Monate beurteilt werden.

Die zuletzt ausgeübte Tätigkeit als Chemiker im Labor ist täglich 6 Stunden und mehr ausführbar. Mittelschwere Tätigkeiten in wechselnder Körperhaltung, überwiegend im Stehen, Gehen und Sitzen sind mindestens 6 Stunden täglich möglich. Tätigkeiten auf Leitern und Gerüsten sowie häufig im Hocken und Knien sind zu vermeiden. Herr Conrad schätzt sich ähnlich ein. Die stufenweise Wiedereingliederung wird über die Hausärztin eingeleitet werden, weil sie noch nicht innerhalb von 4 Wochen nach der Reha begonnen werden kann. Herr Conrad muss wieder Auto fahren können, um an den Arbeitsplatz zu gelangen. Er wird arbeitsunfähig entlassen.

→ 51 Fall 4: Opioidabhängigkeit

Fallbeschreibung

Frau Müller ist 42 Jahre alt. Sie hat vom 18. bis zum 30. Lebensjahr Heroin konsumiert. Es gab Beschaffungskriminalität, aber sie kam immer „davon“. Als der soziale Absturz deutlich wurde und sie an Hepatitis C erkrankte, machte sie eine Entgiftung und eine stationäre Entwöhnungstherapie (Suchtrehabilitation). Sie löste sich von der „Szene“ und zog um. Nun erhielt sie bei chronischen Schmerzen ungefragt kurzwirksame Opioide von der Hausärztin, die die Vorgeschichte nicht kannte. Nach Beratung bei einer Schmerztherapeutin unterzieht sie sich einer stationären Entgiftung und kommt auf eigenen Wunsch in eine Suchtrehabilitation.

Welche weiteren Informationen benötigen Sie, um die Reha-Therapien verordnen zu können?

Die Entwicklung der Suchterkrankung und die bisherigen Bewältigungsstrategien müssen erfragt werden. Auch die Kontextfaktoren geben Hinweise auf die Förderfaktoren und die Barrieren bei der Rehabilitandin. Die Regeln und Risiken der stufenweisen medikamentösen Schmerztherapie sollten beachtet werden (→ Abb. 51.1).

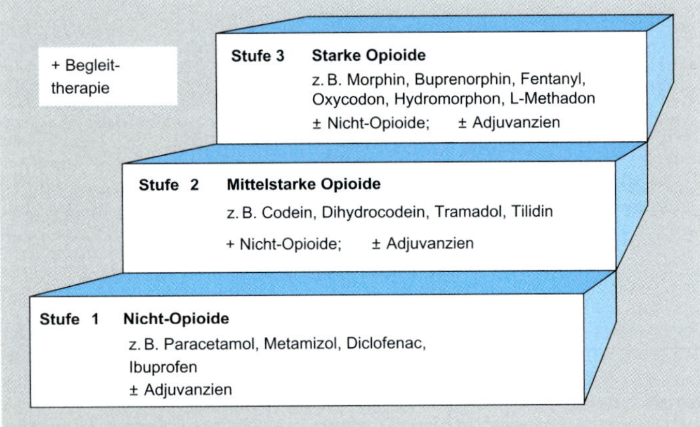

Abb. 51.1 WHO-Stufenschema der Analgetika: Man sollte sich bei Verordnungen stets der Chancen und Risiken bewusst sein, eine differenzierte Anamnese erheben und Rehabilitand*innen gut aufklären. [A300–157]

Frau Müller stellt sich als Ex-Heroin-Junkie vor mit Hepatitis C-Infektion, keine HIV-Infektion.
Nach Trennung von ihrem Freund und einer Überdosis entschloss sie sich zur einer Entgiftung und Entwöhnung. Sie zog mit 30 Jahren fort mit Abbruch aller Kontakte zum früheren Umfeld. Seitdem sei sie clean, trinke keinen Alkohol und rauche nicht.
Sie sei entsetzt gewesen, dass sie Opioide als Schmerzmittel bekommen habe. Sie sei nicht darüber informiert worden. Sie habe der neuen Hausärztin nichts von ihrer Vorgeschichte erzählt und diese habe – trotz der chronischen Hepatitis C – nicht nach einer vorbestehenden Suchterkrankung gefragt.
Sie berichtet freimütig über ihre Vorgeschichte. Trotzdem ist Aggressivität spürbar. Sie ist wütend auf die Hausärztin. Sie sei immer berufstätig gewesen, das gebe ihr Halt, habe zunächst eine glückliche Ehe geführt und eine gesunde Tochter. Dann habe ihr Ehemann sich scheiden lassen. Die neunjährige Tochter lebe beim Ex-Ehemann, wofür sie sich schäme. Sie sehe sie regelmäßig, könne ihr aber wenig „bieten“.
Wegen Rückenschmerzen sei sie häufig arbeitsunfähig gewesen und an der Bandscheibe L4/5 operiert. Seitdem Arbeitsunfähigkeit.
Da trat ein Vorderwandinfarkt ein. Mittlerweile hat ihr der Arbeitgeber gekündigt. Bei erneuten Rückenschmerzen verordnete die Hausärztin Schmerzmittel, auch ein nicht-retardiertes Opioid bei Bedarf.
Eine Schmerztherapeutin erklärte ihr diese Medikamenteneinnahme als ein Risiko für eine erneute Opioidabhängigkeit. Sie vermittelte eine Entgiftung in einer psychiatrischen Akutklinik. Das kurzwirksame Opioid wurde auf ein Retardpräparat mit festen Einnahmezeiten umgestellt, schrittweise reduziert und beendet.
Medikation: Acetylsalicylsäure, sonst keine Medikamente.

Welche Kontextfaktoren müssen Sie kennen?

Hier sind diese Faktoren für die Prognose entscheidend. Die Rehabilitandin hat sich vom ehemaligen Drogenumfeld gelöst (Ressource), aber nicht offen mit dem Partner gesprochen. Labile Beziehungen und Brüche in der Erwerbsbiografie stellen weitere Risiken dar. Eigene Aktivitäten bei der Arbeitssuche sind ein günstiger Prognosefaktor.

Frau Müller ist geschieden, die Tochter lebt beim Vater. Ihr Ex-Mann weiß nichts von der Heroin-Vorgeschichte. Sie lebt allein in einer kleinen Mietwohnung. Wechselnde Partnerschaften. Sie ist Küchenhilfe und hat in diesem Bereich immer gearbeitet. Zuletzt war sie Haushaltshilfe in einem großen Privathaushalt. Nach 8 Monaten Kündigung durch den Arbeitgeber. Weiterhin Arbeitsunfähigkeit und Krankengeldbezug. Frau Müller hat sich bereits eine neue Stelle in einer Kantine gesucht. Sie möchte wieder finanziell auf eigenen Füßen stehen und sich wieder um ihre Tochter kümmern können. Gewalterfahrungen in der Herkunftsfamilie.

Welche klinischen Untersuchungen führen Sie durch? Welche Diagnostik, welche Assessments leiten Sie ein?

Frau Müller hat körperlich und psychisch viele Erkrankungen durchgemacht. Es ist wichtig, sich ein umfassendes Bild vom somatischen und vom psychischen Befund zu machen. Dabei werden Folgen der Bandscheibenoperation und des Herzinfarkts erfasst. Psychiatrisch-suchtmedizinische Untersuchungen sind erforderlich.

Gepflegte Frau, etwas untergewichtig (BMI 20 kg/m^2). Offen und zugewandt, kommt pünktlich zum Aufnahmetermin. Sie ist wach, bewusstseinsklar und orientiert, freundlich, offen im Kontakt. Psychomotorik angespannt, Stimmung zum depressiven Pol verschoben und latent gereizt, affektive Schwingungsfähigkeit unauffällig, Antrieb normal, formales und inhaltliches Denken unauffällig, keine produktiv-psychotische Symptomatik, keine Phobien, Ängste oder Zwänge, keine kognitiv-mnestischen Einschränkungen, Vegetativum unauffällig, kein Anhalt für Eigen- oder Fremdgefährdung. Gute intrinsische Therapiemotivation. Keine neurologischen Auffälligkeiten. Kardiopulmonal kompensiert. Die Rumpfmuskulatur ist

schwach, die OP-Narbe reizfrei, die Beweglichkeit des Rückens frei.
Das EKG zeigt keine frischen ST-Hebungen oder Rhythmusstörungen. Bei den Laborwerten geringe Anämie und etwas erhöhte Transaminasen. Keine Hinweise auf Gebrauch anderer Suchtmittel.
Neuropsychologische Tests ergeben keine kognitiven Einschränkungen, Selbstbild und Selbstwert sind deutlich beeinträchtigt. Grenzwertig depressive Stimmungslage.
Es besteht eine mittelschwere Schmerzchronifizierung.
Keine pathologischen Schmerzqualitäten.

Welche Reha-Ziele besprechen Sie mit der Rehabilitandin?

Für den Reha-Prozess ist es von großer Bedeutung, ob mit der Rehabilitandin einvernehmlich realistische Ziele formuliert werden können. Gerade in der Suchtrehabilitation ist häufig von einer ambivalenten Motivationslage auszugehen, weil die Rehabilitand*innen diese oft als Problemlöser einsetzen und nun neue Strategien erst (wieder-)erlernen müssen. Je konkreter die Ziele sind und je größer der Leidensdruck ist, umso günstiger ist die Prognose.

Die Zielabsprache ist unkompliziert. Der Reha-Plan wird gemeinsam besprochen und festgelegt.
Frau Müller möchte suchtmittelfrei leben. Sie hielt sich immer für rückfallgefährdet. Von der neuen Stelle erhofft sie sich Eigenständigkeit, Struktur und Stabilität in ihrem Leben. Sie möchte ihre Tochter mehr betreuen können.
Für Therapien, vor allem Psychotherapie und Sport, sei sie offen. Sie hat durch Entgiftung und Entwöhnung bei der Heroinabhängigkeit Erfahrungen gemacht und will diese vertiefen.

Die Rehabilitandin hat klare Ziele für die Gestaltung ihres Lebens und ist intrinsisch motiviert. Durch ihre Vorerfahrung mit der Heroinsucht und deren Bewältigung über lange Zeiträume ist die Chance gegeben, die Reha-Ziele zu erreichen. Nun geht es um ausreichende Stabilisierung. Weitere Ziele sind die Verbesserung der Schmerzbewältigung, Entspannungsfähigkeit und sozialen Kompetenz.

Welche Therapien verordnen Sie?

Die Therapien orientieren sich am Reha-Therapiestandard für Alkoholabhängigkeit, weil es keinen für andere Substanzen gibt. Angestrebt wird die Unterstützung der Entwicklung einer verbesserten Problemlösefähigkeit, sozialer Kompetenzen, Schmerz- und Stressbewältigung sowie eine körperliche Stabilisierung.

- Psychologische verhaltenstherapeutische Einzelgespräche (auch zum Umgang mit Trauma und Verletzung)
- Psychologische Gruppengespräche zu Substanzmissbrauch und chronischen Schmerzen
- Indikative Gruppe Depression
- Soziales Kompetenztraining
- Schmerzbewältigungstraining
- Tiergestützte Aktivitäten
- Nordic Walking
- Sporttherapeutische Wirbelsäulengymnastik
- Gerätegestütztes Training unter Monitoring
- Progressive Relaxation nach Jacobson
- Rehabilitand*innenschulung Umgang mit Medikamenten
- Schulung Erziehungsfragen
- Ergotherapie: kreatives Gestalten
- Musiktherapie
- Qi Gong
- Yoga
- Ernährungsberatung
- Sozialberatung
- Arbeitstherapie in der Gruppe: Bereich Hauswirtschaft/Küche
- Externe Belastungserprobung
- Organisation von Nachsorge, Kontaktaufnahme mit einer Selbsthilfegruppe

Worauf achten Sie im Reha-Verlauf?

Die Entwicklung des Reha-Prozesses wird vom Reha-Team engmaschig begleitet. Fort- und Rückschritte müssen schnell wahrgenommen und rasch erforderliche Interventionen eingeleitet werden. Die Rückfallgefahr kann damit reduziert werden.

In der zwölfwöchigen Rehabilitation kann Frau Müller sich bei Abstinenz mit den Rückenschmerzen stabilisieren. Sie gewinnt Erkenntnisse über ihre Verarbeitung von seelischem und körperlichem Schmerz und erlernt neue Umgangsweisen.
Im Verlauf bekommt sie Zweifel am Sinn der Maßnahme und ihren Erfolgsaussichten, als ihr Ex-Ehemann ankündigt, er wolle ihr die Tochter entziehen. Durch Kriseninterventionen und Sozialberatung kann die Situation aufgefangen werden. Es erfolgt ein gemeinsames therapeutisch moderiertes Gespräch. Danach schnelle Fortschritte. Sie macht begeistert in den Therapien mit und knüpft gute Kontakte zu Mitrehabilitand*innen. Sport und kreative Therapien liegen ihr. Ihre Kondition bessert sich, Herz- oder Rückenbeschwerden treten nicht auf. Muskelaufbau mit Zunahme des Körpergewichts.
Das aktive Therapieprogramm wird im Verlauf gesteigert. Sie wird orthopädisch-schmerztherapeutisch mitbetreut.
In der Sozialberatung wird vereinbart, dass Frau Müller mit dem angehenden Arbeitgeber Kontakt aufnehmen solle. Der neue Arbeitsvertrag wird ihr während der Reha zugeleitet.

Worauf achten Sie beim Abschlussgespräch und bei der Abschlussuntersuchung? Wie beurteilen Sie die Erreichung der Reha-Ziele? Was veranlassen Sie als Reha-Nachsorge?

Die erreichte Stabilität ist entscheidend für die Prognose. Je konkreter die weiteren Schritte der Rehabilitandin sind, umso größer ist die Wahrscheinlichkeit der erfolgreichen Umsetzung.

Frau Müller erreicht ihre Ziele. Ihre Stimmung sei gebessert, sie könne besser entspannen. Sie freue sich über den neuen Arbeitsvertrag. Das gebe ihr Halt und die Aussicht, dauerhaft ihr Leben selbstbewusst steuern zu können. Sie habe gelernt, Therapeut*innen zu vertrauen und bei Verordnungen nach Risiken zu fragen.
Die Stimmung ist ausgeglichen. Verbesserte Kondition, merklicher Muskelaufbau. Das Reha-Team sieht die Ziele als erreicht an, aber eine Rückfallgefahr bei negativen Erlebnissen. Psychotherapeutische Begleitung wird eingeleitet. Außerdem regelmäßig Sport, Teilnahme an einer Selbsthilfegruppe, kardiologische und hepatologische Kontrollen.

Welche sozialmedizinische Beurteilung treffen Sie?
Das Leistungsvermögen bezieht sich auf die psychische, kardiale und Wirbelsäulenfunktion. Rückschlüsse aus dem Verlauf der Therapien mit gestufter Belastungssteigerung und verbesserter psychophysischer Kondition ermöglichen eine realistische Einschätzung.

Frau Müller kann noch mittelschwere Tätigkeiten ständig im Stehen und Gehen, überwiegend im Sitzen täglich 6 Stunden und mehr durchführen. Wirbelsäulenzwangshaltungen und häufiges schweres Heben und Tragen sollen vermieden werden. Schichtarbeit ist möglich. Für die letzte Tätigkeit als Küchenhilfe besteht ein Leistungsvermögen von 6 Stunden täglich und mehr. Die Entlassung erfolgt noch arbeitsunfähig. Der neue Arbeitgeber hat der stufenweisen Wiedereingliederung in der Probezeit zugestimmt, die 2 Wochen nach Entlassung beginnt. Der Stufenplan ist abgestimmt. Frau Müller schätzt sich ähnlich ein. Sie wäre gerne arbeitsfähig entlassen worden. Das Team erklärt, wie wichtig die stufenweise Wiedereingliederung bei ihrem Gesundheitszustand ist.

Fallbeschreibung

Herr Meier, 56 Jahre, Betriebshandwerker in einem Industriebetrieb, hat in den letzten Monaten eine Gewichtsabnahme und Stuhlunregelmäßigkeiten bemerkt. Der Hausarzt fand eine leichte Anämie und Blut im Stuhl. Die veranlasste Diagnostik mit Koloskopie und Abdomen-CT ergab ein Karzinom im Colon descendens, Befall mehrerer abdominaler Lymphknoten. Es erfolgten eine Hemikolektomie mit Anus-praeter-Anlage und eine Chemotherapie. Während der Behandlung kam es zu einer COVID-19-Infektion mit schwerer Dyspnoe. Herr Meier musste beatmet werden und lag eine Woche auf der Intensivstation. Er kam mit Mühe auf die Beine. Es wurde erwogen, ihm wegen Dyspnoe und Schwäche eine pulmologische Rehabilitation zu verordnen. Aufgrund der onkologischen Erkrankung kommt er jedoch in die onkologische Anschlussrehabilitation.

Welche weiteren Informationen benötigen Sie, um die Reha-Therapien verordnen zu können?

Onkologische, chirurgische und Befunde von der COVID-Erkrankung geben Aufschluss über die Belastbarkeit, den Therapiebedarf und die Therapiemöglichkeiten.

Herr Meier hat verstanden, welche Krankheiten er hatte, aber er fühlt sich davon komplett überrumpelt. Die Krebsdiagnose mit Metastasen und die COVID-Erkrankung verursachen bei ihm große Ängste. Es war ihm noch nicht möglich, sich mit seinen Krankheiten auseinanderzusetzen. Die Chemotherapie wurde wegen der COVID-Erkrankung unterbrochen. Es sind bereits Zeichen einer sensiblen Polyneuropathie aufgetreten, während der COVID-Erkrankung verstärkt. Ansonsten wurde die Chemotherapie gut vertragen. Die COVID-19-Erkrankung hatte zeitweise eine Herz- und Nierenbeteiligung. Diese haben sich wieder zurückgebildet. Es besteht eine erhebliche Fatigue. Diese äußert sich in Schwäche beim Aufstehen, Körperpflege, Ankleiden und einfachen Alltagstätigkeiten. Er konnte die Treppe zu Hause wegen Atemnot nur mit Mühe bewältigen, er muss sich immer zwischendurch hinlegen. Er könne wieder normal essen, habe aber keinen Appetit. Gewichtsabnahme seit Erkrankungsbeginn 15 kg.
Mit dem Anus praeter (AP) sei er noch nicht vertraut (→ Abb. 52.1). Er möchte selbstständig im Umgang damit werden, um seine Frau nicht zu belasten. Vor Reha-Beginn wurde der AP durch einen ambulanten Pflegedienst versorgt. Weitere Vorerkrankung: arterieller Hypertonus.
Herr Meier möchte mehr über seine Krankheiten erfahren. Er hat Zweifel, ob er wieder auf die Beine kommt. Seine Arbeit will er auf jeden Fall wieder aufnehmen, denn er gehöre „nicht zum alten Eisen".
Medikation: orales Antikoagulans, ein Sartan, Chemotherapie i. v. via Port

Welche Kontextfaktoren müssen Sie kennen?

Förderfaktoren und Barrieren aus dem Umfeld beeinflussen unter psychoonkologischen Aspekten die Prognose bei malignen Erkrankungen.

Herr Meier ist verheiratet, zwei erwachsene Kinder, ein Enkel, guter Kontakt. Stabiler Freundeskreis. Drei-Zimmer-Mietwohnung in der zweiten Etage, kein Aufzug. Es sind Schulden vorhanden. Die Ehefrau ist wegen rezidivierender psychotischer Schübe in ambulanter psychiatrischer Therapie. Herr Meier fühlt sich verantwortlich für die Medikamenteneinnahme seiner Frau.
Beruflich ist er gut eingebunden. Das Team sei klein und bestens eingespielt. Er sei seit 25 Jahren als Betriebshandwerker tätig und hat die Entwicklung des Betriebs begleitet. Schwere Werkzeuge müssen auf dem Betriebsgelände getragen und zu den Einsatzorten (Maschinen) gebracht werden. Er sei bisher nie krank gewesen. Chef und Kollegen fragen regelmäßig nach seinem Befinden.

Welche klinischen Untersuchungen führen Sie durch? Welche Diagnostik, welche Assessments leiten Sie ein?

Die klinische Untersuchung und die Assessments sollen Aufschluss über die aktuelle Belastbarkeit geben, um die Therapie darauf abstimmen zu können. Ein differenzierter allgemeinmedizinischer und internistisch-onkologischer Befund zeigen unter Berücksichtigung der abgelaufenen schweren COVID-Erkrankung die Möglichkeiten und Grenzen der aktuellen Reha-Therapie. Daher werden EKG, Spiroergometrie, Blutgasanalyse, ein Fatigue-Assessment und psychologische Diagnostik (Fragebögen zu Angst und Depression) eingesetzt.

Erschöpft und vorgealtert wirkender Mann mit Normalgewicht, BMI 25 kg/m². Den Weg vom Flur, wo er gesessen hat, bis ins Untersuchungszimmer legt er mit einem Stock und Unterstützung der Ehefrau zurück. Mit Dyspnoe kommt er im Zimmer an. Die Dyspnoe legt sich, als er wieder sitzt. An- und Ausziehen selbstständig. Sehr schwache Rumpf- und Extremitätenmuskulatur.
Reizfreier Anus praeter, mit Beutel passgerecht versorgt. Keine kardialen Insuffizienzzeichen. Angabe von Sensibilitätsstörungen an beiden Händen und Füßen, Motorik ungestört. Lunge und Herz auskultatorisch unauffällig. Neurologisch sonst keine Auffälligkeiten. Keine kognitiven Störungen. Stimmung etwas gedrückt.
6-Minuten-Gehtest 220 m.
Rhythmisches EKG ohne ST-Veränderungen. Spiroergometrie und Blutgasanalyse sind auffällig als Hinweise auf eine noch bestehende Lungenfunktionsstörung. Die weiteren

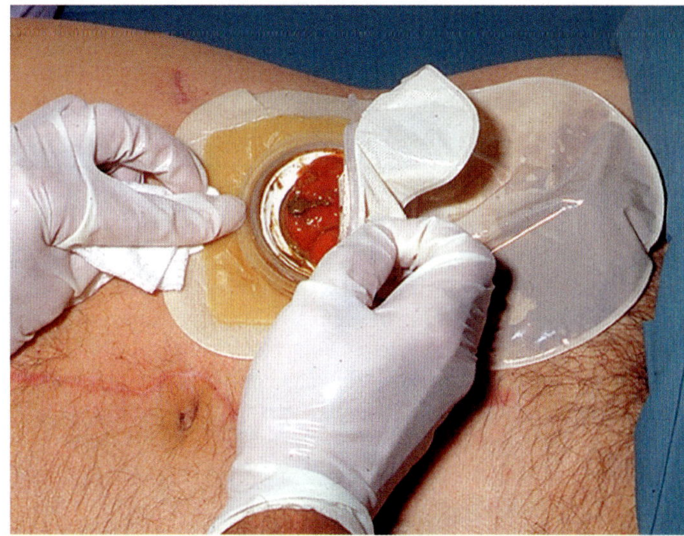

Abb. 52.1 Versorgung mit Anus praeter: Eine gute Anleitung ermöglicht Betroffenen große Autonomie und geringe Einschränkungen. [K183]

> Assessments zeigen eine ausgeprägte Fatigue und geben Hinweise auf eine Anpassungsstörung.

Welche Reha-Ziele besprechen Sie mit dem Rehabilitanden?
Betroffene mit Karzinomen kommen oft in die Reha, bevor sie sich mit ihrer Erkrankung auseinandersetzen konnten. Dort ist es eine wichtige Aufgabe, diesen Raum zu gewähren und zu begleiten. Auch die COVID-Erkrankung hat zu einer starken körperlichen und seelischen Belastung des Rehabilitanden geführt. Hier ist eine individuell angepasste Stabilisierung anzustreben.

> Herr Meier möchte lernen, mit seinen Krankheiten umzugehen und so selbstständig wie möglich im Alltag werden, seine Frau unterstützen und mit ihr und der Familie Reisen unternehmen. Er möchte wieder arbeiten.
> Das Reha-Team sieht die körperliche und psychische Stabilisierung im Vordergrund. Dabei muss das individuell passende Maß an Intensität des Trainings gefunden werden. Die Krankheitsinformation und -bewältigung sollen gefördert werden. Herr Meier hat die Schwere seiner Krankheitssituation noch nicht erfasst und sollte sich mit Unterstützung damit auseinandersetzen. Die Ehefrau soll dabei einbezogen werden.

Welche Therapien verordnen Sie?
Die Therapien orientieren sich am aktuellen Zustand und werden gestuft gesteigert.

- Atemphysiotherapie in der Gruppe
- Einzelphysiotherapie
- Sporttherapeutisches Intervalltraining unter Monitoring
- Ergotherapie: Alltagstraining, kreative Therapie
- Intuitives Bogenschießen
- Inhalationen
- Rehabilitand*innenschulung: Umgang mit der Krebserkrankung
- Schulung Umgang mit dem Anus praeter durch die Pflege
- Ernährungsberatung einzeln und in der Gruppe
- Lehrküche
- Psychologische Beratung einzeln
- Entspannungstraining
- Psychologische Gruppe Leben mit der Krebserkrankung/Fatigue
- Sozialberatung zu beruflichen Themen und zur Nachsorge

Worauf achten Sie im Reha-Verlauf?
Herr Meier wird engmaschig beim Training begleitet, um ihn ggf. zu entlasten, falls sich Überforderungszeichen einstellen, ihn aber andererseits zu motivieren, seine Fähigkeiten wieder zu erweitern und seinen Trainingszustand aufzubauen.

> Wegen der COVID-19-Erkrankung und deren Folgen wird die Chemotherapie noch pausiert. Herr Meier macht die Therapien zunächst mit Mühe, aber motiviert mit. Eine respiratorische Insuffizienz tritt während des Verlaufs nicht auf, Dyspnoe und Fatigue bessern sich langsam. Kurzzeitig kommt es zu einer psychischen Verschlechterung, als ihm bewusst wird, wie lebensbedrohlich erkrankt er war. Mehrere Krisengespräche helfen ihm, Mut zu fassen. Die Ehefrau wird aktiv einbezogen und wirkt deutlich stabiler, als Herr Meier sie anfangs wahrgenommen hatte.
> Er erlernt gemeinsam mit der Ehefrau den Umgang mit dem Anus praeter. Beide wollen die Handhabung gemeinsam beherrschen und bauen Vorbehalte ab.
> Bogenschießen wird wieder abgesetzt, weil es bei seiner engagierten Mitwirkung zu viel wurde.
> Im Verlauf zeigt sich, dass Arbeitsfähigkeit noch längere Zeit nicht erreicht werden kann. Die Reha-Ziele werden an die tatsächliche Entwicklung des Gesundheitszustands angepasst. Weil schweres Heben und Tragen nicht mehr zumutbar sind, soll über Leistungen zur Teilhabe am Arbeitsleben (LTA) versucht werden, die Tätigkeit beim bisherigen Arbeitgeber z. B. mit Hebehilfen zu ermöglichen.

Worauf achten Sie beim Abschlussgespräch und bei der Abschlussuntersuchung? Wie beurteilen Sie die Erreichung der Reha-Ziele? Was veranlassen Sie als Reha-Nachsorge?
Körperliche und psychosoziale Belastbarkeit werden erfasst. Der Stand der Krankheitsbewältigung wird mit dem Ausgangsbefund verglichen.

> Herr Meier meint, er habe in den 5 Wochen Rehabilitation nun seine Krebserkrankung verstanden und fange an, sie als Teil seines Lebens zu akzeptieren. Die Ängste haben sich gebessert. Er hoffe, die Krankheit bewältigen zu können und ein fast normales Leben zu führen. Die Atemnot trete nur noch auf, wenn er schnell die Treppe steige. Die Treppe zu Hause schaffe er gut, er sei schon zweimal am Wochenende kurz zu Hause gewesen und habe es ausprobiert. Er habe viel über sich gelernt. Er sei enttäuscht, noch nicht an den Arbeitsplatz zurückzukönnen. Erstmals habe er nachgedacht, dass Arbeit möglicherweise nicht alles für ihn sei. Seine Frau sei viel stabiler, als er befürchtet habe. Er fühle sich weniger verantwortlich und dafür von ihr unterstützt. Er könne mit dem Anus praeter umgehen. Am Strand im Urlaub habe er einen Mann mit Anus-praeter-Beutel gesehen. Das wolle er auch so machen und sich nicht verstecken.
> Der muskuläre Status hat sich gebessert, Herr Meier hat 3 kg zugenommen und keine Verdauungsprobleme. Die Gehstrecke im 6-Minuten-Gehtest hat sich fast verdoppelt. Spiroergometrie, Fatigue- und psychologische Tests zeigen die Besserung. Das Reha-Team hat die rasche Besserung der Fatigue und Steigerung der Ausdauer und Kraft begleitet. Herr Meier hat die modifizierten Ziele weitgehend erreicht.
> In der Sozialberatung hat er den Antrag auf Leistungen zur Teilhabe ausgefüllt und bei der Rentenversicherung eingereicht. Im Reha-Entlassungsbericht wird dies sozialmedizinisch begründet. IRENA wurde als Nachsorge verordnet. Er wird in onkologischer Behandlung bleiben und die Chemotherapie wieder aufnehmen.

Welche sozialmedizinische Beurteilung treffen Sie?
Für leichte bis mittelschwere Tätigkeiten überwiegend im Sitzen und Gehen, zeitweise im Stehen, besteht ein Leistungsvermögen von täglich 6 Stunden und mehr in allen Schichtformen, wobei schweres Heben und Tragen und Rückenzwangshaltungen vermieden werden sollen. Für die letzte Tätigkeit als Betriebshandwerker ist das Leistungsvermögen auf unter 3 Stunden täglich eingeschränkt. Wenn es nicht gelingt, Hebehilfen oder eine innerbetriebliche Umsetzung einzuleiten, wird Herr Meier diese Tätigkeit aufgeben müssen.

> Herr Meier ist sicher, dass sein Chef und der Betrieb ihm helfen und ihn anders einsetzen werden. Mit LTA-Genehmigung bekomme der Betrieb einen Anreiz, ihn einzusetzen. Die Entlassung erfolgt weiter arbeitsunfähig. Herr Meier ist eigentlich nicht einverstanden damit, kann es aber akzeptieren.

→ 53 Fall 6: Somatoforme Schmerzstörung

Fallbeschreibung

Frau Lange, 45 Jahre alt, kommt mit chronischen Schmerzen, Migräne und Tinnitus in die psychosomatische Rehabilitation. Seit Jahren rheumatoide Arthritis. Bei langer Arbeitsunfähigkeit Aufforderung der Krankenkasse zum Rentenantrag. Sie fühlt sich kraftlos. Die Rentenversicherung bewilligt eine Reha-Maßnahme („Reha vor Rente"). Die Rheumatologin riet zur psychosomatischen Reha.

Welche weiteren Informationen benötigen Sie, um die Reha-Therapien verordnen zu können?

Die verschiedenen Erkrankungen werden in den Kontext von Lebensereignissen gesetzt und Risikofaktoren der Schmerzchronifizierung und Bewältigungsstrategien abgeleitet.

Seit 15 Jahren rheumatoide Arthritis mit Befall der Hand- und Fingergelenke. Unter TNF-Alpha-Blocker komplette Remission.

Zwei Schwangerschaften (Wunschkinder) verliefen ungestört. Die Medikation wurde dazu abgesetzt. Beide Male diabetogene Stoffwechselsituation und Depression nach der Niederkunft. Keine spezielle Therapie, „irgendwie sei es gegangen".
Seit der Jugend Migräneanfälle mehrmals pro Monat, kein Trigger bekannt, reichliche Einnahme verschiedener Kopfschmerzmittel nach Bedarf. Nichts helfe richtig. Sie falle dann 2 Tage im Job aus.
Seit 5 Jahren Tinnitus beidseits, Schlafstörungen. Die Stimmung sei schlecht, sie lache kaum, könne nicht abschalten, habe zu nichts Lust.
Raucherin (20 Zigaretten pro Tag), seit 3 Jahren chronische Lungenerkrankung (COPD). Sie wolle nicht mit dem Rauchen aufhören, sonst habe sie nichts für sich.
Biografische Anamnese: Sie sei das vierte, ungewollte Kind, der Vater war meist abwesend, er hatte eine Freundin. Keine Gewalterfahrungen, keine Suizidalität. Ängste, z. B. vor Krankheit, Verlust.
Schmerzen in Rücken und Gelenken, eigentlich überall. Sie wolle keine weiteren Medikamente. Orthopäde und Rheumatologin haben keine körperlichen Ursachen der Beschwerden gefunden. Bisher Massagen und selten Krankengymnastik. Für Sport habe sie keine Zeit. Sport sei schlecht für die Gelenke bei Rheuma. Ob sie Fibromyalgie habe?
Aktuelle Aufnahmediagnosen: Somatoforme Schmerzstörung, Angst und Depression gemischt.
Frau Lange kann sich die Diagnosen nicht erklären. Sie bilde sich die Schmerzen nicht ein und fühlt sich unverstanden. Sie sei erschöpft durch Schmerzen, aber nicht seelisch krank.
Medikation: mehrere frei verkäufliche Analgetika (Paracetamol, Ibuprofen), zwei Triptane, wöchentliche Injektionen des TNF-Alpha-Blockers.

Welche Kontextfaktoren müssen Sie kennen?

Das Umfeld ist bedeutsam für die Aufrechterhaltung oder Bewältigung der Beschwerden. Dazu gehören u. a. das familiäre und das berufliche Umfeld, vorhandene oder fehlende soziale Unterstützung, das Eingebundensein in einen Freundeskreis oder Verein.

Frau Lange ist Verkäuferin im Einzelhandel, geschieden, die Kinder (11 und 13 Jahre) und die pflegebedürftige Mutter leben mit in der Mietwohnung. Kaum Freunde, keine Hobbys. Kein Auto. Finanzielle Sorgen, der Vater der Kinder zahle unregelmäßig Unterhalt. Die Kinder seien gut in der Schule. Der Arbeitsplatz wird mit dem Bus erreicht. Tägliche Arbeitszeit 5 Stunden, mehr sei wegen Schmerzen und Familie nicht zu schaffen. Oft Überstunden. Sie müsse Waren einsortieren, selten Kartons bis 10 kg heben, keine Hilfsmittel. Die Chefin sei launisch. Sie werde gegen Vereinbarungen eingesetzt, Schichten kurzfristig verschoben. Arbeitsunfähigkeit wegen Schmerzen seit 17 Monaten. Die Krankenkasse habe das Ende des Krankengelds angekündigt (Aussteuerung) und zum Rentenantrag aufgefordert. Sie wolle nicht an den Arbeitsplatz zurück, sie schaffe es nicht mehr.

Welche klinischen Untersuchungen führen Sie durch? Welche Assessments leiten Sie ein?

Die klinischen Untersuchungsbefunde, psychologische und Schmerz-Assessments grenzen somatische Schmerzursachen ein und geben Hinweise auf die Reha-Themen. Bei Frau Lange ist zu klären, inwieweit die rheumatoide Arthritis für die Schmerzen verantwortlich ist. Schmerzverlauf und -verarbeitung sowie die tatsächliche körperliche Belastbarkeit werden erfasst.

Frau Lange kommt in gebeugter Haltung herein. Adipositas, BMI 32 kg/m^2. Sie wirkt traurig, etwas verlangsamt, spricht mit leiser monotoner Stimme. Unauffälliges Gangbild, Rücken und Gelenke frei beweglich ohne arthritische Deformitäten. Schwache Muskulatur. Druck- und Bewegungsschmerz am ganzen Körper, nicht nur an Tender Points. Neurologisch keine Auffälligkeiten. Verschärftes Atemgeräusch. Rechtshänderin, Faustschluss vollständig beidseits, Feinmotorik beider Hände leicht gestört.
Psychologische Diagnostik mit Fragenbögen (BDI, HADS): mittelgradige Depression, kombiniert mit Ängsten (→ Abb. 53.1). Schmerzchronifizierung Stadium III nach Gerbershagen, schlechte Schmerzbewältigung (Fragebogen zur Schmerzverarbeitung FESV). Schmerzstärke auf der Numerischen Ratingskala (NRS) 8 von 10, Linderung wird nicht wahrgenommen. Große subjektive schmerzbedingte Beeinträchtigung im Pain Disability Index (PDI). Berufsbezogene Diagnostik: negative subjektive Erwerbsprognose (SIMBO) und ein Typ-B-Verhalten (Arbeitsbezogene Verhaltens- und Erlebensmuster AVEM), sog. Burn-out-Typ mit Erschöpfungserleben und Resignation. Die Ergebnisse bestätigen die klinische Einschätzung. Arbeitsbezogener Funktionstest (EFL-Kurztest): allgemeine muskuläre Schwäche, schlechte Koordination und Ausdauer.
Klinisch bestehen Hinweise auf einen analgetikainduzierten Kopfschmerz. Frau Lange wird angeleitet, Schmerz- und Migränetagebuch zu führen.

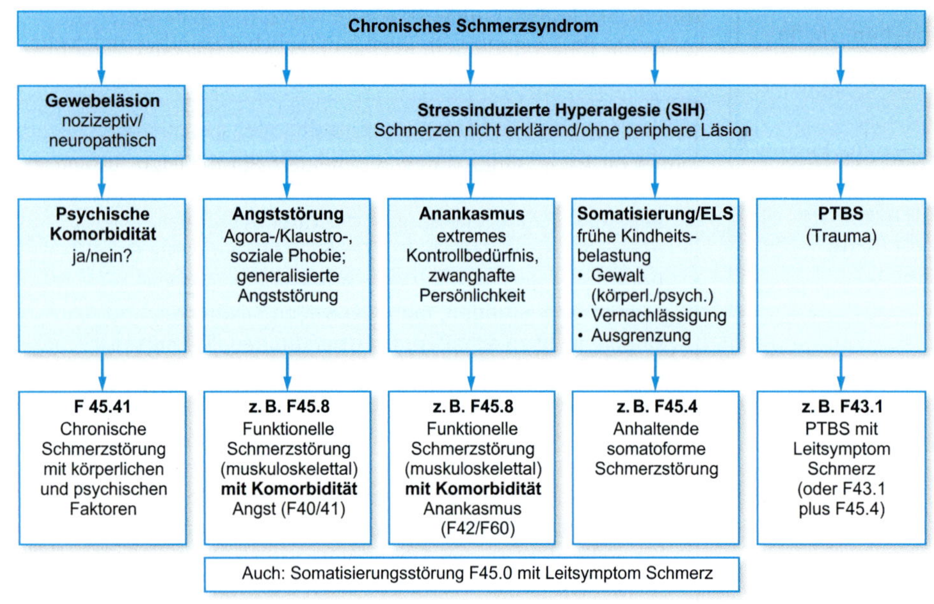

Abb. 53.1 Biopsychosoziale Differenzierung chronischer Schmerzsyndrome: Chronische Schmerzen sind in Genese und Verlauf komplex. Das müssen Betroffene und ihre Therapeut*innen akzeptieren und sich damit auseinandersetzen. [H156-005]

Welche Reha-Ziele besprechen Sie mit der Rehabilitandin?

Im Vordergrund steht die Aufklärung über das Krankheitsbild. Akzeptanz und ein Perspektivwechsel werden angestrebt. Aufrechterhaltende Bedingungen sollen erkannt und möglichst verändert werden.

Frau Lange möchte wissen, was ihre Schmerzen verursacht. Sie schildert Ängste vor einer schweren Krankheit. Sie wolle die Migräne und den Tinnitus loswerden. Sie möchte fröhlicher sein und mehr mit der Familie unternehmen. Sie habe zuletzt nur noch funktioniert. Sie möchte sich mehr bewegen, attraktiver werden. Es müsse endlich festgestellt werden, dass sie nicht mehr arbeiten könne. Mit einer Erwerbsminderungsrente hätte sie „den Rücken frei“.
Das Reha-Team informiert Frau Lange über das biopsychosoziale Krankheitsmodell und die Zusammenhänge zwischen ihrer Lebenssituation, chronischen Belastungen, Stimmung und Schmerz. Daraus werden Themen gemeinsam abgestimmt:

- Psychische Stabilisierung
- Körperlicher Trainingsaufbau, Erlernen von Gelenkschutz und einer bewegungsorientierten Lebensweise
- Berufsorientierung und Klärung der beruflichen Perspektive
- Schmerzbewältigung und sinnvoller Einsatz von Schmerzmitteln, Schmerzhalbierung statt Schmerzfreiheit anstreben
- Umgang mit Tinnitus und Migräne, die wahrscheinlich nicht schnell verschwinden
- Umstellung der Ernährung und Beginn einer Gewichtsnormalisierung
- Zum Nichtrauchertraining kann sich Frau Lange nicht entschließen, obwohl Tabakentwöhnung bei der Schmerzbewältigung sinnvoll wäre.

Welche Therapien verordnen Sie?

Verhaltenstherapeutische psychosoziale und Bewegungsinterventionen sind indiziert:

- Psychologische Einzelgespräche
- Indikative Gruppe Angst und Depression
- Schmerzbewältigungsgruppe
- Rehabilitand*innenseminare Tinnitus und Migräne
- Gerätegestütztes Kraft-Ausdauer-Training
- Autogenes Training
- Walking
- Bewegungskompetenzgruppe
- Ergotherapiegruppe Gelenkschutz im Alltag
- Bewegungsbäder
- Berufsorientiertes Training
- Stressbewältigungsgruppe
- Soziales Kompetenztraining
- Ernährungsberatung
- Lehrküche
- Sozialberatung zu Rente und Nachsorge

Worauf achten Sie im Reha-Verlauf?

Ein Perspektivwechsel von der Problem- zur Lösungsorientierung ist sinnvoll. Dabei soll vor allem Selbstwirksamkeit trainiert werden.

Nach erstem Zögern lässt sich Frau Lange auf die Therapien ein. Sie kommt mit Mitrehabilitand*innen in Austausch. Aus einer passiven Haltung findet sie zu einer selbstbewussteren Einstellung und merkt, dass sie jüngeren Menschen Erfahrungen weitergeben kann. Schmerzen und Tinnitus treten in den Hintergrund, die psychosoziale Situation wird ihr bewusster. Migräneanfälle werden seltener, als sie die Medikation reduziert und wie verordnet einnimmt. Über ihr Rheuma weiß sie gut Bescheid, die Gelenkschutzgruppe wird wieder abgesetzt. Sie baut Ängste ab und beginnt, Zusammenhänge zwischen der privaten, der beruflichen Situation und ihrer Stimmung zu sehen. Sie meint, sie könne mal freundlicher mit sich umgehen. „Mein Körper hat geweint, das sind die Schmerzen." sagt sie. In den beruflichen Therapien erkennt sie, wie viel Eigenständigkeit und Struktur ihr der Arbeitsplatz gibt. Sie nimmt während der Reha 3 kg ab und ist stolz darauf, lernt eine gesündere Ernährungsweise kennen und wundert sich, wie einfach und lecker man gesund kochen könne. Entspannungsfähigkeit und Schlaf bessern sich.

Worauf achten Sie beim Abschlussgespräch und bei der Abschlussuntersuchung? Wie beurteilen Sie die Erreichung der Reha-Ziele? Was veranlassen Sie als Reha-Nachsorge?

Es gilt zu klären, ob die Rehabilitandin einen Perspektivwechsel erreichen konnte und zu Veränderungen im Alltag motiviert ist.

Frau Lange hat nach eigenen Angaben die vereinbarten Ziele und noch mehr erreicht. Sie könne sich selbst besser verstehen und ihre Situation selbst bestimmen. Sie hat Zweifel, ob sie sich gegenüber ihrer Chefin durchsetzen kann, fühlt sich aber entspannter und stabiler, um Stress gewachsen zu sein. Sie möchte stufenweise wieder eingliedern. Sie rauche nur noch 10 Zigaretten pro Tag, wolle weiter reduzieren.
Das Reha-Team sieht den Erfolg. Die Fragebögen zum Reha-Ende zeigen den Rückgang der Schmerzen (NRS um 4 gegenüber 8 bei Aufnahme) und der Angst und Depression. Klinisch wirkt Frau Lange aufgehellt. Die Muskulatur ist gekräftigt. Unverändert komplette Remission der Rheumaerkrankung.
Der EFL-Abschluss-Kurztest zeigt die Besserung von Kraft und Koordination.
Die Analgetika wurden drastisch reduziert. Eine ambulante Psychotherapie ist sinnvoll. PSY-RENA (→ Kap. 23) wurde verordnet. Eine stufenweise Wiedereingliederung wird eingeleitet.

Welche sozialmedizinische Beurteilung treffen Sie?

Es besteht ein Leistungsvermögen von täglich 6 Stunden und mehr für mittelschwere Tätigkeiten in Früh-, Spät- und Tagesschicht überwiegend im Gehen, Stehen und Sitzen. Häufige Wirbelsäulenzwangshaltungen und besondere Anforderungen an die Feinmotorik der Hände sind zu vermeiden. Für die letzte Tätigkeit als Verkäuferin im Einzelhandel besteht ein Leistungsvermögen von täglich 6 Stunden und mehr. Ihre Arbeitszeit von 5 Stunden täglich ist eine persönliche Vereinbarung und beeinflusst nicht das Leistungsvermögen.

Die Entlassung erfolgt arbeitsunfähig, der Wiedereingliederungsplan liegt vor. Vom Rentenwunsch distanziert sich Frau Lange und ist mit der Einschätzung einverstanden.

Anhang

BASICS

Literatur (Auswahl)

BÄK (Bundesärztekammer), KBV (Kassenärztliche Bundesvereinigung), AWMF (Arbeitsgemeinschaft der Wissenschaftlichen Medizinischen Fachgesellschaften) (Hrsg.).Nationale Versorgungsleitlinie nichtspezifischer Kreuzschmerz. AWMF-Register-Nr. nvl-007. 2. Aufl. 2017.

Chrysanthou S, Köllner V. Angsterkrankungen in der Rehabilitation. Rehabilitation 2022; 61: 194–208.

Diemer F, Lowak H, Suter V. Leitfaden Physiotherapie in der Orthopädie und Traumatologie. Elsevier/Urban & Fischer, 3. Auflage 2017.

DRV Bund (Hrsg.). Arbeitsbuch Reha-Ziele. Zielvereinbarungen in der medizinischen Rehabilitation. Deutsche Rentenversicherung Bund, 2015.

DRV Bund (Hrsg.). Der ärztliche Reha-Entlassungsbericht. Leitfaden zum einheitlichen Entlassungsbericht der gesetzlichen Rentenversicherung. Deutsche Rentenversicherung Bund, 2022.

DRV Bund (Hrsg.). Rahmenkonzept der deutschen Rentenversicherung für die verhaltensmedizinisch orientierte Rehabilitation (VOR). Deutsche Rentenversicherung Bund, 2015.

DRV Bund (Hrsg.). Medizinisch-beruflich orientierte Rehabilitation. Anforderungsprofil zur Durchführung der Medizinisch-beruflich orientierten Rehabilitation im Auftrag der Deutschen Rentenversicherung. Deutsche Rentenversicherung Bund, 2019.

DRV Bund (Hrsg.). Peer Review – Somatische Indikation. Manual mit Checkliste. Deutsche Rentenversicherung Bund, 2017.

DRV Bund (Hrsg.). Praxisempfehlungen Soziale Arbeit in der medizinischen Rehabilitation. Deutsche Rentenversicherung Bund, 2022.

DRV Bund (Hrsg.). Psychische Komorbidität. Deutsche Rentenversicherung Bund, 2014.

DRV Bund (Hrsg.). Rahmenkonzept duale Rehabilitation. Deutsche Rentenversicherung Bund, 2020.

DRV Bund (Hrsg.). Reha-Therapiestandards Alkoholabhängigkeit. Deutsche Rentenversicherung Bund, 2016.

DRV Bund (Hrsg.). Reha-Therapiestandards Brustkrebs. Deutsche Rentenversicherung Bund, 2016.

DRV Bund (Hrsg.). Reha-Therapiestandards Chronischer Rückenschmerz. Deutsche Rentenversicherung Bund, 2020.

DRV Bund (Hrsg.). Reha-Therapiestandards Depressive Störungen. Deutsche Rentenversicherung Bund, 2016.

Hampel P, Neumann A. Debora: Langfristige Wirksamkeit eines stationären störungsspezifischen Schmerzkompetenz- und Depressionspräventionstrainings bei chronisch unspezifischem Rückenschmerz und Depressivität. Psychother Psych Med 2023; 73: 101–111.

Herbold D, Küch D. Berufsbezogene Ziele und Konzepte in der VOR. Praxis Klinische Verhaltensmedizin und Rehabilitation 2019; 105: 64–82.

Hirsch U, Zobel J. Ergotherapie in der Orthopädie und Unfallchirurgie. Rehabilitation 2018; 57: 201–217.

Lange A. Physikalische Medizin. Springer, 2013.

Lippert A. Motivation stärken in Therapie und Beratung. Ein Praxisbuch. Springer, 2021.

Lübke N. Geriatrisch-rehabilitative Versorgung in Deutschland. Rehabilitation 2020; 59: 376–389.

Meyer Th, Bengel J, Wirtz M A. Lehrbuch Rehabilitationswissenschaften. Hogrefe, 2022.

Meyer-Olson D, Hoeper K. Rehabilitation bei rheumatoider Arthritis. Rehabilitation 2021; 60: 339–354.

Platz T, Dewey S, Köllner V, Schlitt A. Rehabilitation bei Coronaviruserkrankung mit SARS-CoV-2 (COVID 19). Rehabilitation 2022; 61: 297–310.

Schneeberger T, Adullayev G, Koczulla A R. Pneumologische Rehabilitation. Rehabilitation 2023; 62: 232–247.

Schwaab B. Kardiologische Rehabilitation. Rehabilitation 2022; 61: 395–407.

Stein V, Greitemann B: Rehabilitation in Orthopädie und Unfallchirurgie. Springer, 2. Auflage 2015.

55 Quellenverzeichnis

Der Verweis auf die jeweilige Abbildungsquelle befindet sich bei allen Abbildungen im Werk am Ende des Legendentextes in eckigen Klammern.

[A300-157] Susanne Adler, Lübeck in Verbindung mit der Reihe Klinik- und Praxisleitfaden, Elsevier/Urban & Fischer, München.

[E343] Ansen H, Gödecker-Geenen N, Nau H. Soziale Arbeit im Krankenhaus © 2004, Ernst Reinhardt, München. www.reinhardt-verlag.de

[E344] Mühlum A, Gödecker-Geenen N. Soziale Arbeit in der Rehabilitation (Soziale Arbeit im Gesundheitswesen; 1). © 2003, Ernst Reinhardt, München. www.reinhardt-verlag.de

[E514-005] Herring W. Learning Radiology: Recognizing the Basics. 5. Aufl. 2024, Elsevier Inc.

[E1309] Díaz Mohedo E. Manual de Fisioterapia en Traumatología, 2. Aufl. 2023, Elsevier España, S.L.U.

[H156-004] Raspe H, Hüppe A, Matthis C. Theorien und Modelle der Chronifizierung: Auf dem Weg zu einer erweiterten Definition chronischer Rückenschmerzen. Schmerz 2003; 17: 359–366.

[H156-005] Egle UT, Egloff N, von Känel R. Stressinduzierte Hyperalgesie (SIH) als Folge von emotionaler Deprivation und psychischer Traumatisierung in der Kindheit. Schmerz 2016; 30: 526–536.

[H336-003] Antoni CH. Interprofessionelle Teamarbeit im Gesundheitsbereich. Zeitschrift für Evidenz, Fortbildung und Qualität im Gesundheitswesen 2010; 104(1): 18–24.

[J787] colourbox.com.

[J820] bpk-Bildagentur, Berlin.

[K102] Thomas Reitz, London.

[K115] Andreas Walle, Hamburg.

[K157] Werner Krüper, Steinhagen.

[K183] Eckhard Weimer, Würselen.

[K334] Wolfgang Ziefer, Düsseldorf.

[K351] Christiane Haumann-Frietsch.

[K359] Gregor Hübl, Köln.

[K367] Wilfried Petzi, München.

[K388] Kai Abresch, Berlin.

[L106] Henriette Rintelen, Velbert.

[L127] Jörg Mair, München.

[L138] Martha Kosthorst, Borken.

[L141] Stefan Elsberger, Planegg.

[L143] Heike Hübner, Berlin.

[L157] Susanne Adler, Lübeck.

[L190] Gerda Raichle, Ulm.

[L215] Sabine Weinert-Spieß, Neu-Ulm.

[L231] Stefan Dangl, München.

[M122] Roman Strößenreuther, München.

[M161] Michael Zimmer, Bammental.

[M174] Prof. Dr. med. Gernot Rassner, Tübingen.

[M245] Joachim Georgi, Damp.

[M332] Prof. Dr. med. Andreas Ficklscherer, München.

[M614] Prof. Dr. med. Wolfgang Rüther, Hamburg.

[M1102] Dipl.-Psych. Rolf Keller, Trier.

[M1103] PD Dr. Maggie Banys-Paluchowski, Hamburg.

[O159] Prof. Dr. med. Reinhard Brunkhorst, Hannover.

[O265] Dr. med. Petra Wüller.

[O1117] Natalie Jasmin Seibt, Wolfsburg.

[P014] Jürgen Lawall, Berlin.

[P232] Cornelia Rottensteiner, Wien.

[P388] Annette Köble-Stäbler, Konstanz.

[P410] Dirk Hübel, Jena.

[P522] Dr. med. univ. Alexander Ranker.

[P526] Dr. med. Michael Fleischhauer, Ascheffel.

[P1154] Prof. Dr. Hans Förstl, München.

[P1195] Dr. med. Peter Paluchowski, Pinneberg.

[P1417] Archiv Dr. med. Désirée Herbold und Prof. Dr. Dr. Herbert Lippert.

[R435] Bossert F-P, Jenrich W, Vogedes K. Leitfaden Elektrotherapie. Elsevier/Urban & Fischer, 1. Aufl. 2006.

[S169] Bum A. Lexikon der physikalischen Therapie Diätetik und Krankenpflege für praktische Ärzte. Urban & Schwarzenberg, 1904.

[T126] Dr. Brügger-Institut, Zürich.

[T335-001] Michael Rabenstein, Universitätsklinikum Erlangen.

[T584] Prof. Dr. Joachim Grifka, Bad Abbach.

[T672] Dr. med. Désirée Herbold, Bad Gandersheim.

[T983] Krankenhaus Waldfriede.

[T1363] Dr. Dieter Küch, Göttingen.

[V115] Sporlastic GmbH, Nürtingen.

[V164] Otto Bock HealthCare.

[V492] abavo GmbH, Buchloe.

[W788] Deutsches Kuratorium für Therapeutisches Reiten e.V., Warendorf.

[W798] World Health Organization (WHO), Genf.

[W789-009] Bundesarbeitsgemeinschaft für Rehabilitation (BAR). Empfehlungen zur Neurologischen Rehabilitation von Patienten mit schweren und schwersten Hirnschädigungen in den Phasen B und C; Ausgabe 1999.

[W905-001] AMSEL e.V., Landesverband der DMSG in Baden-Württemberg.

[W975] FOMT – Fortbildungen für orthopädische Medizin und manuelle Therapie, Stuttgart.

[W983] Deutsche Rentenversicherung Bund, Berlin.

[W1296] DRK Schmerz-Zentrum, Mainz.

[W1297] Paula Modersohn-Becker Museum, Bremen. © Museen Böttcherstraße.

[X406] BetterMe: Health Coaching app. https://apps.apple.com/us/app/betterme-health-coaching/id1264546236.

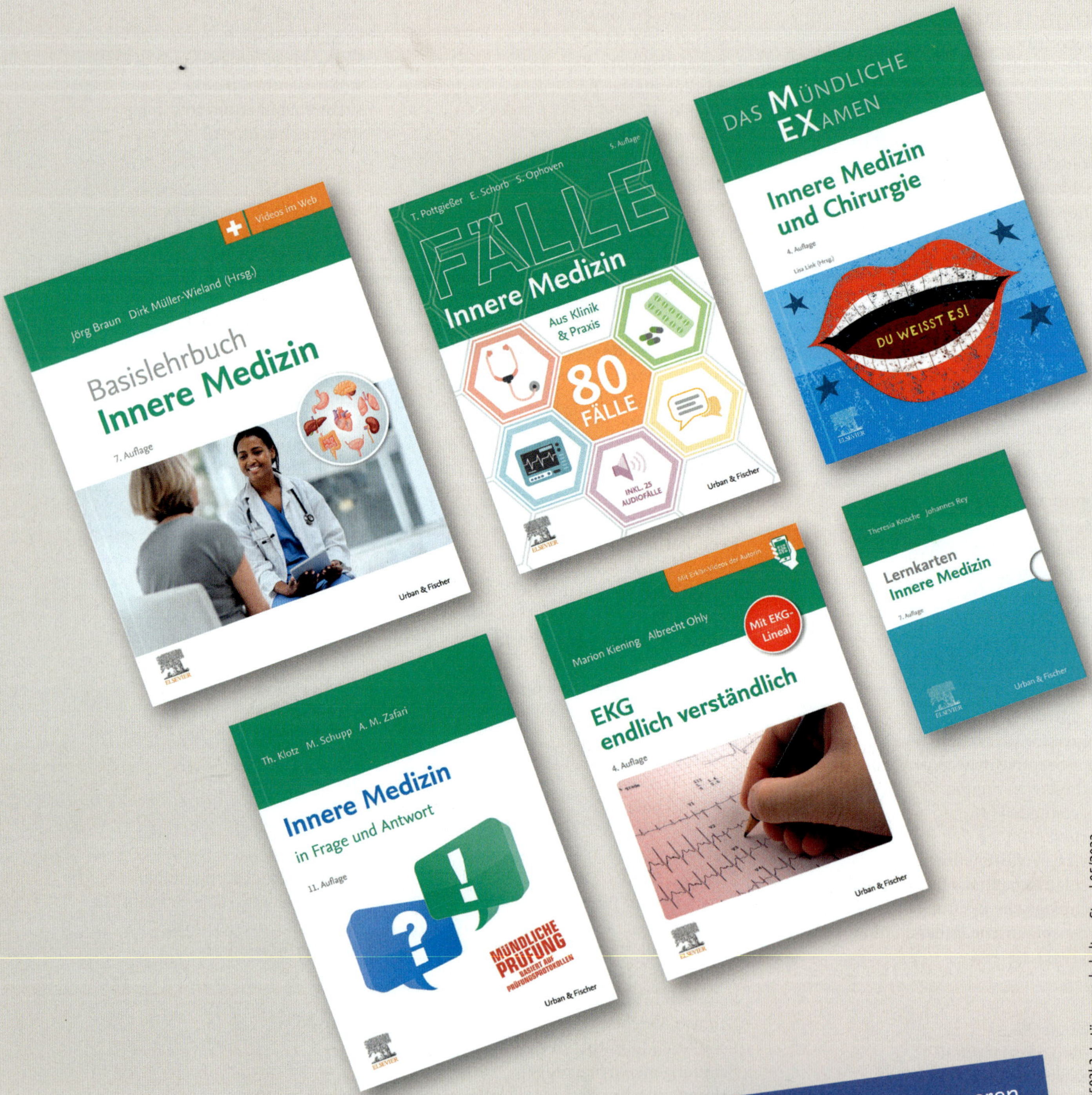